Stephan Klessinger, Martin Legat, Markus Schneider

Interventionelle Schmerztherapie der Wirbelsäule

Stephan Klessinger, Martin Legat, Markus Schneider

Interventionelle Schmerztherapie der Wirbelsäule

2. aktualisierte und erweiterte Auflage

DE GRUYTER

Herausgeber

Prof. Dr. med. Stephan Klessinger
Neurochirurgie Biberach
Eichendorffweg 5
88400 Biberach
E-Mail: klessinger@neurochirurgie-bc.de

Dr. med. Markus Schneider
AlphaMED
Kärntenstr. 2
96052 Bamberg
E-Mail: markus.schneider@alphamed-bamberg.de

Dr. med. Martin Legat
Orthopädie, Schmerz Zentrum Zofingen
Hintere Hauptgasse 9
CH-4800 Zofingen
E-Mail: martin.legat@schmerzzentrum.ch

ISBN: 978-3-11-116860-9
e-ISBN (PDF): 978-3-11-117174-6
e-ISBN (EPUB): 978-3-11-117395-5

Library of Congress Control Number: 2024933449

Bibliografische Information der Deutschen Nationalbibliothek
Die Deutsche Nationalbibliothek verzeichnet diese Publikation in der Deutschen Nationalbibliographie; detaillierte bibliografische Daten sind im Internet über http://dnb.d-nb.de abrufbar.

© 2024 Walter de Gruyter GmbH, Berlin/Boston
Einbandabbildung: Stephan Klessinger
Satz/Datenkonvertierung: L42 AG, Berlin
Druck und Bindung: CPI Books GmbH, Leck

www.degruyter.com

Widmung

Die Herausgeber möchten dieses Buch Prof. Dr. med. Dr. h. c. Jörg Jerosch widmen, der nach schwerer Krankheit im Juni 2023 verstorben ist. Er war eine herausragende Persönlichkeit und hat uns alle durch seine kameradschaftliche und freundschaftliche Art sowie sein ausgeprägtes Fachwissen geprägt. Ohne ihn als Mentor, Kollegen und Freund, der immer ein offenes Ohr und Lösungen für alle medizinischen und menschlichen Fragen und Probleme hatte, wäre dieses Buch nicht zustande gekommen. Wir vermissen ihn als Arzt, der die IGOST von Beginn an mitgeprägt hat, und als Menschen und Wegbegleiter.

Stephan Klessinger, Martin Legat, Markus Schneider
Biberach, Zofingen (CH) und Bamberg im Dezember 2023

https://doi.org/10.1515/9783111171746-201

Vorwort zur 1. Auflage

Interventionen an der Wirbelsäule sind ein wichtiger Bestandteil der spezifischen Schmerztherapie bei Patienten mit Lumbalgien, Zervikalgien und radikulären Schmerzen in Armen oder Beinen. Allerdings existieren unterschiedliche Techniken für solche Injektionen und Begriffe werden nicht immer einheitlich verwendet. So werden Injektionen mit Hilfe anatomischer Landmarks aber auch mit Verwendung von Ultraschall, Röntgendurchleuchtung oder CT durchgeführt. Oft wird von paravertebralen oder wirbelsäulennahen Injektionen gesprochen, ohne dass das Ziel der Intervention exakt benannt wird. Gerne wird auch der Begriff „PRT" als Überbegriff für verschiedene Injektionstechniken verwendet. Ziel dieses Handbuches ist es, klare Definitionen, Indikationen und Techniken zu präsentieren.

Während sowohl zu Landmark gesteuerten wie auch zu Schnittbild gesteuerten Injektionen bereits deutschsprachige Bücher vorliegen, fehlte bisher ein deutschsprachiger Atlas oder ein Handbuch zu Bildwandler gesteuerten Injektionen.

Die Idee einer interventionellen Schmerztherapie ist es, ein konkretes Ziel, also eine definierte anatomische Struktur, mit der Nadel, der Elektrode oder der Sonde zu erreichen. Dies kann sinnvoll sein, um diagnostische Informationen zu erhalten, also um herauszufinden, ob eine bestimmte Struktur (z. B. ein Facettengelenk oder eine Nervenwurzel) die gesuchte Schmerzursache ist. Oder es werden in therapeutischer Absicht Medikamente injiziert, um eine gezielte Wirkung (z. B. Behandlung einer lokalen Entzündung) zu erhalten. Damit dies gelingen kann, muss der Zielpunkt der Intervention klar definiert sein und er muss präzise erreicht werden.

Dafür bedarf es sehr guter anatomischer Kenntnisse, aber auch einer gewissen manuellen Fertigkeit und natürlich Erfahrung. Dieses praxisorientierte Handbuch beschränkt sich auf eine Auswahl von Techniken, für die eine gute Evidenz in der Literatur vorhanden ist. Daher werden alle Techniken unter Durchleuchtung dargestellt. Zusätzlich gibt es aber auch ein Kapitel über ultraschallgesteuerte Techniken, da die Vermeidung von Röntgenstrahlen mit dieser Technik einen deutlichen Vorteil darstellt.

Der Hauptteil dieses Buches ab Kap. 5 besteht aus einer praxisorientierten Anleitung für Interventionen an der Hals-, Brust- und Lendenwirbelsäule sowie an Sakrum und Iliosakralgelenk und deren Evidenz. Für jede Intervention wird zunächst geschildert, worauf zu achten ist und wie die Anatomie im Durchleuchtungsbild zu erkennen ist (Röntgenanatomie). Dann erfolgt eine farblich hervorgehobene Schritt-für-Schritt Anleitung, welche es ermöglicht, jede Veränderung am C-Bogen und an der Nadel nachzuvollziehen (Intervention). Dazu gezeigt werden Durchleuchtungsbilder von Patienten aber auch Bilder eines anatomischen Modells mit passenden Schemazeichnungen, die jeden Teil der Intervention veranschaulichen. Diese Schritt-für-Schritt Anleitung macht dieses Buch zu einem Handbuch, welches direkt in der Praxis, bei Kursen und im Alltag am Patienten angewendet werde kann. Zusätzlich werden aber auch weiterführende Informationen zur Evidenz jeder Intervention geboten.

Die Darstellung der aufgeführten Techniken orientiert sich an den Guidelines der Spine Intervention Society, wobei diese aber an die Situation im deutschsprachigen Raum angepasst wurden.

Der Leser erfährt, wann eine Intervention sinnvoll ist und wie er zur richtigen Indikation gelangen kann. Es werden evidenzbasierte Techniken vorgestellt, die mit möglichst geringem Risiko für den Patienten zu optimalen Ergebnissen führen. Die aktuelle Literatur zu den Techniken wird diskutiert.

Mit diesem Buch hoffen wir, die Qualität der Interventionen an der Wirbelsäule durch eine evidenzbasierte Anleitung zu verbessern.

Stephan Klessinger, Martin Legat, Markus Schneider
Biberach, Zofingen (CH) und Bamberg im November 2019

https://doi.org/10.1515/9783111171746-202

Vorwort zur 2. Auflage

Nach wenigen Jahren dürfen wir Ihnen bereits die 2. Auflage „Interventionelle Schmerztherapie der Wirbelsäule" präsentieren. Wir haben sämtliche Kapitel überarbeitet und aktuelle Literatur und Evidenzen eingefügt sowie die meisten Abbildungen verbessert. Vor allem aber wurde das Buch wesentlich erweitert. Es gibt nun einen eigenen Teil zu Injektionen mit Ultraschall, da wir glauben, dass diese Techniken ohne Strahlenbelastung zunehmend an Bedeutung gewinnen werden.

Der Teil 1 beschreibt nun Grundlagen, die für alle Injektionen wichtig sind. Hinzugekommen ist ein Kapitel über Risiken und Komplikationen. Im Teil 2 finden sich die Interventionen unter Durchleuchtung. Hinzugekommen ist ein Kapitel über die Radiofrequenz-Denervationen. Der neue Teil 3 widmet sich nun ausführlich den Injektionen mit Ultraschall, gegliedert nach anatomischen Bereichen. Hier wird zunächst die Grundeinstellung grafisch am Skelett dargestellt, ein sonographisches Bild zeigt die Intervention am Patienten mit sämtlichen wichtigen Aspekten der Sonoanatomie. Schließlich wird das Vorgehen in einer grafisch hervorgehoben Anleitung mit entsprechenden Bildern am Modell Schritt für Schritt erläutert.

Dieses Buch bietet eine Schritt-für-Schritt Anleitung der einzelnen Techniken und wird daher auch als Begleitbuch für die Injektionskurse der IGOST verwendet. Zudem kann es beim Erlernen der Injektionen helfen und erfahrenen Anwendern als Nachschlagewerk dienen. Wir glauben, dass das Erlernen einer guten Interventionstechnik zu besseren Ergebnissen führt und hoffen, dass dieses Buch einen Beitrag zur erfolgreichen Anwendung leisten kann.

Stephan Klessinger, Martin Legat, Markus Schneider
Biberach, Zofingen (CH) und Bamberg im Dezember 2023

https://doi.org/10.1515/9783111171746-203

Inhalt

Autorenverzeichnis

Dr. med. Fritjof Bock
Orthopädie am Grünen Turm
Grüner-Turm-Str. 4–10
88212 Ravensburg
E-Mail: info@orthopaedie-ravensburg.de
Kapitel 2

Prof. Dr. med. Stephan Klessinger
Neurochirurgie Biberach
Eichendorffweg 5
88400 Biberach
E-Mail: klessinger@neurochirurgie-bc.de
Kapitel 1.2, 2, 3, 5, 6, 7, 8, 9

Dr. med. Martin Legat
Orthopädie, Schmerz Zentrum Zofingen
Hintere Hauptgasse 9
CH-4800 Zofingen
E-Mail: martin.legat@schmerzzentrum.ch
Kapitel 7, 9.4, 9.5, 11, 12, 13, 14, 15

Dr. med. Markus Schneider
AlphaMED
Kärntenstr. 2
96052 Bamberg
E-Mail: markus.schneider@alphamed-bamberg.de
Kapitel 1.1, 1.3, 10

Dr. med. Björn Carsten Schultheis
Krankenhaus Neuwerk
Dünner Straße 214–216
41066 Mönchengladbach
E-Mail: c.schultheis@kh-neuwerk.de
Kapitel 3, 4, 13

Dr. med. Patrick A. Weidle
Krankenhaus Neuwerk
Dünner Straße 214–216
41066 Mönchengladbach
E-Mail: p.weidle@kh-neuwerk.de
Kapitel 4

https://doi.org/10.1515/9783111171746-204

Verzeichnis der Abkürzungen

ap	anterior-posterior	LW	Lendenwirbel
BW	Brustwirbel	LWS	Lendenwirbelsäule
BWS	Brustwirbelsäule	MB	Medial Branch
CRPS	complex regional pain syndrom	MBB	Medial Branch Block
DSA	digitale Subtraktionsangiographie	MRT	Magnetresonanztomographie
GLOA	ganglionäre Opioidanalgesie	OP	Operation
HW	Halswirbel	RCT	randomisierte kontrollierte Studie (randomized controlled trial)
HWS	Halswirbelsäule		
IPSIS/SIS	International Pain and Spine Intervention Society	RF	Radiofrequenz
ISG	Iliosakralgelenk	TON	third occipital nerve (3. Okzipitalnerv)
LOR	loss of resistance		

https://doi.org/10.1515/9783111171746-205

Teil I: **Grundlagen**

1 Anamnese und Untersuchung

1.1 Historie der Interventionen an der Wirbelsäule

Markus Schneider

Die Anfänge

Neuroaxiale Injektionen sind eng verbunden mit der Entdeckung des Cocain 1884, das zunächst als topisches Anästhetikum verwendet wurde bei Augenoperationen. Bereits ein Jahr später berichtete der Neurologe James Corning von einer Spinalanästhesie, wenn auch versehentlich. Er wollte eigentlich nicht vorhandene interspinale Blutgefäße adressieren, die er vermutete. 1891 beschrieb Quincke [1] bereits die epidurale Injektion unter Vermeidung einer Duraverletzung bei L2 mit einem paramedianen Zugang. Er entwickelte den immer noch gebräuchlichen Schliff.

Der Chirurg Dr. August Bier [2] publizierte dann 1899 „Versuche über die Cocainisierung des Rückenmarks" und die Publikation führte zu einer Verbreitung der Methode. Im gleichen Jahr später wurde dann durch Tait und Caglieri [3] in San Francisco erstmals in den USA diese Intervention beschrieben. Bereits 1901 berichtete dann „Lancet" über mehr als 1000 Publikationen zu dem Thema.

1901 war es dann Fernand Cathelin [4], der die Möglichkeit des Zugangs zum epiduralen Raum über den Sakralkanal beschrieb. Er fand heraus, dass proportional zum Volumen und der Geschwindigkeit der Injektion die Ausbreitung des Effektes anstieg.

1925 beschrieb Viner [5] dann seine Erfahrungen der Sakralanästhesie bei hartnäckiger Lumboischialgie mit für uns ungewöhnlichen Substanzen und Mengen (20 ccm 1 %iges Novocain gefolgt von 50–10 ccm Ringerlösung, NaCl oder flüssigem Paraffin).

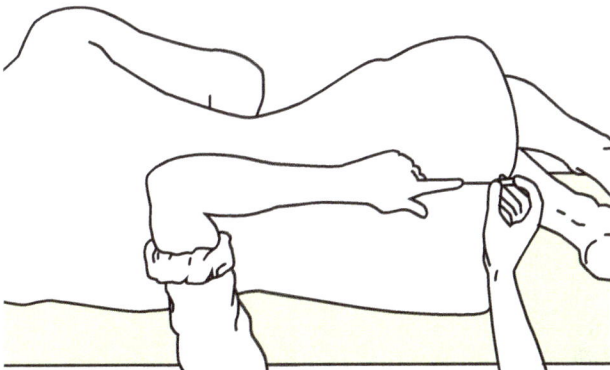

Abb. 1.1: Sakralanästhesie nach Fernand Cathelin (Quelle unbekannt).

https://doi.org/10.1515/9783111171746-001

Der Siegeszug des epiduralen Cortisons

1936 wurde dann das Cortison, damals Compound E genannt, entdeckt. Nachdem die gute Wirkung bei Rheumatoider Arthritis und anderen Autoimmunerkrankungen gefunden war, haben dann Robecchi und Capra [6] erstmals die heute beliebte Bezeichnung der periradikulären Injektion bei Bandscheibenvorfall mit Hydrocortison 1952 beschrieben.

Lievre [7] beschrieb 1952 die kaudale epidurale Steroidinjektion bei 20 Patienten, von denen sich 5 verbesserten. Obwohl der Nachuntersuchungszeitraum nur 3 Wochen betrug und es keine Vergleichsgruppen gab, beflügelte dieser Artikel die Popularität der Methode.

1963 berichteten Seghal und Gadner [8] und Seghal et al. [9] über mehr als 1000 Patienten, die mit intrathekalen Steroiden behandelt wurden, aber auch hier wurde keine Kontrollgruppe angegeben.

Eine Publikation von Winnie et al. 1972 [10] führte dann zur Abkehr von den hochvolumigen Injektionen, bei denen man den therapeutischen Effekt in einer Lyse von Adhäsionen sah, hin zu niedervolumigen Injektionen durch das bessere Verständnis der Sterioidwirkung und der antiinflammatorischen Effekte des Cortisons. Auch sah man als zunehmend wichtig an, das Steroid zum Ort der Inflammation und damit in das richtige Segment zu befördern. Dies führte zu einer zunehmenden Infragestellung der Überflutungen mit hohem Volumen und mehrere Studien wiesen darauf hin, dass die „Loss of Resistance"-Technik bei lumbalen epiduralen Injektionen in 30–40 % Fehllagen aufwiesen [11]. Es entwickelte sich die Einführung der bildwandlergestützten Injektionen, die in weiteren Studien 1999 [12] eine niedrigere Inzidenz von Nadelfehllagen im Vergleich zu landmarkgestützten Injektionen aufzeigten.

Als nächster Meilenstein ist die Einführung der transforaminalen Injektion zum Epiduralraum zu nennen. Diese Technik setzt die Bildwandlersteuerung voraus und entwickelte sich, da man sah, dass die kaudale oder interlaminäre Injektion die Medikamente nur an den dorsalen Bereich des Spinalkanals bringen konnte.

Obwohl sich dann die transforaminale Injektion zunehmend durchsetzen konnte, erkannte man bald die Komplikationen, die bei der Benutzung von kristallinem Cortison auftreten konnten, wenn man versehentlich eine intraarterielle Injektion durchführte. Um dieses Risiko zu minimieren, wurde auch durch die Leitlinien der IPSIS [13] zunehmend die Benutzung von nicht kristallinem Steroid empfohlen.

Besonders in den USA wurde die epidurale Steroidinjektion die häufigste Intervention der interventionellen

Schmerztherapie. Mit zunehmender Studienlage wurde die Effektivität jedoch unklarer. Die meisten Studien belegen einen kurz bis mittelfristig Effekt, langfristige Effekte insbesondere auch bei Foramenstenosen und Spinalkanalstenosen zeigten sich nicht. Auch erfüllten sich die Hoffnungen nicht, durch eine zunehmende Frequenz von epiduralen Injektionen die Operationsrate zu senken. Dennoch gibt es in einigen Studien Hinweise, dass bei der Indikation Bandscheibenoperationen eingespart werden können [14].

In Europa wird jedoch die Injektion sowohl in den NICE „Guidelines for low back pain" [15] als auch in den deutschen Leitlinien zur lumbalen Radikulopathie [16] erwähnt und bedingt empfohlen.

Injektionen und Prozeduren an den Facettengelenken

Geschichtlich wurde erstmals 1911 von Goldthwait [17] postuliert, dass die Facettengelenke für einen Teil nicht radikulärer Schmerzen an der Lendenwirbelsäule verantwortlich seien. 1933 wurde erstmals von Ghormley [18] der Begriff Facettensyndrom benutzt, er sah dies als eigenen Symptomenkomplex und empfahl die Spondylodese für diese Erkrankung. Erst 40 Jahre später in den siebziger Jahren verbesserten sich die Behandlungsmethoden dieser Schmerzen und von Rees [19] wurde hier erstmals die perkutane Durchtrennung der Gelenksnerven mit dem Skalpell eingeführt. Kurz darauf etablierte Shealy [20] die perkutane Radiofrequenz-Denervation mit jedoch nur mäßig nachweisbarem Erfolg. Erst die anatomischen Arbeiten über die Innervation des Facettengelenkes durch Bogduk 1979 [21] führten sowohl zu einer genaueren präinterventionellen Diagnostik durch Anästhesie des medialen Astes (Medial Branch Block, MBB) als auch zur besseren Technik bei der RF-Denervation mit möglichst paralleler Lage der RF-Nadel am Nerven. Studien von Dreyfuss [22] und Kaplan et al. [23] zeigten, dass der MBB zielspezifisch und ein valider Test für Facettenschmerz ist.

In Europa wurde durch die Veröffentlichung der aktualisierten „NICE Guidelines for low back pain 2016" [15] erstmals die lumbale Facettendenervierung bei Patienten bei positivem MBB empfohlen, die Empfehlung findet sich auch mit 100 % Zustimmung für bestimmte Patientengruppen in den AWMF Leitlinien Spezifischer Kreuzschmerz in Deutschland [24]. Zuletzt 2023 wurde in Deutschland durch eine S3 Leitlinie „Radiofrequenz-Denervation der Facettengelenke und des ISG" [25] die in Teilen wirklich gute Evidenz der Radiofrequenzbehandlung mit hoher Qualität aufgezeigt.

Zervikal wurde ebenfalls erstmals 1980 die Wertigkeit selektiver Blocks erkannt [26] und 1982 von Bogduk [27] die klinische Anatomie beschrieben. In den 90er Jahren wurden auch *Pain Maps* der betroffenen zervikalen Facettengelenke [28,29] erstellt.

Bahnbrechend für diese Methode war dann die Studie von Lord et al. [30], die die Effektivität der zervikalen Radiofrequenz aufzeigte. Auch konnte die gleiche Autorin die Bedeutung der komparativen Blocks auch an der HWS zeigen [31] und auf den Nutzen der Denervierung bei Dezelerationsverletzungen der HWS („Schleudertrauma") darstellen [32].

Epidemiologische Studien zum zervikogenen Nacken- und Kopfschmerz zeigten dann später eine hohe Prävalenz der Facettengelenke als Schmerzgenerator [33].

Bezüglich der thorakalen Facettengelenke sah man zwar eine Prävalenz von 34 % bis 48 % bei chronischem BWS-Schmerz [34], es zeigte sich aber auch eine hohe Variabilität der Verläufe der medialen Äste thorakal und nur wenig gute Artikel zeigen eine Evidenz der RF thorakal.

1.2 Vor und nach einer Intervention

Stephan Klessinger

Es ist notwendig, den geplanten Eingriff spezifisch für jeden einzelnen Patienten zu planen. Das beginnt bei Anamnese und klinischer Untersuchung, wird fortgesetzt mit der Beurteilung der vorhandenen Bildgebung und der Auswahl der zu verwendenden Medikamente bis hin zur Aufklärung des Patienten. Eine sorgfältige Vorbereitung einer Intervention kann helfen, das Komplikationsrisiko zu minimieren und die Ergebnisse zu verbessern.

1.2.1 Planung

Anamnese

Es sollte selbstverständlich sein, dass zu Beginn eine Anamnese erfolgt. Hierbei geht es natürlich um die Beschwerden des Patienten und die Art der Schmerzen. Vielleicht ergeben sich auch schon wichtige Hinweise, ob es sich um neuropathische bzw. radikuläre Beschwerden handelt. Zusätzlich sind Vorerkrankungen zu erfragen. Bezüglich einer Intervention sind neurologische Vorerkrankungen (z. B. eine Polyneuropathie, die für Sensibilitätsstörungen verantwortlich sein kann) wichtig, aber auch Gefäßerkrankungen. So kann ein Beinschmerz auch durch eine periphere arterielle Verschlusskrankheit (pAVK) bedingt sein, welche auch eine typische Differentialdiagnose zur Spinalkanalstenose ist. Da es im Rahmen einer Intervention zu Kreislaufreaktionen kommen kann, sollte auch eine Neigung zu vasovagalen Synkopen aber auch eine Hypertonie im Vorfeld bekannt sein, da durch die verwendeten Medikamente (z. B. Cortison) auch ein Blutdruck- und Pulsanstieg möglich ist. Die Leberfunktion zu kennen kann wichtig sein für den Abbau der verwendeten Medikamente. Zudem sollte eine aktuelle Infektion erfragt werden. Ein Diabetes ist relevant, wenn bei der Intervention Cortison verwendet werden soll, da es trotz lokaler Anwendung in der Regel zu einem teils erheblichen Blutzuckeranstieg kommen kann. Es kann sinnvoll sein, mit dem Hausarzt Kontakt aufzunehmen.

Allergien bzw. Unverträglichkeiten auf die verwendeten Medikamente (Lokalanästhetika, Kontrastmittel, Cortison) müssen im Vorfeld bekannt sein. Ein anaphylaktischer Schock in der Vorgeschichte aber auch jegliche Probleme bei vorherigen Injektionen sind zu erfragen.

Die aktuelle Medikation ist relevant in Bezug auf blutverdünnende Medikamente bzw. Thrombozytenaggregationshemmer. Wichtig ist aber auch die Einnahme von Antibiotika, da während einer Infektsituation eine Intervention eher nicht indiziert ist.

Eine Schwangerschaft muss vor einer röntgengeführten Intervention ausgeschlossen sein. Es muss aktiv danach gefragt werden.

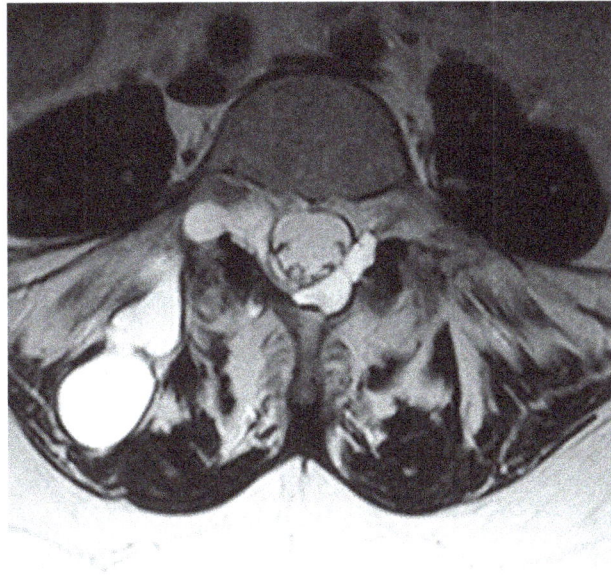

Abb. 1.2: Axiales MRT T2. Intra- und extraspinale Zysten bei einer 55 J. alten Patientin mit Überweisung zur Radiofrequenz-Denervation.

Bildgebung

Derjenige, der die Intervention durchführen wird, muss sich zuvor mit der Bildgebung vertraut machen. Allein schon die häufigen lumbosakralen Übergangsanomalien mit Lumbalisation des ersten Kreuzbeinwirbels bzw. Sakralisation des letzten Lendenwirbels machen eine sorgfältige Planung notwendig, um z. B. im Falle einer periradikulären Therapie auch die richtige Nervenwurzel zu behandeln. Zudem müssen auch bei der Kommunikation und Dokumentation die Zählweise und die Anzahl der Wirbel beachtet werden und eine Übergangsanomalie erwähnt sein. Aber auch Normvarianten und Fehlbildungen (Abb. 1.2 und Abb. 1.3) müssen vor einer Intervention bemerkt werden.

Die Abb. 1.4 zeigt einen foraminalen Bandscheibenvorfall, der eine transforaminale Injektion in dieser Etage unmöglich macht. Ein solcher Befund ist natürlich in die Planung der Intervention einzubeziehen. Es könnte z. B. statt des klassischen supraneuralen, subpedikulären Zugangs in der betroffenen Etage eine infraneurale Injektion der kranial benachbarten Etage geplant werden.

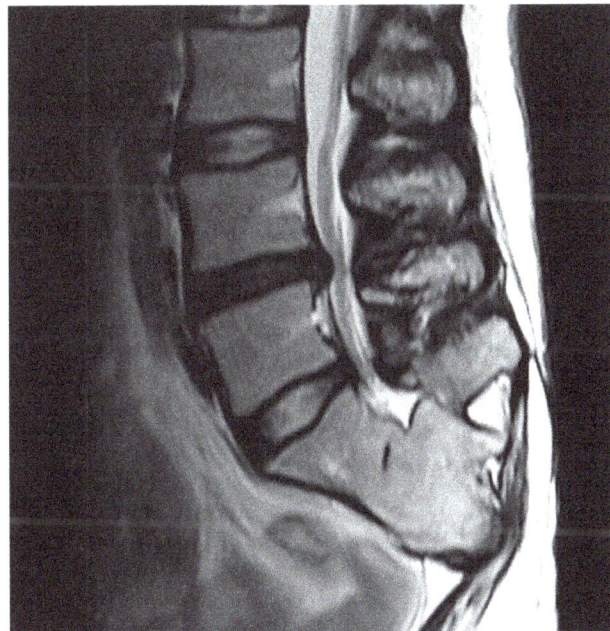

Abb. 1.3: Sagittales MRT T2: Fehlbildung des Os Sacrum.

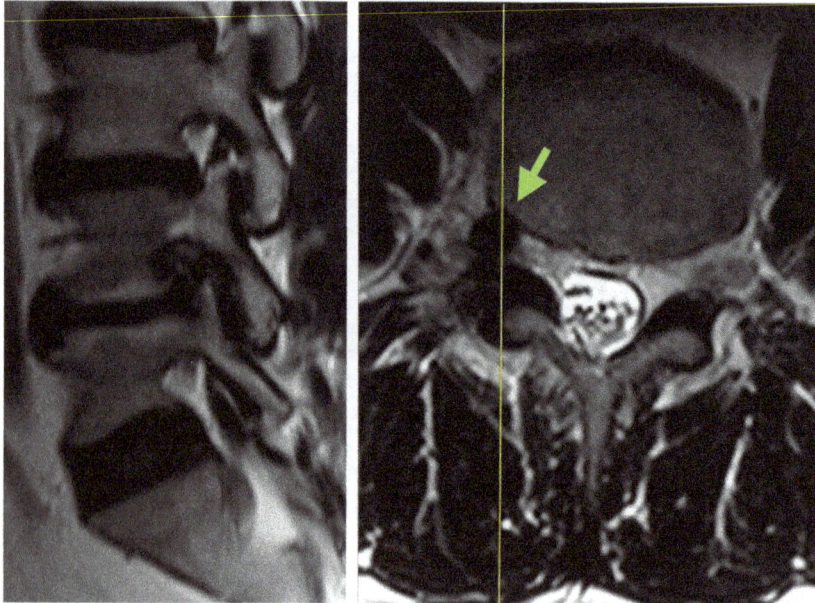

Abb. 1.4: Sagittales und axiales MRT T2. Foraminaler Bandscheibenvorfall Lw4/5 rechts.

1.2.2 Medikamentenauswahl

Es kann überlegt werden oder vom Patienten gewünscht sein, dass eine Sedierung verwendet wird. In Frage kommt dies bei sehr ängstlichen Patienten aber auch bei Patienten, die nicht ruhig liegen können (Dystonie), oder bei vasovagalen Synkopen in der Anamnese. Die Guidelines der IPSIS [13] empfehlen dringend, keine tiefe Sedierung oder Narkose zu verwenden. Eine leichte Sedierung bzw. Anxiolyse, bei der der Patient im Gegensatz zur tiefen Sedierung noch auf Ansprache reagiert, ist möglich [35]. Es sollte während der Intervention eine Kommunikation mit dem Patienten möglich sein, so dass Warnsignale, z. B. bei Nervenkontakt oder einer Hitzeeinwirkung auf einen Nerven während der Radiofrequenz-Denervation, vom Patienten mitgeteilt werden können. Auch im Falle der Anwendung einer Testdosis Lokalanästhesie muss eine Rücksprache mit dem Patienten möglich sein.

Bei nahezu allen Interventionen außer der Radiofrequenz-Denervation findet Kontrastmittel Anwendung. Die Gabe von Kontrastmittel ist wichtig, um eine vaskuläre Injektion auszuschließen. Eine venöse Injektion ist meist nicht gefährlich für den Patienten, kann aber zu falschnegativen Ergebnissen führen. Hingegen kann eine intraarterielle Intervention insbesondere bei der Verwendung kristalloider Kortikoide zu Embolien und damit zu sehr schweren Komplikationen führen (siehe Kap. 3, Abb. 1.5).

Zudem kann durch die Ausbreitung des Kontrastmittels eine intrathekale Injektion oder eine sonstige nicht epidurale Verteilung ausgeschlossen werden. Somit zeigt die Verteilung des Kontrastmittels an, ob das später zu injizie-

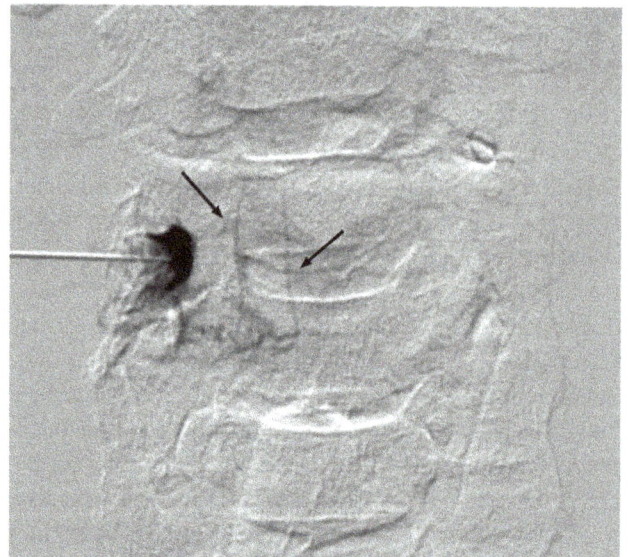

Abb. 1.5: Arterieller Kontrastmittelfluss an der HWS (Pfeile). Die Intervention muss abgebrochen werden! (Quelle: International Pain and Spine Intervention Society).

rende Medikament tatsächlich sein Ziel (z. B. das Spinalganglion) erreichen wird. Damit insbesondere die nur kurzzeitig sichtbare vaskuläre Kontrastmittelaufnahme auch tatsächlich erkennbar ist, muss zwingend das Kontrastmittel „live" während Durchleuchtung appliziert werden. Eine digitale Subtraktionsangiographie (Abb. 1.5) kann hilfreich sein. Im CT ist eine „live"-Applikation des Kontrastmittels während der Tomographie kaum möglich, zudem kann in einer Schnittbildgebung aus der Ebene herausfließendes Kontrastmittel (z. B. in einer Arterie wie in Abb. 1.5) nicht erkannt werden, weshalb das Komplikationsrisiko im CT erhöht ist.

Wurde durch das Kontrastmittel gezeigt, dass sich die Nadel in der richtigen Position befindet, können die therapeutisch wirksamen Medikamente injiziert werden. Anhand der chemischen Struktur unterscheidet man Lokalanästhetika vom Ester-Typ und vom Amid-Typ. Allergische Reaktionen treten wesentlich seltener beim Amid-Typ auf, weshalb diese Medikamente bevorzugt verwendet werden. Bei diagnostischen Interventionen (z. B. dem kontrollierten Medial Branch Block, MBB) werden gerne verschieden lang wirksame Lokalanästhetika verwendet. Typischerweise kommt Lidocain mit einer Wirkdauer von 30–60 Minuten und Bupivacain mit einer Wirkdauer von 2–4 Stunden zum Einsatz.

Für eine diagnostische Intervention wird kein Steroid verabreicht, jedoch bei therapeutischen epiduralen Injektionen. Kontraindikationen sind lokale oder systemische bakterielle oder fungale Infektionen, als relative Kontraindikationen zählen Diabetes und Osteoporose. Nicht selten kommt es zu Unverträglichkeiten oder Überreaktionen. Bei transforaminalen Injektionen darf auf Grund des Risikos intraarterieller Injektionen kein kristalloides Cortison verabreicht werden. Zu beachten ist zudem, dass es keine Zulassung für die epidurale Anwendung von Kortikoiden gibt, es sich also um „off-label-use" handelt.

Medikamente sollten steril für jeden Patienten individuell aufgezogen werden. Alle Spritzen müssen eindeutig beschriftet sein (Abb. 1.6).

Direkt vor der Intervention sollte der Name des Patienten überprüft werden und auch nochmals die Seite (links oder rechts) und das richtige Segment verifiziert werden. Es muss eine Notfallausrüstung und auch ein Notfallplan vorhanden sein. Entsprechende Maßnahmen sollten im Team geübt werden.

1.2.3 Aufklärung

Vor der Intervention ist der Patient über die Indikation zur Intervention aufzuklären. Es muss besprochen werden, was genau gemacht wird und warum die geplante Intervention eine sinnvolle Therapieoption ist. Auch alternative Therapien sind anzusprechen. Erfolgsaussichten und natürlich auch die Risiken und Komplikationen sind zu klären. Mögliche Komplikationen, die für alle Interventionen gelten und über die aufgeklärt werden muss, sind:

- Verschlechterung der Schmerzen, neue Schmerzen
- Infektion
- Blutung, Nachblutung
- Hautveränderungen an der Einstichstelle
- Vasovagale Synkope, Kreislaufreaktion
- Allergien, Medikamentenunverträglichkeiten, Cortison-Reaktion
- Nervenverletzung
- Durapunktion, Liquorverlust
- Kopfschmerzen
- Lähmungen, Querschnittslähmung
- Tod

die Aufklärung ist schriftlich zu dokumentieren.

1.2.4 Überwachung und Dokumentation

Nach der Intervention ist der Patient zu überwachen. Es kann sinnvoll sein, dem Patienten schriftlich Verhaltensmaßnahmen mitzugeben. Sowohl die Intervention ist im Sinne eines Operationsberichtes zu dokumentieren, aber auch die Ergebnisse der klinischen Untersuchung des Patienten (Schmerzverlauf, Provokationsmanöver, keine Komplikationen). Zeigen sich im weiteren Verlauf Beson-

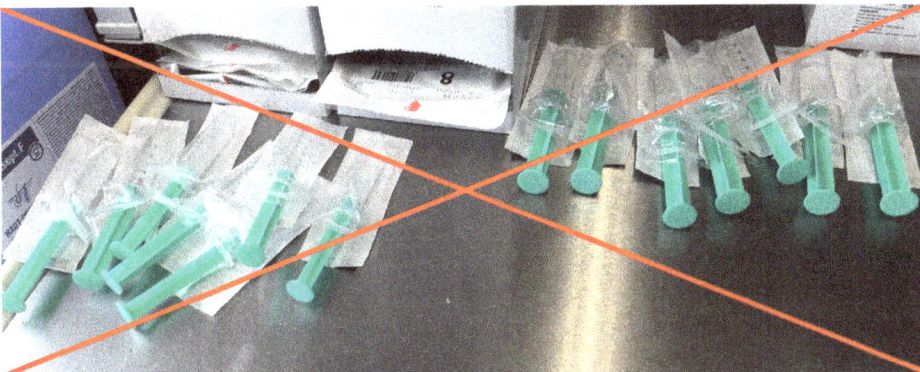

Abb. 1.6: So darf es nicht aussehen: Spritzen müssen eindeutig beschriftet sein und sollten individuell für den Patienten aufgezogen werden.

derheiten (vermehrte Schmerzen, Sensibilitätsstörungen, Fieber, Infektionszeichen, Paresen) muss ohne Verzögerung reagiert werden.

- Es ist wichtig, den Patienten mit allen seinen Befunden gut zu kennen.
- Die Anatomie des spezifischen Patienten sollte klar sein.
- Der Kontrastmittelfluss muss richtig interpretiert werden.
- Strategien zur Risikovermeidung müssen vorhanden sein.
- Die Hemmschwelle eine Intervention abzubrechen sollte niedrig sein.
- Man sollte vorbereitet sein Komplikationen zu behandeln.
- Keine Hektik.

1.3 Der Weg zur Indikation (körperliche Untersuchung)

Markus Schneider

Warum findet sich ein Kapitel über manuelle Untersuchungstechniken in einem Atlas für Interventionen? Die Autoren gehen davon aus, dass diejenigen, die sich intensiv mit Interventionen in der Schmerztherapie beschäftigen, keine Propädeutik der klinischen Untersuchung benötigen. Dennoch ist das Bessere ja der Feind des Guten (Voltaire), und so soll im vorliegenden Kapitel versucht werden, die klinische Untersuchung unter Berücksichtigung von evidenzbasierten Veröffentlichungen noch zu verbessern.

Die bildgebende Diagnostik wird in diesem Buch nicht behandelt, hier verweisen wir auf die einschlägige Literatur. Dennoch soll darauf hingewiesen werden, dass keine Injektion ohne Vorliegen eines Kernspintomogramms oder in entsprechenden Fällen auch eines Computertomogramms durchgeführt werden soll.

Ziel sowohl der diagnostischen Injektionen als auch der körperlichen Untersuchung sollte sein, den Nozigenerator zu identifizieren, um dann den spezifischen Rücken- oder Rücken-Beinschmerz mit gezielten Injektionen zu behandeln. Selbstredend stehen am Anfang der Behandlung eines Patienten, und damit vor der Bildgebung, immer Anamnese, Schmerzdiagnostik mit Fragen zur Frequenz und Qualität des Schmerzes sowie eine standardisierte Untersuchung. Hierzu gehört die Inspektion, Palpation, ggf. Prüfung von Sensibilität, Motorik und der Reflexe und spezifische Tests. Grundsätzlich sollte es Ziel der Untersuchung sein, ein axiales Krankheitsbild von einem radikulären zu unterscheiden. Axialer Schmerz rührt häufig von den Facettengelenken her, die jedoch auch Ausstrahlungen in die Peripherie zeigen können ohne Dermatombezug (siehe auch Abb. 7.1).

Bei den radikulären Krankheitsbildern muss unterschieden werden zwischen einem radikulären Schmerz, der als Plussymptomatik imponiert (Schmerz) und der Radikulopathie, die alleine oder zusätzlich mit einer Minussymptomatik (Sensibilität, Motorik, Reflexstärke) einhergeht.

1.3.1 Zur Wertigkeit von Dermatomkarten

Im Allgemeinen wird im Studium das Wissen über die Dermatome anhand von Karten vermittelt, die sich im Verlauf der letzten Jahre nicht verändert haben. In seiner lesenswerten Publikation hat Downs [36] darauf hingewiesen, dass ausgehend von Sir Henry Head 1900 [37], der die Head'schen Zonen etablierte, den Karten des unbekannten deutschen Neurologen Ottfried Förster 1933 und zuletzt 1948 von Keegan und Garnett sich bis heute fast niemand mehr mit der Genauigkeit von Dermatomkarten beschäftigt hat.

Umso mehr verwundert es, dass die Arbeit von Lee et al. aus dem Jahr 2008 [38] keine größere Verbreitung findet. Abb. 1.7 zeigt die Gegenüberstellung am Beispiel der unteren Extremität der allgemeinen anerkannten Dermatomkarte, wie sie in den üblichen Anatomieatlanten und neurologischen Büchern zu finden ist mit den evidenzbasierten Karten von Lee.

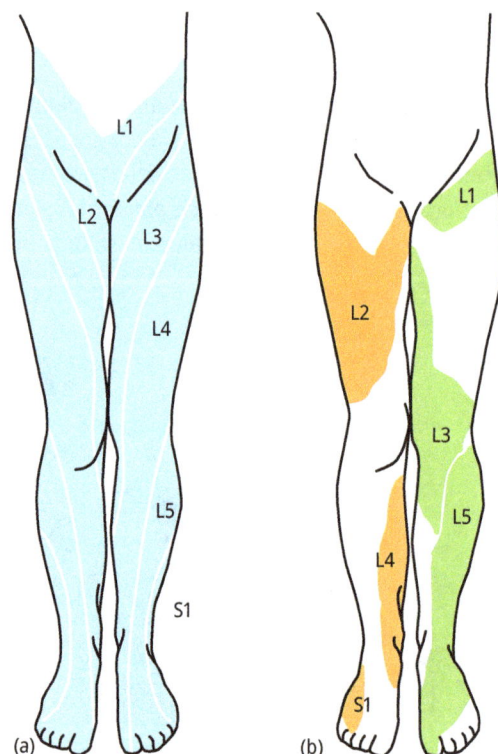

Abb. 1.7: (a): Allgemein veröffentlichte Dermatomkarte. (b): Evidente Dermatomkarte, adaptiert nach Lee at al. [38].

1.3.2 Befundung an der HWS

Zervikal axial (Facettengelenke)

Es existieren keine evidenten klinischen Untersuchungen bezüglich der zervikalen Facettengelenke. Richtungsweisend kann ein lokaler Druckschmerz sein oder ein lokaler Schmerz beim Spurlingtest (s. u.). Eher richtungsweisend kann die pseudoradikuläre Ausstrahlung entsprechend der Pain Map (siehe Abb. 7.1) sein.

Zervikal radikulär

Hier wird man sich sicher zunächst an der Minussymptomatik bezüglich der Dermatome und Myotome orientieren. Zusätzlich kann der Reflexstatus helfen. Im Gegensatz zu den lumbalen Wurzeldehnungstests (z. B. Lasègue-Test) ist jedoch zervikal ein Wurzeldehnungszeichen weitgehend unbekannt.

Hier haben sich Rubinstein et al. [39] 2007 sowohl mit Nervendehnungstests (ULTT = Upper Limb Tension Test) als auch mit Provokationstests (Spurlingtest) zur Verbesserung der Genauigkeit in einem Review beschäftigt. Der ULTT war bereits als „Elvey´s Test" 1986 [40] beschrieben worden, erst Butler [41] hat ihn 1991 systematisch in mehreren Stufen beschrieben.

Das Prinzip ist das Erreichen einer maximalen Tension vom Foramen über den Plexus bis in die distalen zervikalen Nervenanteile durch:

1. Kontralaterale Lateralflexion der HWS.
2. Abduktion in der ipsilateralen Schulter von ca. 100° (Abb. 1.8).
3. Schrittweise Außenrotation des Armes im Schultergelenk mit 90° flektiertem Ellenbogen.
4. Dann Extension im Ellenbogen und ggf. noch Hyperextension im Handgelenk (Endstellung, Abb. 1.9).

Der Test ist positiv bei typischer Ausstrahlung ins Dermatom und Besserung bei ipsilateraler Lateralflexion der HWS (Entlastung im Plexus und proximalen Nervenanteilen). Dieser Test hat eine hohe Sensitivität von 97 % bei jedoch nur 22 % Spezifität und wird auch „Lasègue der HWS" genannt.

Eine bessere Spezifität mit 94 % und eine Sensitivität von 95 % geben Shabat et al. [42] in ihrer Veröffentlichung für den Spurlingtest an, in der sie 275 Patienten mit der Methode untersuchten und dann mit MRT oder CT-Befunden korrelierten.

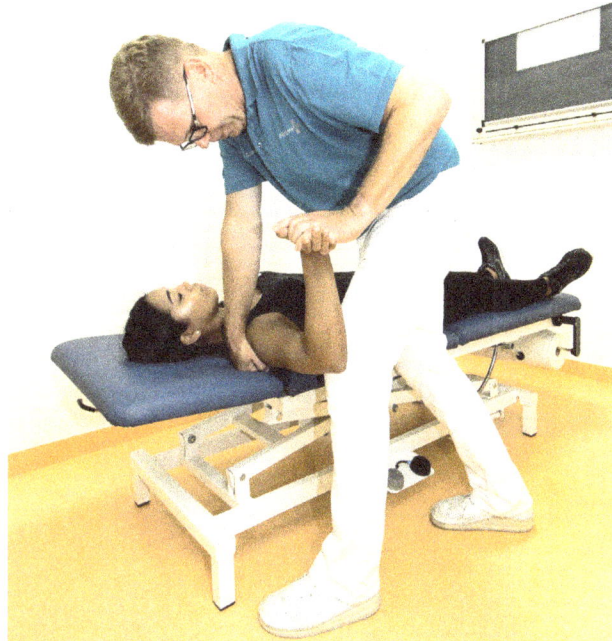

Abb. 1.8: ULTT-Ausgangsstellung.

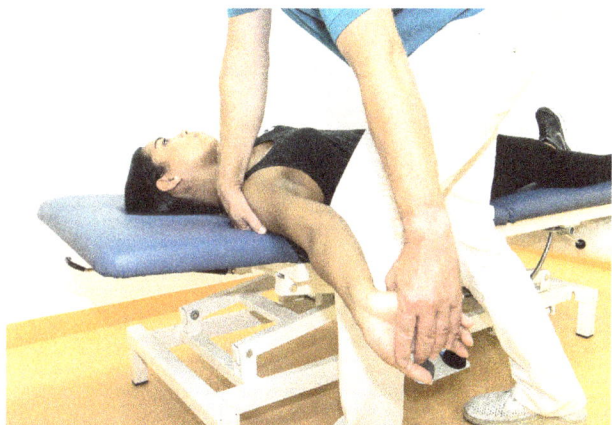

Abb. 1.9: ULTT-Endstellung.

Hierbei wird eine manuelle Kompression des Foramens durch
1. ipsilaterale Flexion
2. ipsilaterale Rotation
3. Reklination
4. und dann axiale Kompression der HWS erreicht, wie in den Bildern der Abb. 1.10 gezeigt.

Positiv ist der Test bei Ausstrahlung und ggf. Parästhesien im Dermatom. Bei erheblicher Nervenkompression muss man entsprechende Vorsicht walten lassen, da bereits geringe Rotation oder Lateralflexion ohne axialen Druck zu erheblichen Wurzelirritationen führen können.

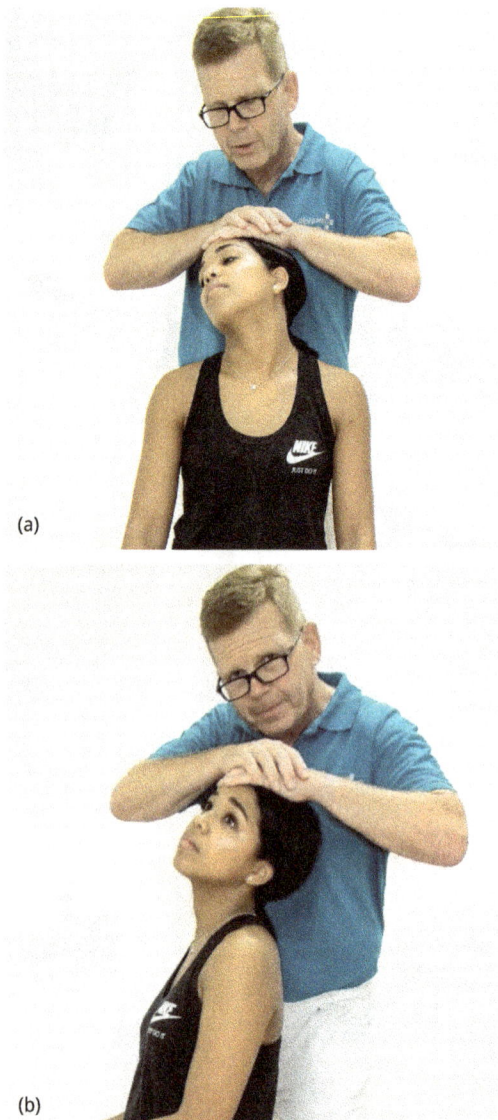

(a)

(b)

Abb. 1.10: Spurlingtest. (a): Ipsilaterale Flexion, Rotation und Reklination. (b): Axiale Kompression.

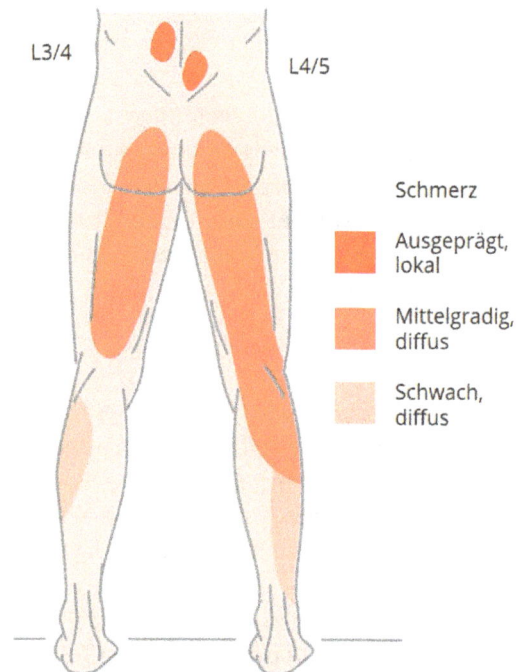

L3/4   L4/5

Schmerz

Ausgeprägt, lokal

Mittelgradig, diffus

Schwach, diffus

Abb. 1.11: Pain Map lumbale Facettengelenke.

1.3.3 Befundung an der LWS und am Iliosakralgelenk

Lumbal axial

Lässt man den diskalen Schmerz unberücksichtigt, kommen bei axialem Schmerz an der LWS am ehesten die Facettengelenke als Nozigeneratoren mit einer hohen Inzidenz von 10–41 % [43] in Frage. Während Helbig und Lee 1988 [44] eine Konkordanz zwischen einer Reklinations-/Rotationsbewegung als klinisches Zeichen eines Facettensyndroms (durch Injektion verifiziert) bei 22 Patienten sahen, konnte dies in späteren Studien, speziell durch Schwarzer et al. [45] 1994 nicht bestätigt werden. Allgemein geht man davon aus, dass es keine valide klinische Untersuchung zur Diagnose lumbaler Facettengelenksschmerzen gibt. Auch

die Pain Maps der lumbalen Facetten zeigen keine so klare Verteilung wie bei den zervikalen Facetten (Abb. 1.11).

Lumbal radikulär

Analog zur HWS soll hier nicht im Einzelnen auf die Sensibilitätsprüfung der Dermatome und Kraftuntersuchung der Kennmuskeln eingegangen werden. Im Gegensatz zur HWS ist der Lasègue-Test, der erstmals von dem Namensgeber Charles Ernest Lasègue (1816–1883) 1864 mündlich beschrieben und 1881 durch eine Veröffentlichung von Forst [46] allgemeiner bekannt wurde, schon lange als Nervendehnungstest bekannt. Während ihm in den ersten Arbeiten in den 1970er und 80er Jahren eine hohe Sensitivität von bis zu 96 % zugesprochen wurde, zeigten neuere Arbeiten inclusive einer Cochrane-Studie aus 2010 [47] insbesondere eine schlechte Spezifität.

Majlesi et al. [48] verglichen 2008 die Testqualitäten des Lasègue mit denen des Slump-Tests und empfahlen eine Kombination aus beiden Tests (siehe Tab. 1.1), um sowohl eine hohe Spezifität wie eine hohe Sensitivität zu erreichen.

Beim Slump-Test, der bereits grundlegend von Imman und Saunders 1942 [49] beschrieben und von Butler [50] dann verfeinert wurde, wird durch eine Rundrückenposition die Dura im Wirbelsäulenbereich vorgedehnt und dann bei flektierter Hüfte das Kniegelenk extendiert und so der N. femoralis gedehnt (Abb. 1.12). Abb. 1.13 zeigt die Abfolge des Slumptests mit Einnehmen der flektierten Haltung im

Sitzen, aktiver Knieextension und passiver Sprunggelenks-dorsalflexion. Der Test ist positiv bei radikulärer Ausstrahlung, die sich bei Extension in der HWS verbessert.

Tab. 1.1: Sensitivität und Spezifität vom Lasègue-Test und Slump-Test nach [48].

	Sensitivität	Spezifität
Lasègue-Test	0,52	0,89
Slump-Test	0,84	0,83

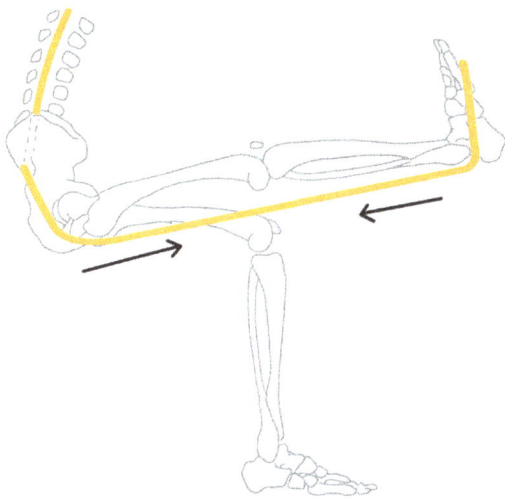

Abb. 1.12: Schematische Darstellung der Dehnung beim Slump-Test (Quelle: adaptiert nach [52]).

Das Iliosakralgelenk

Lange Zeit standen bis in die 2000er Jahre Funktionstests wie der Spine-Test, das Vorlaufphänomen und die variable Beinlängendifferenz besonders in der manualmedizinischen Ausbildung im Vordergrund [51]. Über die Mobilität des ISGs wurde jahrzehntelang gestritten, bis durch stereoradiographische Untersuchungen 2014 eine minimale Mobilität von nur 0,5° im Einbeinstand gezeigt wurde [52]. Hierzu wurden in Lokalanästhesie bei symptomatischen Patienten kleine Metallkügelchen in Sakrum und Ilium geschossen und dann die Beweglichkeit im Einbeinstand gemessen.

Schon früher versuchte man eine bessere Validität der klinischen ISG-Tests durch Provokationstests zu erreichen, wobei jedoch einzelne Tests nie eine genügende Spezifität und Sensibilität aufwiesen. Daher empfahlen sowohl Szadek et al. [53] als auch Laslett [54] in einer Übersichtsarbeit die Kombination von Tests (Distraktionstest, Kompressionstest, Oberschenkelvorschubtest, Gaenslen-Test und Sakrumdrucktest (Sacral thrust), wovon der Thigh thrust Test (Oberschenkelvorschubtest, auch P4-Test also **p**osterior **p**elvic **p**ain **p**rovocation test) und der Kompressionstest als obligatorisch positiv betrachtet wurden, da beide kombiniert die höchste Spezifität und Sensitivität zeigen (siehe Tab. 1.2 und Abb. 1.14).

Durch weitere Veröffentlichungen von Schneider 2020 [56] und Saueressig 2021 [57] wurde diese Auswahl der Testes wieder relativiert und so muss unter Berücksichtigung der neuesten Literatur konstatiert werden, dass keine Evidenzen für einzelne oder kombinierte Tests zur klinischen Untersuchung einer SIG-Dysfunktion vorliegen. Dies wurde auch in der S3-Leitlinie zur Radiofrequenz-Denervationen der Facettengelenke und des ISG 2023 [25] so konstatiert.

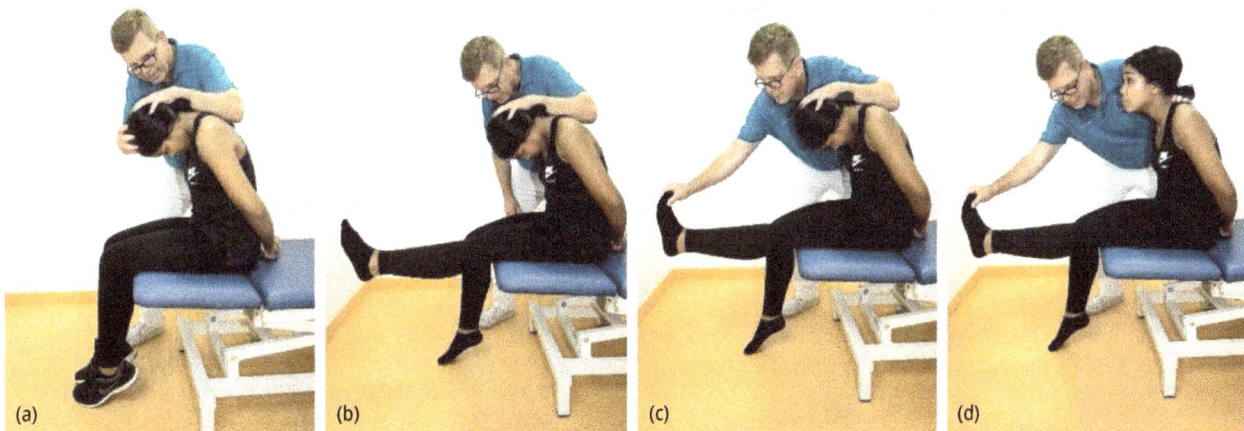

Abb. 1.13: Abfolge des Slump-Tests. (a): Ausgangsposition. (b): Hüftflexion mit Kniegelenksextension. (c): Zusätzliche Dorsalflexion im Sprunggelenk. (d): Extension der HWS (positiv bei Verbesserung der Ischialgie).

Tab. 1.2: Sensitivität und Spezifität verschiedener ISG-Tests nach [55].

	Distraktion	Kompression	Oberschenkelvorschub	Gaenslen (rechts)	Gaenslen (links)	Sacral Thrust
Sensitivität	0,6	0,69	0,88	0,53	0,50	0,63
Spezifität	0,81	0,69	0,69	0,71	0,77	0,75

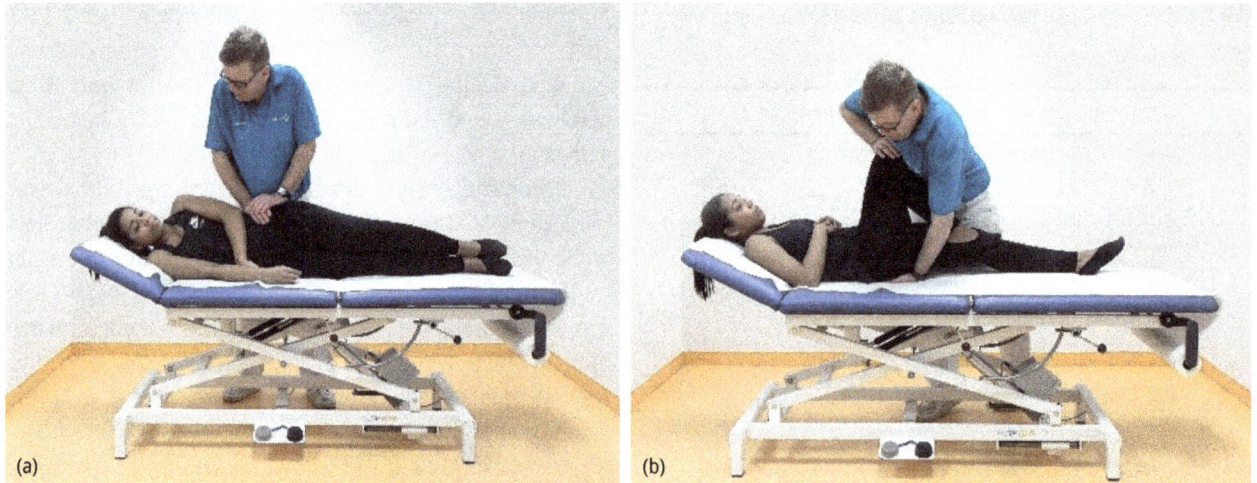

Abb. 1.14: (a): Kompressionstest. (b): Oberschenkelvorschubtest (P4-Test).

Die kleine Abhandlung über evidente Tests bei axialen und radikulären Symptomen soll auch dem nicht manualmedizinisch ausgebildeten Interventionalisten helfen, noch vor der Injektion zu einer richtungsweisenden Diagnose zu kommen und damit ggf. zu einer besseren Differentialdiagnostik zu gelangen.

Literatur

[1]   Quincke H. Die Lumbalpunction des Hydrocephalus. Berliner klinische Wochenschrift. 1891;28(38):953.

[2]   Bier A. Versuche über die Cocainisierung des Rückenmarkes. Dtsch Z Chir. 1899;5151:361.

[3]   Tait D, Caglieri G. Experimental and clinical notes on the subarachnoid space. Trans Med Soc State California. 1900;266–271.

[4]   Cathelin MF. Mode d'action de la cocaine injectee dans l'espace epidural par le procede du canal sacre. CR Soc Biol (Paris). 1901;53:478–479.

[5]   Viner N. Intractable sciatica. The sacral epidural injection; an effective method of giving relief. Canadian Medical Association Journal. 1925;15(6):630.

[6]   Robecchi A, Capra R. Hydrocortisone (compound F); first clinical experiments in the field of rheumatology. Minerva medica. 1952;43(98):1259–1263.

[7]   Lievre JA, Block-Michel H, Pean G, et al. L'hydrocortisone en injection locale. Revue du Rhumatisme et des Maladies Osteo-articulares. 1953;20:310–311.

[8]   Sehgal AD, Gardner WJ. Placa of Intrathecal Methylprednisolone Acetate in Neurological Disorders. Trans Am Neurol Assoc. 1963;88:275–276.

[9]   Sehgal AD, Tweed DC, Gardner WJ, Foote MK. Laboratory studies after intrathecal corticosteroids: determination of corticosteroids in plasma and cerebrospinal fluid. Arch Neurol. 1963;9:64–68.

[10] Winnie AP, Hartman JT, Meyers HL, Ramamurthy S, Barangan V. Pain clinic. II. Intradural and extradural corticosteroids for sciatica. Anesth Analg. 1972;51(6):990–1003.

[11] Weinstein SM, Herring SA, Derby R. Contemporary concepts in spine care. Epidural steroid injections. Spine. 1995;20(16):1842–1846.

[12] Fredman B, Nun MB, Zohar E, et al. Epidural steroids for treating „failed back surgery syndrome": is fluoroscopy really necessary? Anesth Analg. 1999;88(2):367–372.

[13] Bogduk N (ed). Practice Guidelines for Spinal Diagnostic and Treatment Procedures, 2nd edn. International Spine Intervention Society, San Francisco 2013.

[14] Manson NA, McKeon MD, Abraham EP. Transforaminal epidural steroid injections prevent the need for surgery in patients with sciatica secondary to lumbar disc herniation: a retrospective case series. Can J Surg. 2013;56(2):89–96.

[15] Low back pain and sciatica in over 16 s: assessment and management | Guidance and guidelines | NICE [Internet]. [zitiert 5. Mai 2018]. Verfügbar unter: https://www.nice.org.uk/guidance/ng59

[16] 030-058l_S2k_Lumbale_Radikulopathie_2018-04.pdf [Internet]. [zitiert 28. Juli 2019]. Verfügbar unter: https://www.awmf.org/uploads/tx_szleitlinien/030-058l_S2k_Lumbale_Radikulopathie_2018-04.pdf

[17] Goldthwait JE. The lumbo-sacral articulation; An explanation of many cases of „lumbago", „sciatica" and paraplegia. The Boston Medical and Surgical Journal. 1911;164(11):365–372.

[18] Ghormley RK. Low back pain: with special reference to the articular facets, with presentation of an operative procedure. Journal of the American Medical Association. 1933;101(23):1773–1777.

[19] Rees WE. Multiple bilateral subcutaneous rhizolysis of segmental nerves in the treatment of the intervertebral disc syndrome. Ann Gen Pract. 1971;26:126–127.

[20] Shealy CN. Percutaneous radiofrequency denervation of spinal facets: treatment for chronic back pain and sciatica. Journal of neurosurgery. 1975;43(4):448–451.

[21] Bogduk N, Long DM. The anatomy of the so-called „articular nerves" and their relationship to facet denervation in the treatment of low-back pain. J Neurosurg. 1979;51(2):172–177.

[22] Dreyfuss P, Schwarzer AC, Lau P, Bogduk N. Specificity of lumbar medial branch and L5 dorsal ramus blocks: a computed tomography study. Spine. 1997;22(8):895–902.

[23] Kaplan M, Dreyfuss P, Halbrook B, Bogduk N. The ability of lumbar medial branch blocks to anesthetize the zygapophysial joint: a physiologic challenge. Spine. 1998;23(17):1847–1852.

[24] 033-051l_S2k_Spezifischer_Kreuzschmerz_2018-02.pdf [Internet]. [zitiert 5. Mai 2018]. Verfügbar unter: http://www.awmf.org/uploads/tx_szleitlinien/033-051l_S2k_Spezifischer_Kreuzschmerz_2018-02.pdf

[25] Klessinger S, Wiechert K, Deutsche Wirbelsäulengesellschaft. S3-Leitlinie Radiofrequenz-Denervation der Facettengelenke und des ISG. Version 01, 2023. Verfügbar unter: https://register.awmf.org/de/leitlinien/detail/151-004. Zugriff am 03.11.2023.

[26] Sluijter ME, Koetsveld-Baart CC. Interruption of pain pathways in the treatment of the cervical syndrome. Anaesthesia. 1980;35(3):302–307.

[27] Bogduk N. The clinical anatomy of the cervical dorsal rami. Spine. 1982;7(4):319–330.

[28] Dwyer A, Aprill C, Bogduk N. Cervical zygapophyseal joint pain patterns. I: A study in normal volunteers. Spine (Phila Pa 1976). 1990;15(6):453–457.

[29] Aprill C, Dwyer A, Bogduk N. Cervical zygapophyseal joint pain patterns. II: A clinical evaluation. Spine. 1990;15(6):458–461.

[30] Lord SM, Barnsley L, Wallis BJ, McDonald GJ, Bogduk N. Percutaneous radio-frequency neurotomy for chronic cervical zygapophyseal-joint pain. New England Journal of Medicine. 1996;335(23):1721–1726.

[31] Lord SM, Barnsley L, Bogduk N. The utility of comparative local anesthetic blocks versus placebo-controlled blocks for the diagnosis of cervical zygapophysial joint pain. Clin J Pain. 1995;11(3):208–213.

[32] Barnsley L, Lord SM, Wallis BJ, Bogduk N. The prevalence of chronic cervical zygapophysial joint pain after whiplash. Spine (Phila Pa 1976). 1995;20(1):20–25.

[33] Manchikanti L, Hirsch JA, Kaye AD, Boswell MV. Cervical zygapophysial (facet) joint pain: effectiveness of interventional management strategies. Postgraduate Medicine. 2016;128(1):54–68.

[34] Manchikanti L, Singh V, Pampati V, Beyer CD, Damron KS. Evaluation of the prevalence of facet joint pain in chronic thoracic pain. Pain Physician. 2002;5(4):354–359.

[35] Neal JM, Bernards CM, Hadzic A, et al. ASRA Practice Advisory on Neurologic Complications in Regional Anesthesia and Pain Medicine. Reg Anesth Pain Med. 2008;33(5):404–415.

[36] Downs MB, Laporte C. Conflicting Dermatome Maps: Educational and Clinical Implications. J Orthop Sports Phys Ther. 2011;41(6):427–434.

[37] Head H, Campbell AW. The Pathology of Herpes Zoster and its Bearing on Sensory Localisation Brain. 1900;23(3):353–362.

[38] Lee MWL, McPhee RW, Stringer MD. An evidence-based approach to human dermatomes. Clinical Anatomy. 2008;21(5):363–373.

[39] Rubinstein SM, Pool JJM, van Tulder MW, Riphagen II, de Vet HCW. A systematic review of the diagnostic accuracy of provocative tests of the neck for diagnosing cervical radiculopathy. Eur Spine J. 2007;16(3):307–319.

[40] Elvey RL. Treatment of arm pain associated with abnormal brachial plexus tension. Australian Journal of Physiotherapy. 1986;32(4):225–230.

[41] Butler DS. Mobilisation of the nervous system. Elsevier; 1991.

[42] Shabat S, Leitner Y, David R, Folman Y. The Correlation between Spurling Test and Imaging Studies in Detecting Cervical Radiculopathy. Journal of Neuroimaging. 2012;22(4):375–378.

[43] Cohen SP, Raja SN. Pathogenesis, diagnosis, and treatment of lumbar zygapophysial (facet) joint pain. Anesthesiology: The Journal of the American Society of Anesthesiologists. 2007;106(3):591–614.

[44] Helbig T, Lee CK. The lumbar facet syndrome. Spine (Phila Pa 1976). 1988;13(1):61–64.

[45] Schwarzer AC, Aprill CN, Derby R, et al. Clinical features of patients with pain stemming from the lumbar zygapophysial joints. Is the lumbar facet syndrome a clinical entity? Spine (Phila Pa 1976). 1994;19(10):1132–1137.

[46] Forst JJ. Contribution à l'étude clinique de la sciatique. Thèse Médicine. Imp. A. parent, paris 1881.

[47] Van der Windt DA, Simons E, Riphagen II, et al. Physical examination for lumbar radiculopathy due to disc herniation in patients with low-back pain. Cochrane Database Syst Rev. 2010 Feb 17;(2):CD007431.

[48] Majlesi J, Togay H, Ünalan H, Toprak S. The Sensitivity and Specificity of the Slump and the Straight Leg Raising Tests in Patients With Lumbar Disc Herniation. Jcr: Journal of Clinical Rheumatology. 2008;14(2):87–91.

[49] Inman VT, Saunders JB deC. M. The Clinico-Anatomical Aspects of the Lumbosacral Heqion. Radiology. 1942;38(6):669–678.

[50] Butler DS. Adverse Mechanical Tension in the Nervous System: A Model for Assessment and Treatment. Australian Journal of Physiotherapy. 1989;35(4):227–238.

[51] von Heymann W. Über die Diagnostik des Sakroiliakalgelenks. Manuelle Medizin. 2018;56(1):13–9.

[52] Kibsgård TJ, Røise O, Sturesson B, Röhrl SM, Stuge B. Radiosteriometric analysis of movement in the sacroiliac joint during a single-leg stance in patients with long-lasting pelvic girdle pain. Clinical Biomechanics. 2014;29(4):406–411.

[53] Szadek KM, van der Wurff P, van Tulder MW, Zuurmond WW, Perez RS. Diagnostic validity of criteria for sacroiliac joint pain: a systematic review. The Journal of pain. 2009;10(4):354–368.

[54] Laslett M. Evidence-Based Diagnosis and Treatment of the Painful Sacroiliac Joint. Journal of Manual & Manipulative Therapy. 2008;16(3):142–152.

[55] Laslett M, Aprill CN, McDonald B, Young SB. Diagnosis of sacroiliac joint pain: validity of individual provocation tests and composites of tests. Man Ther. 2005;10(3):207–218.

[56] Schneider BJ, Ehsanian R, Rosati R, et al. Validity of Physical Exam Maneuvers in the Diagnosis of Sacroiliac Joint Pathology. Pain Medicine. 2020;21(2):255–60.

[57] Saueressig T, Owen PJ, Diemer F, Zebisch J, Belavy DL. Diagnostic Accuracy of Clusters of Pain Provocation Tests for Detecting Sacroiliac Joint Pain: Systematic Review With Meta-analysis. Journal of Orthopaedic & Sports Physical Therapy. 2021;51(9):422–31.

2 Medikamente bei Interventionen

Björn Carsten Schultheis, Fritjof Bock, Stephan Klessinger

Es gibt zwei wichtige Substanzklassen, die bei Infiltrationen im Bereich der Wirbelsäule von herausragender Bedeutung sind: Lokalanästhetika und Steroide. Neben diesen Substanzen kommen teilweise auch neuere Substanzen auf den Markt, die allerdings noch weit von einem routinemäßigen Einsatz entfernt sind, wie zum Beispiel der alpha-2 Blocker Clonidin u. a. Eine weitere Herausforderung stellt die Durchführung von Interventionen bei Patienten unter Behandlung mit Antikoagulantien dar. Hier gibt es durchaus unterschiedliche Auffassungen, was das Absetzen und Bridgen oder die Weitergabe dieser Substanzen bei diagnostisch-therapeutischen Wirbelsäulennahen Infiltrationen angeht.

2.1 Lokalanästhetika

Lokalanästhetika werden in 2 Gruppen unterteilt, die Amide und Ester. In diesem Kapitel konzentrieren wir uns nur auf die wichtigsten Amide. Die meisten Lokalanästhetika blockieren spannungsabhängige Natriumkanäle vom Inneren der Zelle her und unterbinden somit den Natriumeinstrom während der Depolarisation. Die Impulsweiterleitung wird verlangsamt, die Höhe und Anstiegsgeschwindigkeit des Aktionspotentials verringert und die Erregungsschwelle so weit erhöht, bis kein Aktionspotential mehr ausgelöst werden kann. Nicht alle Nerven werden gleich stark blockiert. Die Empfindlichkeit gegenüber Lokalanästhetika wird bestimmt durch den Axondurchmesser, den Myelinisierungsgrad und andere anatomische und physiologische Besonderheiten (Tab. 2.1).

Die Potenz der Lokalanästhetika korreliert mit der Lipophilie, welche die Fähigkeit des Lokalanästhesiemoleküls widerspiegelt, die Zellmembran von außen in einer hydrophoben Umgebung zu penetrieren (Tab. 2.2).

Die Anschlag- oder Wirkgeschwindigkeit hängt von einer Vielzahl von Faktoren ab. Neben der Lipophilie spielt auch der pKa-Wert, der das relative Verhältnis von nicht-ionisiertem lipidlöslichem Lokalanästhesieanteil zum ionisierten wasserlöslichen Lokalanästhetikumanteil widerspiegelt, eine Rolle. Je näher der pKa-Wert am physiologischen pH-Wert liegt, desto höher ist der Anteil der

Tab. 2.1: Anatomische und physiologische Einteilung von Nervenfasern

Klasse	Durchmesser [µm]	Myelin	Leitgeschwindigkeit [m/sec]	Funktion
Aα	2–20	+ + +	30–120	Motorik
Aβ	5–12	+ +	30–120	Berührung/Druck
Aγ	5–12	+ +	15–35	Berührung
Aδ	1–4	+ +	5–25	Schmerz/Temperatur
B	1–3	+	3–15	Sympathikus
sC	0,3–1,3	-	0,7–1,3	Sympathikus
dyC	0,4–1.2	-	0,1–2,0	Schmerz/Temperatur

Tab. 2.2: Pharmakologische Eigenschaften der wichtigsten Amid-Lokalanästhetika (modifiziert nach: Morghan, Mikhail, Murray. Clinical Anesthesiology ISBN-13 978–0071627030).

Substanz	Potenz und Lipidlöslichkeit	pKa-Wert	Wirkdauer und Proteinbindung	Maximale Wirkdauer [h]
Bupivacain	+ + + +	8,1	+ + + +	1,5 – 8,0
Ropivacain	+ + + +	8,1	+ + + +	1,5 – 8,0
Lidocain	+ +	7,8	+ +	0,75 – 2
Prilocain	+ +	7,8	+ +	0,5 – 1,0
Mepivacain	+ +	7,6	+ +	1,0 – 2,0

https://doi.org/10.1515/9783111171746-002

nichtionisierten Anteile und desto schneller ist der Wirkungseintritt. Die Wirkdauer eines Lokalanästhetikums korreliert im Allgemeinen mit der Lipidlöslichkeit und der Proteinbindung. Je höher die Proteinbindung, desto länger ist die Wirkdauer. Das Ausmaß der Resorption eines Lokalanästhetikums ist proportional zum Grad der Durchblutung am Injektionsort.

Ein weiterer Faktor ist die Rezeptorkinetik, die ebenfalls widerspiegelt, wie schnell und wie lange die Wirkdauer eines Lokalanästhetikums ist (Tab. 2.2). So verfügt Bupivacain zum Beispiel über eine slow-on slow-off Rezeptorkinetik, was bedeutet, das Bupivacain langsam an den Rezeptor diffundiert und langsam abdissoziiert. Somit ist der Natriumkanal lange Zeit blockiert, was im Rahmen von Reanimationen bei Lokalanästhetikum-Intoxikationen problematisch ist. Dem steht zum Beispiel Lidocain mit einer fast-on, fast-off Kinetik gegenüber, die erklärt, warum Lidocain auch als Antiarrhythmikum eingesetzt werden kann.

Bei einer Überdosierung ist ein langsamer Beginn von Nebenwirkungen zu erwarten, bei einer inzidentellen intravaskulären Injektion kommt es zu einem sofortigen Beginn der Nebenwirkungen. Zu erwarten sind eine depressive Wirkung auf das kardio-vaskuläre System, sowie ZNS-toxische Symptome, wie Ängstlichkeit, Agitation, Tinnitus, Muskelzucken, Taubheit, Krampfanfälle, Herz-Kreislauf-Stillstand und Koma.

2.2 Kortikosteroide

Die epidurale und interlaminäre Verabreichung von Glukokortikoiden dient der Behandlung radikulärer Schmerzen. Die Theorie besagt, dass Glukokortikoide die Entzündung der für den Schmerz verantwortlichen Nervenwurzel unterdrücken und somit den Schmerz reduzieren können. Nach der Verabreichung werden die Glukokortikoide in den epiduralen Venengeflechten resorbiert und können so eine systemische Wirkung entfalten. Sie werden in der Leber zu inaktiven Glukoroniden und Sulfaten metabolisiert und dann über die Nieren und den Fäzes ausgeschieden. Synthetische Steroide haben eine höhere Affinität zu den Glukokortikoidrezeptoren als natürlich vorkommende Steroide und haben eine schwache, aber nicht zu unterschätzende mineralkortikoide Wirkung (Tab. 2.3).

Kontraindikationen bestehen bei systemischen bakteriellen und systemischen fungalen Infektionen. Eine relative Kontraindikation kann bestehen bei Schwangerschaft, Diabetes, Osteoporose oder einer Psychose.

Unerwünschte Nebenwirkungen, die durch das Cortison verursacht werden können, betreffen den Glukosemetabolismus (Hyperglykämie, Appetitsteigerung), das Nervensystem (Stimmungsschwankungen, Schlaflosigkeit, Gesichtsrötung [1–28 % nach Interventionen], Kopfschmerzen [3 % nach Interventionen], Schwindel, Übelkeit), das Kardiovaskuläre System (Ödeme, Hypertonie, Arrhythmie), das Immunsystem (Allergische Reaktion, Schwächung des Immunsystems, verzögerte Heilung) und Wirkungen auf das Gastrointestinale System (Reflux, Gastritis), Unregelmäßigkeiten der Regelblutung und Erhöhung des intraokulären Druckes.

Weiterhin kann die alleinige Verabreichung einer einzelnen epiduralen Steroidinjektion den zirkadianen Cortisolspiegel für 30 Tage stören [1]. Eine Störung der Hypothalamus-Hypophysären-Achse kann durch 3 epidurale Verabreichungen von 40 mg Triamcinolon für 3 Monate gestört sein. Weiterhin wurden nach einzelnen epiduralen Steroidverabreichungen schwerwiegende Komplikationen wie Cushing Syndrome und steroidinduzierte Myopathien beschrieben [2]. Theoretisch könnte man davon ausgehen, dass das Auftreten von Komplikationen mit der steigenden Anzahl der Infiltrationen bei einem Patienten ansteigt, aber anscheinend ist die totale verabreichte Dosis in einem Zeitraum wichtiger [3,4].

Die Evidenzlage für das Auftreten von unerwünschten Nebenwirkungen nach epiduraler Steroidapplikation ist unzureichend. Bezüglich der besseren Wirksamkeit höherer Dosen gibt es keine Evidenz. Es gibt allerdings Empfehlungen, die jährliche Steroiddosis auf 3 mg/kg/KG von Triamcinolon oder Äquivalent zu reduzieren [5].

Neben diesen systemischen Nebenwirkungen besteht bezüglich der Interventionen an der Wirbelsäule ein Komplikationsrisiko bei intraarterieller Injektion partikelhaltiger Kortikoide. Sobald die Partikel größer sind als Erythrozyten (Methylprednisolon, Triamcinolon) oder sich die Kortisonpartikel zusammenlagern zu größeren Konglomeraten (Methylprednisolon, Triamcinolon, Betamethason) besteht die Gefahr von Embolien [6,7]. Gefährdet bezüglich einer intraarteriellen Injektion sind vor allem die A. radicularis, die A. medullaris, alle das Rückenmark versorgenden Gefäße und lumbal auch die A. Adamkiewicz. Schwerwiegende Komplikationen mit Tetraplegien und spinalen Infarkten sind insbesondere nach zervikalen transforaminalen aber auch nach lumbalen transforaminalen Injektionen beschrieben [8]. Dexamethason ist bezüglicher dieser Komplikationen sicherer, da es keine Partikel enthält und auch kaum Konglomerate bildet. Im Tierexperiment kam es bei Injektionen von Methylprednisolon in die A. vertebralis beim Schwein in allen Fällen zu schweren Komplikationen, jedoch in keinem Fall einer Dexamethasoninjektion [9]. Es konnte nachgewiesen werden, dass die Wirksamkeit von Dexamethason bei transforaminalen Injektionen einer Injektion mit Triamcinolon nicht unterlegen ist [10–12].

Tab. 2.3: Relative Potenz von Steroiden (modifiziert nach Harris E.: Kelly's textbook of rheumatology. 7th ed Philadelphia. 2005. Saunders).

Steroid	Halbwertszeit (h)	relative glukokortikoide Potenz	relative mineralkortikoide Potenz	Glukokortikoid-Dosisäquivalent [mg]	relative antiinflammatorische Potenz
Hydrocortison	8–12	1	1	20	KÄ
Cortison	8–12	0.8	0,6	25	1
Prednisolon	8–36	4	0,8	5	KÄ
Prednison	8–36	4	0,8	5	3
Methylprednisolon	18–36	5	0,5	4	6,2
Triamcinolon	18–36	5	0	4	5
Dexamethason	36–54	20–30	0	0,75	26
Betamethason	36–54	20–30	0	0,6	KÄ

Es wird daher dringend empfohlen, insbesondere für transforaminale Injektionen, Dexamethason zu verwenden.

Cave: Keine kristallinen Steroide bei transforaminalen (epiduralen) Injektionen!

2.3 Antikoagulantien und Thrombozytenaggregationshemmer

Eine besondere Herausforderung stellen Patienten dar, die unter Therapie mit Antikoagulantien stehen. Die Indikationen für die Therapie mit Antikoagulantien sind vielfältig und es gilt abzuwägen, wie groß das Risiko eines Hämatoms bei Fortführen der Antikoagulantien bzw. Thrombozytenaggregationshemmer ist im Vergleich zum Risiko eines Infarktes, Insults oder einer Embolie bei Stoppen der Medikation.

Für eine rückenmarksnahe Regionalanästhesie existiert eine deutsche S1-Leitlinie Stand 2021 (Rückenmarksnahe Regionalanästhesien und Thrombembolieprophylaxe/antithrombotische Medikation) [13]. Es wird dort das Risiko eines epiduralen Hämatoms in einer japanischen Studie aus dem Jahr 2021 bei einer Spinalanästhesie mit ca. 1:40.000 angegeben und für ein Epiduralkatheterverfahren mit ca. 1:3.000. Die geringste Inzidenz besteht bei geburtshilflichen neuroaxialen Verfahren mit 1:200.000. Das Blutungsrisiko ist abhängig von der verwendeten Nadeldicke. Auch das Entfernen eines Katheters sowie jegliche Manipulation trägt zu dem Risiko bei. Es können in der Leitlinie für sämtliche Antikoagulantien und Thrombozytenaggregationshemmer die empfohlenen Pausen vor und nach einer rückenmarksnahen Regionalanästhesie nachgelesen

werden. So wird z. B. für ASS keine Pause empfohlen, für Clopidogrel eine Pause von 7–10 Tagen vor Regionalanästhesie bis zum Entfernen der Nadel. Für Vitamin-K-Antagonisten wird ein INR < 1,4 empfohlen, Beginn auch hier wieder nach Entfernen der Nadel.

Bezüglich der gängigen Interventionen an der Wirbelsäule existiert zunächst eine Risikoeinteilung in hohes, mittleres und niedriges Risiko (Tab. 2.4). Diese Einteilung wurde von folgenden Gesellschaften beschlossen und publiziert: American Society of Regional Anaesthesia and Pain Medicine, European Society of Regional Anaesthesia and Pain Therapy, American Academy of Pain Medicine, International Neuromodulation Society, North American Neuromodulation Society und das World Institute of Pain [14].

Entsprechend dieser Einteilung gibt es für jede Risikoklasse unterschiedliche Empfehlungen, die z. B. im Internet bei der *Spine Intervention Society* unter Fact Finders [15] nachgelesen werden können. Ein erhöhtes Risiko für eine Blutungskomplikation wird insbesondere bei einer interlaminären Intervention gesehen. Es wird daher, außer für interlaminäre Interventionen, ein Absetzen von Antikoagulantien oder Thrombozytenaggregationshemmern bei Eingriffen mit mittlerem oder niedrigem Risiko nicht empfohlen [16].

Diese Empfehlung wird unterstütz durch die klinische Studie von Endres et al. [17], die den Unterschied des Auftretens von Komplikationen nach interventionellen schmerztherapeutischen Eingriffen unter Fortsetzung oder Überbrückung der Antikoagulation untersuchten. Bei 4.766 Eingriffen (Update 2020 mit 9.774 Patienten [18]) ohne Absetzen von Antikoagulantien traten keinerlei Komplikationen auf. Bei 2.296 Patienten, bei denen die Antikoagulantien abgesetzt wurde, traten 9 ernsthafte Komplikationen auf und 2 Todesfälle.

Tab. 2.4: Risikoklassifikation unterschiedlicher spinaler Interventionen.

Klassifikation	Eingriff
hohes Risiko	Spinal cord Stimulation (SCS), Intrathekale Katheter, Epiduroskopie
mittleres Risiko	Interlaminäre Injektionen, Transforaminale Injektionen, zervikale MBBs, zervikale Radiofrequenz-Denervation
niedriges Risiko	periphere Nervenblockaden, periphere Gelenksinjektionen, ISG-Injektionen, thorakale und lumbale MBB, thorakale und lumbale Radiofrequenz-Denervation

Dies wird auch durch eine Arbeit von Goodmann et al. unterstrichen, die nachweisen konnten, dass nach 4.253 Wirbelsäuleninterventionen (davon 197 bei Patienten unter antikoagulativer Therapie oder mit Aggregationshemmern) keinerlei relevante Blutung auftrat. Allerdings trat bei einem von 2.026 Patienten mit interlaminärer Injektion ein epidurales Hämatom auf. Dieser Patient stand aber nicht unter Antikoagulation. Die Autoren kamen zu dem Entschluss, eine antikoagulative Therapie bei Infiltrationen mit mittlerem und niedrigem Risiko nicht abzusetzen [19].

Literatur

[1] Dubois EF, et al. Lack of relationship between cumulative Methylprednisolone dose and bone mineral density inhealty men and postmenopausal women with chronic low back pain. Clin Rheumato. 2003;22(1):12–17.

[2] Boonen S, et al. Steroid myopathy induced by epidural triamcinolone injection. Br J Rheumatology. 1995;34(4):385–386.

[3] Knight CL, Burnell JC. Systemic side effect of extradural steroids. Anesthesia. 1980;35(6): 593–594.

[4] Kay J, et al. Epidural triamcinolone supresses the pituary-adrenal axis in human subjects. Anesth Analg. 1994;79(3):501–505.

[5] Deer T, et al. Guidelines for the propper use of epidural steroid injections for the chronic pain patient. Tech Reg Anesth Pain Manage. 2009;13:288–295.

[6] Derby R, Date ES, Lee CH, et al. Size and aggregation of corticosteroids used for epidural injections. Interventional Spine. 2006;5:30–37.

[7] Derby R, Lee SH, Date ES, Lee JH, Lee CH. Size and Aggregation of Corticosteroids Used for Epidural Injections. Pain Medicine. 2008;9:227–234.

[8] Kennedy DJ, Dreyfuss P, Aprill CN, Bogduk N. Paraplegia following image-guided transforaminal lumbar spine epidural steroid injection: two case reports. Pain Medicine. 2009;10:1389–1394.

[9] Okubadejo GO, Talcott MR, Schmidt RE, et al. Perils of intravascular methylprednisolone injection into the vertebral artery. An animal study. J Bone Joint Surg Am. 2008;90:1932–1938.

[10] El-Yahchouchi C, Geske JR, Carter RE, et al. The Noninferiority of the Nonparticulate Steroid Dexamethasone vs the Particulate Steroids Bethamethasone and Triamcinolone in Lumbar Transforaminal Epidural Steroid Injections. Pain Medicine. 2013;14:1650–1657.

[11] Kennedy DJ, Plastaras C, Casey E, et al. Comparative effectiveness of lumbar transforaminal epidural steroid injections with particulate versus nonparticulate corticosteroids for lumbar radicular pain due to intervertebral disc herniation: a prospective, randomized, double-blind trial. Pain Medicine. 2014;15:548–555.

[12] IH Feeley, EF Healy, J. Noel, PJ Kiely, T M Murphy. Particulate and non-particulate steroids in spinal epidurals: a systemic review and meta-analysis. European Spine Journal. 2017;26:336–344.

[13] https://register.awmf.org/assets/guidelines/001-005l_S1_Rueckenmarksnahe-Regionalanaesthesien-Thrombemboliprophylaxe-antithrombotische-Medikation_2021-10_1.pdf, [letzter Zugriff 03.02.2023].

[14] Narouze S, Benzon HT, Provenzano DA, et al. Interventional spine and pain procedures in patients on antiplatelet and anticoagulant medications (Second Edition). Reg Anesth Pain Med. 2018;43:225–262.

[15] https://www.spineintervention.org/page/FactFinders [letzter Zugriff 03.02.2023].

[16] Smith CC, et al (Standards Division of SIS). Risks and Benefits of Ceasing or Continuing Anticoagulant Medication for Image-Guided Procedures for Spine Pain: A Systematic Review Pain Medicine. 2018; 19:438–448.

[17] Endres S, A Shufelt A, N Bogduk N. The Risks of Continuing or Discontinuing Anticoagulants for patients undergoing common interventional pain procedures. Pain Medicine. 2017;18:403–409.

[18] Endres S, Hefti K, Schlimgen E, Bogduk N. Update of a Study of Not Ceasing Anticoagulants for Patients Undergoing Injection Procedures for Spinal Pain. Pain Med. 2020;21:918–921.

[19] Goodman BS, House LM, Vallabhaneni S, et al. Anticoagulant and Antiplatelet Management for Spinal procedures: A Prospective, Descriptive Study and Interpretation of Guidelines. Pain Medicine. 2017;18:1218–1224.

3 Risiken und Komplikationen

Stephan Klessinger

Bei jedem Eingriff besteht ein Risiko, dass es zu Komplikationen kommen kann. Es ist daher im Vorfeld immer eine Risiko-Nutzen-Abwägung erforderlich, die spezifisch für den geplanten Eingriff und den betroffenen Patienten vorzunehmen ist. Damit dies möglich ist, muss derjenige, der die Indikation für den Eingriff stellt, genau über die möglichen Risiken und die Häufigkeiten von Komplikationen Bescheid wissen.

Komplikationen können geringgradig sein, wie z. B. bei einer Muskelverkrampfung mit vorübergehendem Schmerz oder aber auch schwerwiegend oder katastrophal im Falle von Hämatomen, Lähmungen und Todesfällen. Komplikationen lassen sich nicht vollständig vermeiden. Durch ein gutes Verständnis der Indikationen und Kontraindikationen, der Anatomie, der Physiologie und der spezifischen Technik kann das Risiko von Komplikationen aber verringert werden.

Über die bei einer Intervention benötigten Medikamente und deren Risiken wurde bereits in den vorherigen Kapiteln berichtet. In diesem Kapitel werden allgemeine nicht-medikamentenbedingte Komplikationen und spezifische Komplikationen für die einzelnen Interventionen besprochen.

3.1 Infektionen

Das Hauptrisiko für Infektionen geht von der Haut des Patienten aus. Aber auch das Personal und die verwendeten Instrumente sind eine Infektionsquelle. Die häufigsten Keime bei einer Infektion nach einer Operation sind Staphylococcus aureus, Staphylococcus epidermidis und Enterokokken [1]. Ein Risikofaktor für eine Infektion ist ein Diabetes, insbesondere wenn Cortison gegeben wird. Es kann zu Infektionen mit atypischen Keimen kommen [2]. Ebenso ist das Risiko bei immunsupprimierten Patienten erhöht. Berichtet wird auch von einem erhöhten Infektionsrisiko bei adipösen Patienten [3]. Auch multiple Injektionen in einem kurzen Zeitraum führen häufiger zu Infektionen [3].

Eine Infektion kann sich in allen anatomischen Bereichen ausbreiten. Es gibt lokale Wundinfektionen (kutan, subkutan), eine Abszessbildung ist paravertebral (in der Muskulatur) und intraspinal (epidural und subdural) möglich, auch eine Meningitis kann vorkommen. Eine Diszitis oder Spondylodiszitis ist typisch nach Punktion der Bandscheibe. Auch eine Infektion vorhandener Implantate ist möglich. Die Infektion kann zu einer Bakteriämie führen.

Beschrieben sind Infektionen nach epiduralen Injektionen (zervikal und lumbal, interlaminär und transforaminal), nach intradiskalen Eingriffen aber auch nach Interventionen an den Facettengelenken (auch nach Medial Branch Blocks) [3].

3.1.1 Infektionsprophylaxe

Es sind die Anforderungen an die Hygiene bei Interventionen entsprechend der Empfehlung der Kommission für Krankenhaushygiene und Infektionsprävention beim Robert Koch-Institut (RKI) zu beachten [4].

Grundsätzlich werden Interventionen an der Wirbelsäule unter sterilen Bedingungen durchgeführt [5]. Dies bedeutet also auch eine ausreichende Händedesinfektion und das Tragen von sterilen Handschuhen [6]. Das Tragen einer chirurgischen Maske während einer Intervention kann das Risiko einer Infektion verringern [7]. Hingegen besteht keine Evidenz für einen zusätzlichen Nutzen durch das Tragen eines sterilen Kittels. Empfohlen wird dies für länger dauernde Prozeduren und z. B. bei intradiskalem Zugang [7]. Auch für das Tragen von Hauben besteht keine Evidenz. Es gibt die Empfehlung, Hauben bei „invasiven chirurgischen Prozeduren" zu tragen [7].

Es muss eine sorgfältige Hautdesinfektion am Patienten erfolgen, eine sterile Abdeckung ist notwendig [7]. Es gibt keine Evidenz dafür, dass eine Hautrasur (z. B. an der oberen HWS) das Infektionsrisiko reduziert. Kleinere Verletzungen durch eine Rasur können sogar das Risiko erhöhen [8].

Oft fragen Patienten, wann es nach einer spinalen Intervention wieder möglich ist zu baden. Gelegentlich wird ein Verbot für 24 oder 48 Stunden erlassen. Allerdings gibt es keine Evidenz, das Duschen oder Baden direkt nach einer Nadelinjektion das Infektionsrisiko erhöht [9]. Ungewöhnliche Keime in Pools oder Whirlpools können theoretisch ein Risiko sein.

Aus wirtschaftlichen Gründen kann es sein, dass überlegt wird, Durchstechflaschen mit einer größeren Menge von z. B. Lokalanästhetikum für mehrere Patienten zu verwenden. Die amerikanischen „Centers for Disease Control and Prevention" (CDC) Richtlinien verbieten dieses Vorgehen nicht, empfehlen jedoch, Durchstechflaschen so weit wie möglich nur für einen Patienten zu verwenden. An-

https://doi.org/10.1515/9783111171746-003

sonsten muss eine Lagerung außerhalb des Behandlungsraumes und die Sterilität sämtlicher Nadeln und Spritzen gewährleistet sein, um eine sterile Punktion zu sichern und eine Kontamination zu verhindern. Gelangt eine Durchstechflasche in den Behandlungsraum, so ist sie diesem einen Patienten zuzuordnen und nach der Behandlung wegzuwerfen [10].

Werden Einmal-Injektionsflaschen verwendet, so gibt es unterschiedliche Expertenmeinungen, ob diese nach dem ersten Öffnen mit Alkohol desinfiziert werden sollten [11]. Die „American Society of Anaesthesiology" (ASA) empfiehlt das Desinfizieren [12]. Die WHO hält dies für nicht notwendig [13].

3.2 Hämatome

Eine besondere Herausforderung ist das Abschätzen der Risiken des Fortführens bzw. des Absetzens einer Medikation mit Antikoagulantien oder Thrombozytenaggregationshemmern. Im Kapitel 2.3 wurde diese Problematik besprochen. Das Risiko der Entstehung eines Hämatoms und die möglichen Folgen eines Hämatoms sind nicht für jede Intervention gleich. Ein besonders hohes Blutungsrisiko besteht bei interlaminären Interventionen. Kommt es hier zu einem Hämatom, so besteht die Gefahr einer Rückenmarks- oder Kaudakompression mit möglicherweise katastrophalen Folgen. Insofern ist bei interlaminären Eingriffen eine besondere Vorsicht geboten. Hingegen ist das Risiko einer Blutungskomplikation bei einem Medial Branch Block oder einer Radiofrequenz-Denervation an der Lendenwirbelsäule eher gering und auch die Folgen eines Hämatoms sind nicht so schwerwiegend, da keine Nervenkompression zu erwarten ist. An der Halswirbelsäule ist generell mehr Vorsicht geboten, hier sind Einzelfallentscheidungen notwendig. Auch bei transforaminalen Interventionen muss für jeden einzelnen Patienten eine individuelle Risiko-Nutzen-Abwägung stattfinden.

Das Risiko für ein epidurales Hämatom bei Interventionen zur Schmerztherapie ist nicht beschrieben, bei Spinalanästhesien beträgt das Risiko ca. 1:150.000 bis 1:220.000 [14,15]. Mit Antikoagulantien ist das Risiko 3-fach erhöht. Zudem steigt das Risiko eines epiduralen Hämatoms, wenn mehrfache Punktionsversuche notwendig sind, bei Verwendung einer dickeren Nadel, bei älteren Patienten und bei Vorhandensein einer Spinalkanalstenose [15].

Wichtig ist, ein epidurales Hämatom frühzeitig zu erkennen und zu behandeln. Häufig finden sich starke Schmerzen in Höhe des Hämatoms, zudem auch radikuläre Schmerzen bei Kompression von Nervenwurzeln. Neue und unerwartet starke Schmerzen nach einer Intervention müssen unbedingt ernst genommen werden, insbesondere, wenn diese verzögert nach der Intervention auftreten. Neurologische Defizite folgen manchmal nach einem zeitlichen Intervall von Minuten bis zu Tagen. Es kommt zu Sensibilitätsstörungen, Parese und Blasenstörungen. Die Kernspintomographie ist die diagnostische Methode der der Wahl, um ein Hämatom zu diagnostizieren und das Ausmaß der Nerven- oder Rückenmarkskompression zu erkennen. In der Regel wird eine chirurgische Hämatomausräumung die Therapie der Wahl sein. Das Ergebnis der Operation hängt ab vom Zeitpunkt der Operation und vom neurologischen Status des Patienten. Eine frühe Operation verbessert die Prognose [3].

3.3 Nadel-Fehllage

Trotz der Kontrolle durch Bildwandler oder Ultraschall kann eine Fehllage der Nadel vorkommen. Wichtig ist daher die genaue Kenntnis der Anatomie im Ultraschallbild und in der Durchleuchtung. Bevor ein Medikament gegeben wird, muss in mehreren Ebenen (z. B. seitlich und ap, ggf. auch schräg oder contralateral oblique) die Position der Nadel bestätigt werden. Erst dann wird bei Durchleuchtung das Kontrastmittel gegeben. Es muss nun beurteilt werden, ob sich ein gewünschter, typischer Kontrastmittelverlauf zeigt, oder ob der Kontrastmittelfluss auf eine falsche Lokalisation schließen lässt. Auch bei korrekter Position ist auf eine intravasale Kontrastmittelanreicherung zu achten. In diesem Kapitel werden Bilder mit typischen Kontrastmittelverteilungen gezeigt, auch für Lokalisationen, die nicht erwünscht sind und dazu Fotos als Merkhilfen. So sieht man in der Abb. 3.1 Bilder einer Injektion in zwei Facettengelenke, als Merkhilfe 2 Bonbons.

3.3.1 Fehllage im Spinalkanal

Die Abb. 3.2 zeigt die verschiedenen Strukturen und Räume im Spinalkanal. Insbesondere bei einer interlaminären Injektion ist die Kontrolle der Nadeltiefe wichtig, damit tatsächlich der Epiduralraum erreicht wird. Wichtig ist es, eine fehlerhafte, zu tiefe Nadelposition zu erkennen, was insbesondere mit einem Bild contralateral oblique gelingen kann. Weil eine solche Fehllage massive Konsequenzen für den Patienten haben kann, ist es wichtig, noch bevor ein Medikament gegeben wird, die Nadelposition in mehrere Ebenen zu überprüfen. Erst dann sollte das Kontrastmittel gegeben werden. Nun muss die Kontrastmittelverteilung beurteilt werden. Insbesondere weil eine Fehllage selten ist, ist es nicht einfach, aber umso wichtiger, solche Bilder

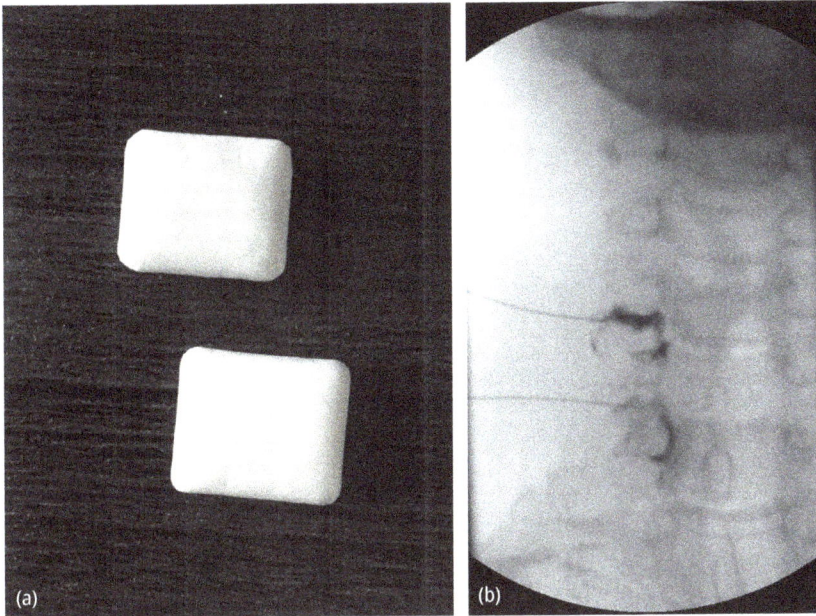

Abb. 3.1: (a): zwei Bonbons können als Merkhilfe dienen für die typische Kontrastmittelverteilung bei einer intraartikulären Injektion, wie sie in B zu sehen ist (Quelle: Spine Intervention Society, Graf Hilgenhurst).

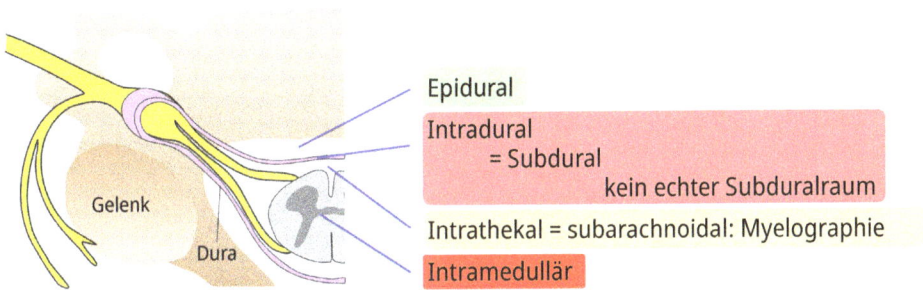

Abb. 3.2: Dieses Bild zeigt schematisch einen Querschnitt durch die Halswirbelsäule. Die Dura ist lila markiert. Gewünscht wird in der Regel eine Injektion in den Epiduralraum (grün). Es kann passieren, dass in die Dura injiziert wird (intradural, hellrot). Dies ist gleichzusetzen mit einer subduralen Injektion, da es keinen abgrenzbaren Subduralraum gibt. Eine intrathekale Injektion (gelb) eines geeigneten Kontrastmittels ist nicht bedrohlich, sollte aber am Kontrastmittelverlauf erkannt werden. Nicht passieren sollte eine intramedulläre Nadellage (dunkelrot).

zu erkennen. Erst bei zufriedenstellender Kontrastmittelverteilung kann ein diagnostisches oder therapeutisches Medikament gegeben werden.

Wird in die Dura injiziert (intradural oder subdural), so kann eine lokale Raumforderung entstehen, da sich das Medikament nicht unbedingt gut verteilen kann, weil spinal oft kein echter Subduralraum existiert. Verteilt sich das Kontrastmittel im Subduralraum, so zeigt sich bei der Durchleuchtung ein Bild wie Eisenbahnschienen, da das Kontrastmittel, welches sich parallel zum Strahlengang ansammelt, besonders gut zu erkennen ist (Abb. 3.3).

Bei einer intrathekalen Nadellage entsteht ein Kontrastmittelbild wie bei einer Myelographie (Abb. 3.4). Auch wenn eine epidurale Injektion geplant wird, sollte immer ein Kontrastmittel verwendet werden, welches für eine intrathekale Anwendung zugelassen ist (nichtionisch, was-

serlöslich), damit im Falle einer Fehllage keine Komplikationen auftreten.

In der Literatur sind auch einzelne Fälle von Komplikationen mit intramedullären Nadeln beschrieben [16]. Die Punktion des Rückenmarks mit einer Nadel führt zu einer Verletzung, noch gravierender sind aber die Folgen einer Medikamenteninjektion in das Myelon, da z. B. Kontrastmittel neurotoxisch wirken kann.

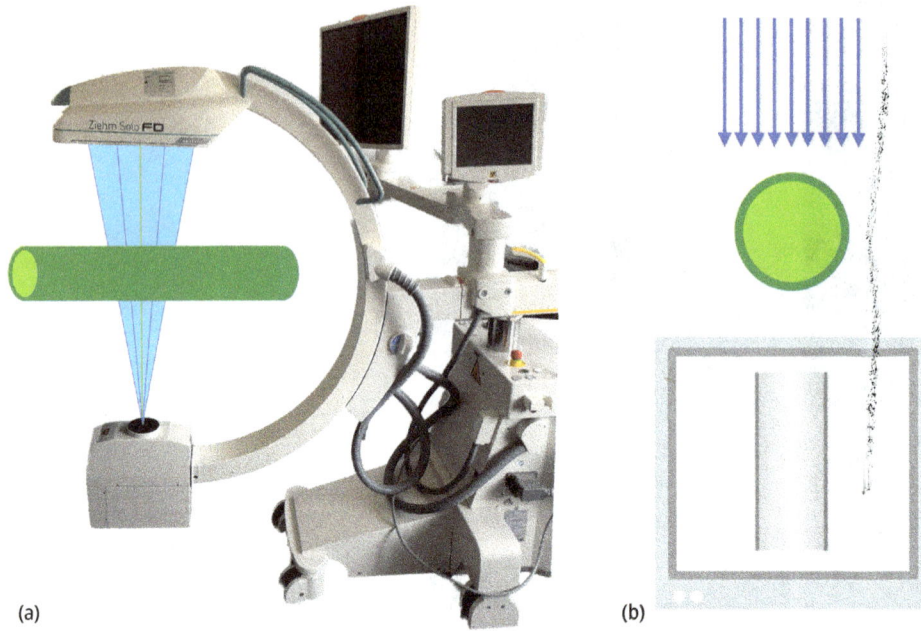

(a)

(b)

Abb. 3.3: Wird Kontrastmittel intradural injiziert (dunkelgrün), so erscheint auf dem Monitor ein Bild mit zwei parallelen Strichen, da vor allem Kontrastmittel zu sehen ist, welches parallel zum Röntgenstrahl liegt.

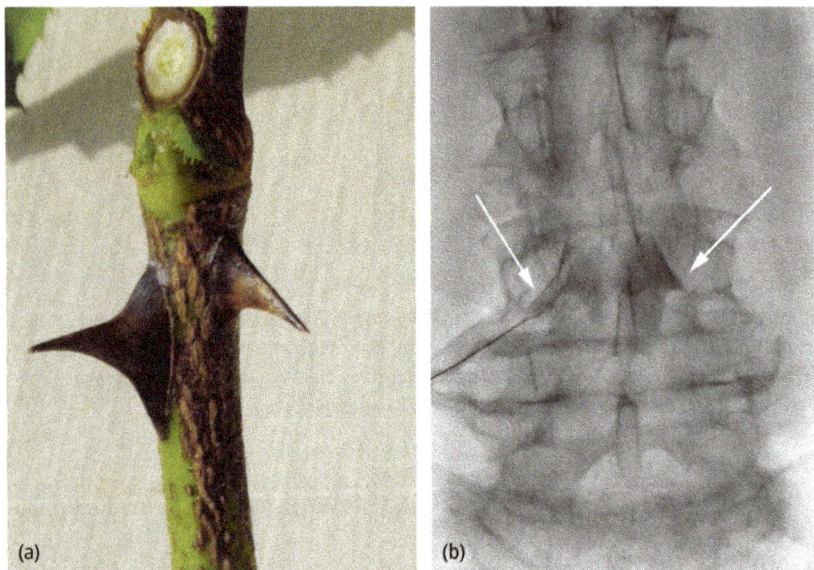

(a)

(b)

Abb. 3.4: (a): Die Dornen einer Rose können daran erinnern, wie eine intrathekale Injektion im Durchleuchtungsbild (b) aussieht. Die kontrastmittelgefüllten Wurzeltaschen sehen aus wie die Dornen (Quelle: Spine Intervention Society, Graf Hilgenhurst).

3.3.2 Intravaskuläre Nadellage

Die Abb. 3.5 zeigt den Verlauf von Arterien in der Nähe des Neuroforamens. Eine Punktion der Arteria vertebralis ist unbedingt zu vermeiden, aber auch bei eigentlich korrekter Position der Nadel kann die Nadel in einer Segmentalarterie, in der A. radicularis oder an der oberen LWS auch in der A. Adamkiewicz liegen. Zu Komplikationen führt eine Injektion vor allem bei Arterien, die das Rückenmark versorgen. Eine geringe Testdosis eines Lokalanästhetikums vor der eigentlichen Medikamentengabe kann sinnvoll sein [17].

Zu einer intravaskulären Injektion kommt es in 19,4 % aller zervikalen transforaminalen Injektionen. Aspiration von Blut hat eine Sensitivität von nur 45 % [18]. Die Inzidenz für eine intravaskuläre Nadellage beträgt an der Lendenwirbelsäule bei transforaminalen Injektionen 10 % [19]. Bei 74 % dieser Nadellagen war bei Aspiration kein Blut zu sehen [19]. Die Sensitivität der Aspiration beträgt lediglich 44,7 % [20]. Besonders häufig betroffen ist der Level Lw5/Sw1 [20]. Eine das Rückenmark versorgende Arterie findet sich bei zervikalen transforaminalen Injektionen in 3 von 7 Fällen im Zielgebiet der Nadel [21].

Die Arteria vertebralis kann in ihrem Verlauf insbesondere an der oberen HWS sehr variabel sein. Durchaus gibt es aber auch unerwartete Positionen der Arterie im Foramen [22]. Beckworth et al. fanden bei idealer Nadelposition bei einer zervikalen transforaminalen Injektion eine Entfernung von weniger als 2 mm zur Arteria vertebralis bei 13,3 % der Injektionen in Höhe Hw3/4, bei 10,2 % der Injektionen in Höhe Hw4/5 und bei 8 % in Höhe Hw5/6 und 1,1 % in Höhe Hw6/7. Die versehentliche Gabe

von kristallinen Steroiden, deren Teilchen größer sind als Erythrozyten, in die Arteria vertebralis (Abb. 3.6) kann zu Kleinhirninfarkten führen. Daher sollen keine kristallinen Steroide transforaminal verwendet werden.

Eine Injektion in eine Arterie im Foramen, die das Rückenmark versorgt, kann zu einem spinalen Infarkt führen. Sichtbar wird eine solche Injektion unter live-Durchleuchtung, besonders gut mit digitaler Subtraktions-Angiographie (DSA). Sieht man eine solche Kontrastmittelanreicherung (Abb. 3.7), sollte der Eingriff sofort abgebrochen werden.

Natürlich ist auch eine Punktion einer Vene möglich. Die Gefahr von Komplikationen ist nicht so groß wie bei einer arteriellen Punktion. Allerdings kann es bei einer diagnostischen Intervention zu einem falsch-negativen Ergebnis kommen, da das Lokalanästhetikum durch die Vene abtransportiert wird. Bei einer therapeutischen Injektion könnte die Wirkung abgeschwächt werden. Sieht man in der Durchleuchtung eine venöse Anreicherung (Abb. 3.8), so ist es möglich, die Nadel neu zu positionieren.

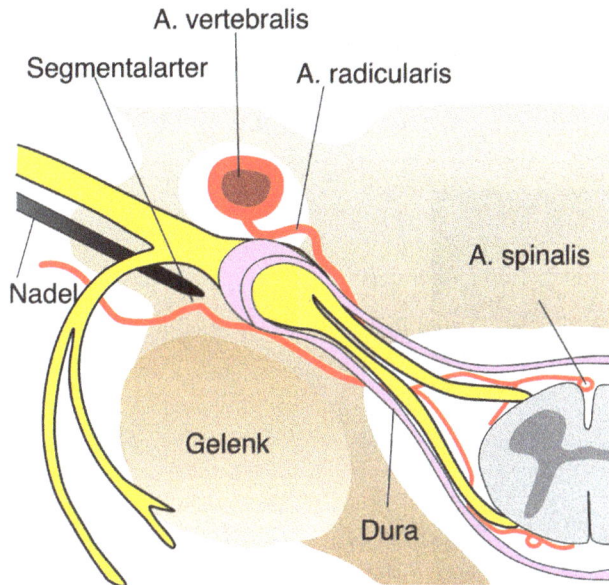

Abb. 3.5: Schematische Darstellung eines Transversalschnittes durch die HWS mit möglicher Lokalisation von Arterien in der Nähe der Nadelspitze bei einer transforaminalen Injektion.

Maßnahmen zur Vermeidung von Komplikationen:
- im Vorfeld die vorhandene Bildgebung (MRT) auswerten
- Injektion von Kontrastmittel unter live-Durchleuchtung
- keine Verwendung von kristallinen Steroiden bei transforaminalen Injektionen
- ggf. Verwendung einer Lokalanästhetikum-Testdosis
- ausreichende Erfahrung, Kenntnisse der Anatomie unter Durchleuchtung oder Ultraschall
- Fähigkeit, auch ungewöhnliche Kontrastmittelverläufe zu interpretieren
- Infrastruktur zur Behandlung von Komplikationen, Notfalltraining

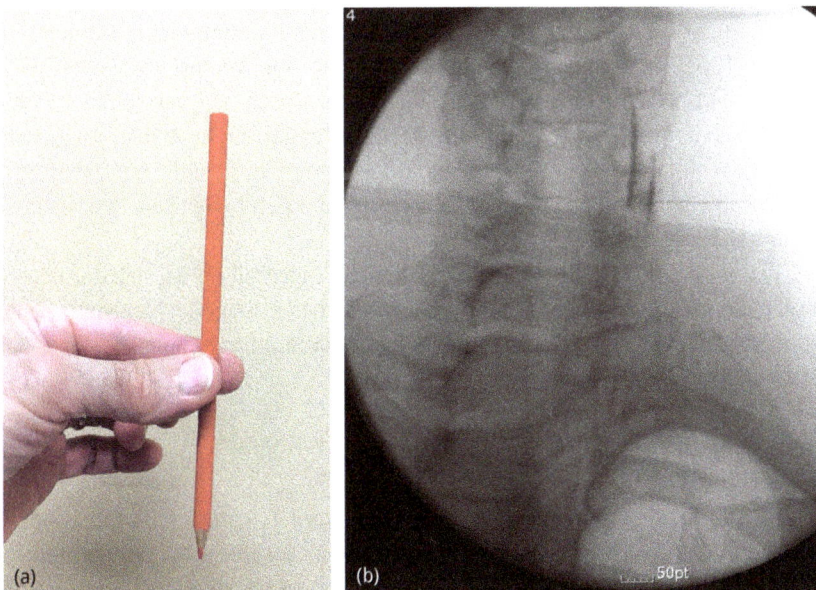

Abb. 3.6: Wie ein Bleistift (a) kann die Kontrastmittelfüllung der Arteria vertebralis (b) aussehen (Quelle: Spine Intervention Society, Graf Hilgenhurst).

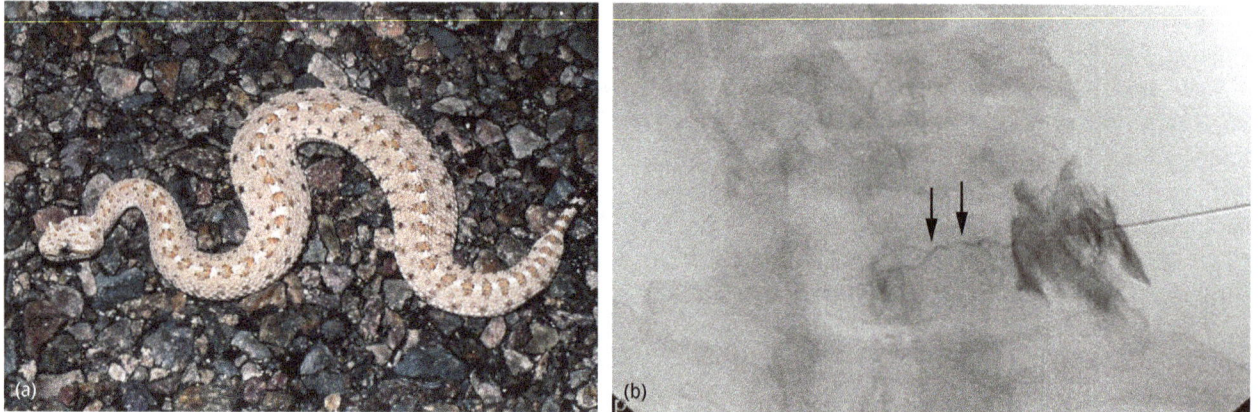

Abb. 3.7: Typischerweise zeigen Arterien unter Durchleuchtung einen leicht geschlängelten Verlauf. Die schwarzen Pfeile in (b) zeigen auf eine das Rückenmark versorgende Arterie (Quelle: Spine Intervention Society, Graf Hilgenhurst).

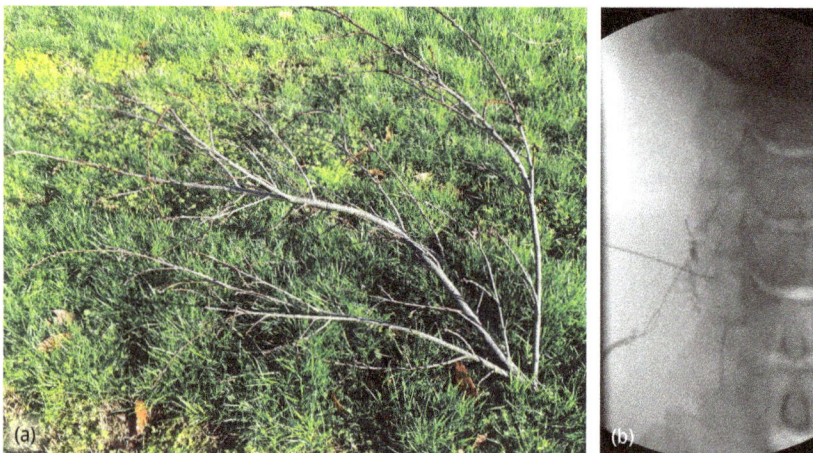

Abb. 3.8: Wie die Äste eines Strauches sehen oft die Venen im Durchleuchtungsbild aus (Quelle: Spine Intervention Society, Graf Hilgenhurst).

3.4 Spezifische Risiken

3.4.1 Facettengelenke, Medial Branch Block und Radiofrequenz-Denervation

Komplikationen bei Interventionen an den Facettengelenken und dem Medial Branch sind selten. Die oben genannten Risiken, Infektion, Hämatom und Nadelfehllage gibt es auch bei diesen Eingriffen

Bei einer intraartikulären Injektion muss berücksichtigt werden, dass bei einem Drittel der Patienten die Gelenkkapsel undicht ist und somit die injizierten Medikamente auch bei korrekter Nadellage in den Spinalkanal gelangen können. Auch eine Verletzung der Gelenkkapsel bzw. des Gelenkes durch die Punktion ist möglich.

Ein Medial Branch Block ist eine diagnostische Intervention, bei der kein Cortison verwendet wird. Das Kontrastmittelvolumen und die Menge an Lokalanästhetikum sind extrem gering. Dennoch ist eine Verteilung in Richtung Spinalnerv möglich, was zu einer reversiblen Anästhesie

führen kann. Auch eine Verletzung eines Spinalnerven ist denkbar.

Komplikationen einer RF-Denervation sind insgesamt selten. Typisch können länger anhaltenden Schmerzen sein, Sensibilitätsstörungen im Versorgungsgebiet der Nerven und Schädigungen durch die verwendete Wärme [23]. Da eine RF-Denervation mehr Zeit in Anspruch nimmt als andere Interventionen, ist eher mit vasovagalen Synkopen zu rechnen, die sich in der Regel gut behandeln lassen.

Bei den eher seltenen Eingriffen im Bereich der Brustwirbelsäule ist als zusätzliches Risiko eine Pleurapunktion mit resultierendem Pneumothorax zu nennen.

3.4.2 Iliosakralgelenk

Auch bei Interventionen am ISG kann es zu Infektionen und Hämatomen kommen. Vorübergehende vermehrte Schmerzen nach einer Injektion oder einer Denervation scheinen häufiger zu sein als an der Lendenwirbelsäule [24]. Vasovagale Synkopen treten dagegen seltener auf [25].

In Erinnerung gerufen werden soll, dass sich die glutealen Blutgefäße (Arteriae gluteae superior und inferior, Äste der A. iliaca interna und Venae gluteae) unter dem kaudalen Rand des Gelenkspaltes befinden, so dass eine Verletzung bei einem zu kaudalen Einstichwinkel möglich ist. Bei einer sehr unwahrscheinlichen Penetration des gesamten Gelenkspalts besteht die Gefahr der Verletzung der Iliakalgefäße. Hingegen ist es bei der Durchführung eines S1-Wurzelblocks am Foramen im Sakrum durchaus möglich, die Nadel zu weit ventral vorzuschieben, wodurch Verletzungen von Strukturen im kleinen Becken möglich sind. Daher ist eine Tiefenkontrolle durch frühzeitigen Knochenkontakt wichtig.

3.4.3 Intradiskale Eingriffe

Bei einer Punktion der Bandscheibe ist neben den bereits genannten Risiken die Diszitis das Hauptproblem mit einer Häufigkeit von 0,15 % pro Patienten und 0,08 % pro Bandscheibe [26]. Meistens sind Hautkeime (Staphylokokkus epidermidis, Staphylokokkus aureus und E. coli) involviert. Bei jedem Patienten mit neu aufgetretenen oder progredienten Schmerzen sollte an eine Diszitis gedacht werden. Die Laborwerte sind anfangs oft noch unauffällig. Die MRT ist das bildgebende Verfahren der Wahl.

Eine beschleunigte Degeneration der Bandscheibe nach Punktion wird diskutiert. Nach 7–10 Jahren fand sich in einer Studie eine verstärkte Degeneration und vermehrt Bandscheibenvorfälle im Vergleich zur Kontrollgruppe [27,28]. Auch eine vermehrte Bildgebung und häufigere Operationen wurden berichtet [29]. Der Nadeldurchmesser scheint eine Rolle zu spielen.

Ein weiteres Risiko ist die Verletzung des Spinalnerven oder einer Nervenwurzel auf Grund der anatomischen Nähe. Bei einer Diskographie thorakal ist die Punktion der Pleura ein zusätzliches Risiko. An der HWS ist eine Verletzung des Ösophagus möglich. Da die anatomische Lage des Ösophagus eher links betont ist, wird eine Punktion von rechts empfohlen, um das Risiko zu minimieren. Die Arteria carotis zusammen mit der Vena jugularis und dem Nervus vagus müssen sicher lateral von der Einstichstelle sein, um eine Verletzung zu vermeiden.

3.4.4 Epidurale Injektionen (transforaminal und interlaminär)

Bei epiduralen Injektionen ist ein vorübergehendes Taubheitsgefühl im Versorgungsgebiet der Nerven aber auch eine zeitweise Parese durch die Verwendung des Lokalanästhetikums möglich. Die Wirkung des Lokalanästhetikums ist nach der entsprechenden Wirkdauer des Medikaments vollständig reversibel. Der Patient ist aber auf diese vorübergehende Symptomatik im Vorfeld hinzuweisen. Eine Begleitperson ist notwendig, da das Autofahren für den Patienten nicht möglich ist. Ein sogenannter „hoher Querschnitt" kann auftreten, wenn sich die Medikamente im Spinalkanal in kraniale Richtung verteilen (Abb. 3.9). Dies kann zu einer intubationspflichtigen Atemstörung führen.

Häufig wird bei epiduralen Injektionen Cortison verwendet. Ein eventuell auch mehrere Tage anhaltender Blutzuckeranstieg ist häufig. Patienten mit Diabetes, insbesondere Patienten, die selber den Blutzucker kontrollieren, müssen dies im Vorfeld wissen. Ggf. sind die Insulindosierungen anzupassen.

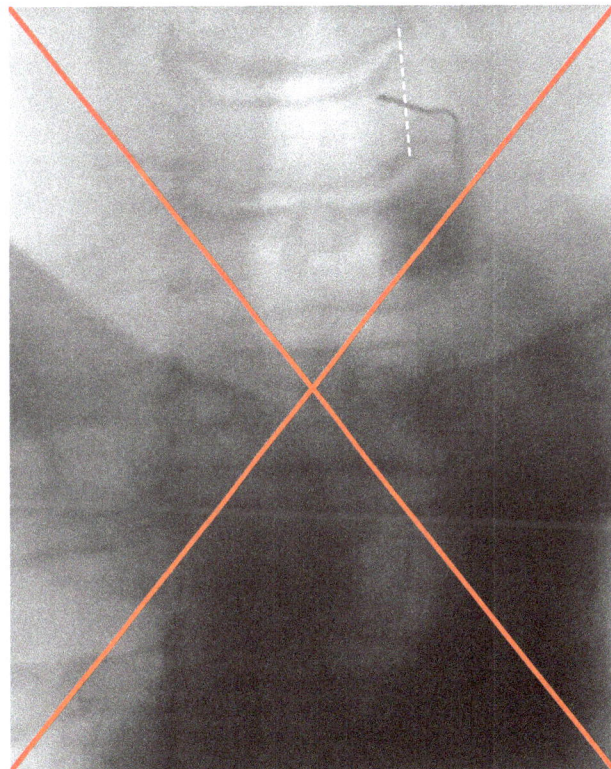

Abb. 3.9: Dieser Patient erlitt eine hohe Spinalanästhesie, da die Nadel bei einer Injektion an die Facettengelenke zu weit medial positioniert wurde. Der Processus uncinatus markiert die laterale knöcherne Begrenzung des Spinalkanals (gestrichelte Linie). Die Nadelspitze befindet sich deutlich medial davon.

Die unvorhergesehene Injektion von Lokalanästhetikum intraarteriell im Bereich des Nackens kann neurologische Ausfälle und Krampfanfälle hervorrufen.

Bei interlaminären Injektionen ist das erhöhte Risiko epiduraler Blutungen, wie oben beschrieben, zu beachten. Eine direkte Punktion und Schädigung des Rückenmarks ist beschrieben. Bei transforaminalen Injektionen besteht ein spezifisches Risiko durch die sich im Foramen befindlichen Arterien. Bei Punktion einer solchen Arterie und Verwendung kristalliner Steroide besteht die Gefahr eines spinalen oder zerebralen Infarktes. Daher soll ausschließlich Dexamethason verwendet werden (s. Kap. 2).

Bei den seltenen thorakalen Interventionen besteht zudem die Gefahr einer Verletzung der Pleura und eines Pneumothorax.

Schwere, auch lebensgefährliche Komplikationen (Querschnittslähmungen, Infarkt, Tod) sind in Einzelfällen vor allem unter Verwendung von kristallinem Cortison transforaminal sowohl für epidurale Injektionen an der LWS [30] als auch an der HWS [31,32] in der Literatur beschrieben. Bei Anwendung einer korrekten Technik und Verwendung von Dexamethason sind aber Komplikationen selten. In einer großen Studie mit über 16.000 transforaminalen und interlaminären Interventionen an der HWS und LWS [33] wurden keine neurologischen Komplikationen und keine epiduralen Hämatome beobachtet. Die häufigste Komplikation mit 1,2 % war eine vasovagale Synkope. Eine Durapunktion wurde bei 0,06 % der Eingriffe beobachtet. Vorübergehende Begleitreaktionen auf Cortison (Schlaflosigkeit, Flush, Kopfschmerzen) traten bei 2,6 % der Patienten auf. Zudem kam es zu einem anfänglich verstärkten Schmerz bei 2 % der Patienten.

Literatur

[1] Tsantes AG, Papadopoulos DV, Vrioni G, et. al, World Association Against Infection In Orthopedics And Trauma W A I O T Study Group On Bone And Joint Infection Definitions. Spinal Infections: An Update. Microorganisms. 2020;8(4):476.

[2] van Veen KE, Brouwer MC, van der Ende A, van de Beek D. Bacterial meningitis in diabetes patients: a population-based prospective study. Sci Rep. 2016;6:36996.

[3] Erdine S, Staats PS (Hg). Complications of Pain-Relieving Procedures. An Illustrated Guide. Wiley Blackwell. 1. Auflage 2022.

[4] Anforderungen an die Hygiene bei Punktionen und Injektionen. Empfehlung der Kommission für Krankenhaushygiene und Infektions- prävention beim Robert Koch-Institut (RKI)Bundesgesundheitsbl. 2011;54:1135–1144.

[5] Iannuccilli JD, Prince EA, Soares GM. Interventional Spine Procedures for Management of Chronic Low Back Pain—A Primer. Semin Intervent Radiol. 2013;30:307–317.

[6] Practice Advisory for the Prevention, Diagnosis, and Management of Infectious Complications Associated with Neuraxial Techniques: A Report by the American Society of Anesthesiologists Task Force on Infectious Complications Associated with Neuraxial Techniques. Anesthesiology. 2010;112:530–545.

[7] Smith C, King W, O'Brien D, Laseter J. The Spine Intervention Society's Patient Safety Committee. Masks, Gowns, and Caps for Interventional Spine Pain Procedures. Pain Medicine. 2018;19:1293–1294.

[8] Download from spineintervention.org/factfinders. Preprocedural Hair Removal FactFinder. SIS August 2014.

[9] Patel J, Miller DC, Smith C, Spine Intervention Society's Patient Safety Committee. Bathing and Swimming After Interventional Spine Procedures. Pain Med. 2019;20(3):574–575.

[10] Download from spineintervention.org/factfinders. Multi-Dose Vials. SIS Dezember 2012.

[11] Download from spineintervention.org/factfinders. Swabbing Vial Tops. SIS Mai 2014.

[12] Recommendations for Infection Control for the Practice of Anesthesiology (3 rd ed.) American Society of Anesthesiology. Developed by the ASA Committee on Occupational Health Task Force on Infection Control. 2010.

[13] WHO 2003: Hutin et al. Best infection control practices for intradermal, subcutaneous, and intramuscular needle injections. Bulletin of the World Health Organization. 2003;81:491–500.

[14] Kreppel D, Antoniadis G, Seeling W. Spinal hematoma: a literature survey with meta-analysis of 613 patients. Neurosurg Rev. 2003;26(1):1–49.

[15] Horlocker TT, Vandermeulen E, Kopp SL, et al. Regional Anesthesia in the Patient Receiving Antithrombotic or Thrombolytic Therapy: American Society of Regional Anesthesia and Pain Medicine Evidence-Based Guidelines (Fourth Edition). Reg Anesth Pain Med. 2018;43(3):263–309.

[16] Schultz DM, Hagedorn JM, Abd-Elsayed A, Stayner S. Safety of Interlaminar Cervical Epidural Injections: Experience With 12,168 Procedures in a Single Pain Clinic. Pain Physician. 2022;25:49–58.

[17] Karasek M, Bogduk N. Temporary Neurologic Deficit After Cervical Transforaminal Injection of Local Anesthetic. Pain Medicine. 2004;5(2):202–5.

[18] Furman MB, Giovanniello MT, O'Brien EM. Incidence of intravascular penetration in transforaminal cervical epidural steroid injections. Spine (Phila Pa 1976). 2003;28(1):21–25.

[19] Sullivan WJ, Willick SE, Chira-Adisai W, et al. Incidence of intravascular uptake in lumbar spinal injection procedures. Spine. 2000;25:481–6.

[20] Furman MB, O'Brien EM, Zgleszewski TM. Incidence of intravascular penetration in transforaminal lumbosacral epidural steroid injections. Spine. 2000;25:2628–32.

[21] Huntoon MA. Anatomy of the cervical intervertebral foramina: vulnerable arteries and ischemic neurologic injuries after transforaminal epidural injections. Pain. 2005;117(1–2):104–111.

[22] Beckworth WJ, Sood R, Katzer AF, Wu B. Anomalous location of the vertebral artery in relation to the neural foramen. Implications for cervical transforaminal epidural steroid injections. Pain Med. 2013;14:1119–25.

[23] McCormick ZL, Smith CC, Engel AJ. Preventing External Skin Burns During Thermal Radiofrequency Neurotomy. Spine Intervention Society's Patient Safety Committee. Pain Med. 2019;20:852–853.

[24] Plastaras CT, Joshi AB, Garvan C, et al. Adverse events associated with fluoroscopically guided sacroiliac joint injections. PM R. 2012;4(7):473–8.

[25] Kennedy DJ, Schneider B, Casey E, et al. Vasovagal rates in flouros-copically guided interventional procedures: a study of over 8,000 injections. Pain Med. 2013;14(12):1854–9.

[26] Rathmell JP, Saal JS, Saal J. Discography, IDET, Percutaneous Discectomy, and Nucleoplasty: Complications and Their Prevention. Pain Med. 2008;9:S73–S81.

[27] Carragee EJ, Don AS, Hurwitz EL, et al. 2009 ISSLS Prize Winner: Does discography cause accelerated progression of degeneration changes in the lumbar disc: a ten-year matched cohort study. Spine (Phila Pa 1976). 2009;34(21):2338–45.

[28] van Heeswijk VM, Thambyah A, Robertson PA, Broom ND. Does an Annular Puncture Influence the Herniation Path?: An In Vitro Mechanical and Structural Investigation. Spine (Phila Pa 1976). 2018;43(7):467–476.

[29] Cuellar JM, Stauff MP, Herzog RJ, et al. Does provocative discography cause clinically important injury to the lumbar intervertebral disc? A 10-year matched cohort study. Spine J. 2016;16(3):273–80.

[30] Kennedy DJ, Dreyfuss P, Aprill CN, Bogduk N. Paraplegia following image-guided transforaminal lumbar spine epidural steroid injection: two case reports. Pain Med. 2009;10:1389–94.

[31] Benny B, AzariP, Briones D. Complications of Cervical Transforaminal Epidural Steroid Injections. Am J Phys Med Rehabil. 2010;89:601–7.

[32] Chang A, Wang D. Complications of Fluoroscopically Guided Cervical Interlaminar Epidural Steroid Injections. Current Pain and Headache Reports. 2020;24:63.

[33] El-Yahchouchi CA, Plastaras CT, Maus TP, et al. Adverse Event Rates Associated with Transforaminal and Interlaminar Epidural Steroid Injections: A Multi-Institutional Study. Pain Med. 2016;17:239–247.

4 Notfallmanagement

Björn Carsten Schultheis, Patrick A. Weidle

Periinterventionelle Komplikationen bei diagnostisch-therapeutischen Infiltrationen an der Wirbelsäule sind selten, aber teilweise von schwerwiegendem Charakter. Neben dem Problem von Infektionen, Hämatomen und direkten Nervenverletzungen durch die Infiltration selbst, können vor allem allergische Reaktionen, die akzidentelle hohe Spinalanästhesie und die Sympathikolyse je nach Ausprägung schnell zu lebensbedrohlichen Situationen für den Patienten werden. Das notfallmedizinische Wissen und die Qualität der Vorbereitung auf diese mitunter lebensbedrohlichen Komplikationen sind daher von entscheidender Bedeutung.

Um das richtige Notfallmanagement auf den Weg zu bringen und den adäquaten Behandlungsalgorithmus zu verstehen, ist ein profundes Wissen der Pharmakodynamik und -kinetik der einzelnen verwendeten Substanzen und der zu Grunde liegenden Pathophysiologie unerlässlich.

Der wissenschaftliche Arbeitskreis Regionalanästhesie arbeitete bereits 1997 heraus, dass neben der technischen Ausführung auch: „… die Erfahrungen und Fertigkeiten zur Prophylaxe, frühzeitigen Erkennung und gegebenenfalls Behandlung solcher Komplikationen bis hin zur kardiopulmonalen Reanimation …" von dem behandelnden Arzt zu beherrschen sind [1].

sien. In den meisten Fällen werden bei diagnostisch-therapeutischen Infiltrationen Lokalanästhetika in niedrigen Konzentrationen von 1,0 bis 2,0 mg/ml verwendet, da eine motorische Blockade nicht erwünscht ist. Weiterhin sind die verwendeten Volumina gering und bleiben zumeist weit unterhalb der toxischen Dosen (Tab. 4.1).

Die größten Volumina werden bei sakralen Überflutungen erreicht, bei denen z. B. 20 ml 0,1 % Ropivacain verwendet wird. Dies entspricht einer Gesamtdosis von 20 mg.

Bei akzidenteller intravenöser Verabreichung eines Bolus können eventuell toxische Reaktionen im Bereich des Myokards und des Gehirns auftreten oder bei versehentlicher intrathekalen Gabe zu einer hohen Spinalanästhesie führen.

Je weiter kranial ein Lokalanästhetikum im Bereich der Wirbelsäule verabreicht wird, desto geringer sollten die verwendeten Volumina sein. Bei epiduralen Medikamentenapplikationen im Bereich der Halswirbelsäule sollten die Lokalanästhetikakonzentrationen so niedrig wie möglich gehalten werden.

Zur Pharmakodynamik und -kinetik der Lokalanästhetika wird auf das eigene Kapitel in diesem Buch verwiesen.

4.1 Lokalanästhesie

Der entscheidende Unterschied liegt in der Verwendung des Lokalanästhetikums, das durch die unspezifische Blockade von Na-Kanälen eher systemische Nebenwirkungen verursachen kann. Allerdings sind die bei Wirbelsäuleninfiltrationen verwendeten Konzentrationen und Volumina bedeutend niedriger als zum Beispiel bei Plexusanästhe-

Tab. 4.1: Übersicht max. Dosen der Lokalanästhetika modifiziert nach [2].

Wirkstoff	verfügbare Konzentration	maximale Dosis in mg/kg (mit Adrenalinzusatz)	Wirkdauer der neuralen Blockade (h)
Ropivacain	0,2 %; 0,5 %; 0,75 %; 1,0 %	3	1,5–8,0
Bupivacain	0,25 %; 0,5 %; 0,75 %	3	1,5–8,0
Lidocain	0,5 %; 1,0 %; 1,5 %; 2 %; 4 %; 5 %	4,5 (7)	0,75–2
Mepivacain	1 %; 1,5 %; 2 %; 3 %;	4,5 (7)	1–2
Prilocain	4 %	8	0,5–1

https://doi.org/10.1515/9783111171746-004

4.2 Vorgehen im Notfall

Vor der Durchführung von Infiltrationen im Bereich der Wirbelsäule sollten gewisse materielle und personelle Voraussetzungen erfüllt sein.

In Anlehnung an die Empfehlungen der deutschen Gesellschaft für Anästhesiologie und Intensivmedizin [3] sollten die folgenden materiellen Bedingungen in einem Infiltrationssetting gegeben sein:
– Möglichkeit zur Sauerstoffapplikation
– Beatmungsbeutel mit O2-Anschluss
– Beatmungsmasken und Tuben
– intravenöse Zugänge
– Infusionslösungen
– Blutdruck- und Blutzuckermessgerät
– Notfallmedikamente
– Dosierungstabellen
– individuell erarbeiteter Notfallplan

Bezüglich der personellen Voraussetzungen sollten folgende Punkte erfüllt sein:
– Infiltrationen mit mindestens einer Assistenzperson
– auf Zuruf sollte weitere Hilfe zur Umsetzung des Notfallplanes vorhanden sein
– mit dem gesamten Team sollte ein regelmäßiges Notfalltraining, je nach Zertifizierung 1–4-mal im Jahr erfolgen

Generell sollte der Patient während der Infiltration überwacht werden. Neben der Überwachung der Vitalparameter, wie der Sauerstoffsättigung und Herzfrequenz mit einem handelsüblichen tragbaren Monitor, ist der empfindlichste Monitor der Patient selber. Während der Infiltration sollte mit dem Patienten gesprochen werden. Es handelt sich hierbei um ein verbales Monitoring. Dadurch lassen sich nicht nur wertvolle Informationen über die Qualität der Infiltration und das Vorhandensein von Schmerzgeneratoren, sondern auch frühzeitig Befindlichkeitsstörungen als Frühzeichen eventueller Komplikationen erfassen. Nach der Infiltration ist die Erhebung eines orientierenden neurologischen Status obligat. Bei sämtlichen Infiltrationen im Spinalkanal oder im Neuroforamen empfiehlt sich die Dokumentation von eventuell erfolgter Aspiration von Blut oder Liquor, sowie die Einstichtiefe der Injektionsnadel.

4.2.1 Anaphylaktische Reaktion

Unter Anaphylaxie versteht man eine akute systemische Reaktion mit Symptomen einer allergischen Sofortreaktion, die den ganzen Organismus erfassen kann und potentiell lebensbedrohlich ist [4].

Es gibt wenige exakte epidemiologische Studien zur Prävalenz und Inzidenz anaphylaktischer Reaktionen, jedoch stehen an zweiter Stelle häufiger Auslöser schwerer anaphylaktischer Reaktionen mit 21 % die Arzneimittel.

Die Symptome anaphylaktischer Reaktionen werden durch die Freisetzung von unterschiedlichen Mediatoren, wie z. B. Histaminen, Prostaglandinen, Leuktriene u. a. aus Mastzellen und basophilen Granulozyten hervorgerufen. Die genauen Mechanismen im Einzelnen sind unklar [5].

Der Anaphylaxie liegt am häufigsten eine Immunglobulin-E-vermittelte Allergie zu Grunde. Über die Bildung zirkulierender Immunkomplexe können aber auch spezifische Antikörper anderer Klassen eine komplementabhängige ähnliche Symptomatik auslösen, die als Immunkomplex-Anaphylaxie bezeichnet wird [6].

Neben diesen werden aber auch andere Mechanismen diskutiert, auf die hier nicht weiter eingegangen werden soll [7].

Im Wesentlichen manifestieren sich anaphylaktische Reaktionen an der Haut, den Atemwegen, dem kardiovaskulären und gastrointestinalen System. Die Behandlung der Anaphylaxie erfolgt vorwiegend symptombezogen und stadienadaptiert. Abhängig von der Intensität der Symptome wird die Anaphylaxie in 4 Schweregrade I–IV eingeteilt (Tab. 4.2).

Tab. 4.2: Klassifizierung der Schweregrade der Anaphylaxie modifiziert nach [7].

Grad	Haut- und subjektive Allgemein-symptome	Abdomen	Respirationstrakt	Herz-Kreislauf
I	Juckreiz Flush Urtikaria Angioödem	–	–	–
II	Juckreiz Flush Urtikaria Angioödem	Nausea Krämpfe Erbrechen	Rhinorrhoe Heiserkeit Dyspnoe	Tachykardie (Anstieg > 20/min) Hypotension (Abfall > 20 mmHg systolisch) Arrhythmie
III	Juckreiz Flush Urtikaria Angioödem	Erbrechen Defäkation	Larynxödem Bronchospasmus Zyanose	Schock
IV	Juckreiz Flush Urtikaria Angioödem	Erbrechen Defäkation	Atemstillstand	Kreislaufstillstand

Die Klassifizierung erfolgt nach den schwersten aufgetretenen Symptomen, wobei keines davon obligatorisch ist!

Zumeist setzt die Symptomatik akut ein, kann sehr rasch fortschreiten und innerhalb von Minuten zu einer Verstärkung der Symptomatik bis zum Tode führen. Die weitere Dynamik und Entwicklung der anaphylaktischen Reaktion ist primär nicht absehbar. So kann es primär zu ausgeprägten Kreislauf- und respiratorischen Komplikationen auch ohne vorherige kutane Reaktion kommen. Nach erfolgreicher Therapie sind auch protrahierte oder biphasische Verläufe mit erneuter Symptomatik sechs bis 24 Stunden nach Sistieren der ersten klinischen Symptome möglich [8]. Die häufigsten Gründe für letale Verläufe einer Anaphylaxie sind in der Atemwegsobstruktion und/oder dem Kreislaufversagen zu sehen.

Bei der stadienadaptierten Behandlung der anaphylaktischen Reaktion stehen zunächst allgemeine Maßnahmen im Vordergrund:

1. Stoppen der Allergenzufuhr und Hilfe anfordern.
2. Basisuntersuchung mit Überprüfung der Vitalparameter und Einschätzung der Ausprägung des Leitsymptoms der anaphylaktischen Reaktion.
3. Symptomorientierte Lagerung, Sauerstoffgabe und Anlage eines großlumigen intravenösen/intraossären Zugangs.
4. *Ab Stadium II mit Überwiegen der respiratorischen und oder kardiovaskulären Symptome sollte Adrenalin intramuskulär ggf. auch vor Anlage eines intravenösen Zugangs erfolgen.*
5. Volumensubstitution forciert ab Stadium II bei Vorherrschen kardiovaskulärer Symptome.

6. Bei primären Herz- Kreislaufstillstand ist umgehend die kardiopulmonale Reanimation entsprechend den Empfehlungen der Deutschen Gesellschaft für Kardiologie durchzuführen.

Merke: Patienten mit schweren allergischen Reaktionen, die respiratorische und/oder kardiovaskuläre Symptome aufweisen, sollten gemäß der aktuellen Leitlinien zur Akuttherapie der Anaphylaxie primär mit Adrenalin intramuskulär behandelt werden, obgleich die Evidenzlage aufgrund mangelnder kontrollierter Studien niedrig ist [6,9].

Neben den oben erwähnten allgemeinen Basismaßnahmen ist die spezifische leitliniengerechte Pharmakotherapie, die sich an den Leitsymptomen orientiert, obligat (Tab. 4.3).

Als primäre Notfallmedikamente sind außerdem H1- und H2-Rezeptorblocker und Kortikoide hervorzuheben, wobei auch hierzu kontrollierte Studien zur Wirksamkeit fehlen. Bei asthmatischen Symptomen werden zusätzlich Inhalative Beta-2-Sympathomimetika empfohlen [10].

4.2.2 Sympathikolyse und hohe Spinalanästhesie

Eine der Frühkomplikationen, die insbesondere nach epiduralen und transforaminalen Lokalanästhetika-Applikationen auftreten können, ist die Sympathikusblockade. Hierbei ist insbesondere darauf hinzuweisen, dass je weiter kranial die Medikamentenapplikation stattfindet, desto ausgeprägter die Sympathikusblockade ausfallen kann. Durch ihre unspezifische Na-Kanalblockade der Lokal-

Tab. 4.3: Pharmakotherapie für Erwachsene unter Intensivbedingungen.

Wirkstoff	Applikationsweg	> 30–60 kg/KG	> 60 kg/KG
Adrenalin	intravenös Bolus	10–100 µg	10–100 µg
Adrenalin	Dauerinfusion	0,05–1,0 µg/kg/min	0,05–1,0 µg/kg/min
Adrenalin	inhalativ Vernebler	2 ml	2 ml
Noradrenalin	intravenös Bolus	10–100 µg	10–100 µg
Dimentidin H1- Blocker	intravenös	4 ml	8 ml oder 1 ml/10 kg/KG
Ranitidin H2-Blocker	intravenös	100 mg	100 mg
Prednisolon	intravenös	250 mg	250–1000 mg
Salbutamol	inhalativ	2–4 Hübe DA per Spacer	2–4 Hübe DA per Spacer
Volumen	Bolus NaCl 0,9 %	10–20 ml/kg/KG	10–20 ml/kg/KG
Volumen	Ringer-Laktat	1–2 ml/kg/min	1–2 ml/kg/min
Sauerstoff	inhalativ	5–12 l/min	5–12 l/min

Für die Bolusgabe von Adrenalin und Noradrenalin zunächst 1 mg der Substanz mit 99 ml NaCl 0,9 % verdünnen (100 µg/ml). Hiervon erneut 1 ml mit 9 ml NaCl 0,9 % verdünnen (10 µg/ml).

anästhetika können sämtliche neuralen Strukturen in Ihrer Funktion beeinträchtigt werden.

Abhängig von dem Durchmesser des Nerven und somit abhängig vom Myelinisierungsgrad werden die dünnen unmyelinisierten Nerven bereits durch geringe Lokalanästhetikakonzentrationen gehemmt.

Diese unterschiedlichen Myelinisierungsgrade sind auch der Grund für den Differentialblock nach epiduralen Überflutungen. Der Differentialblock geht in der Regel mit einer bestimmten Reihenfolge einher. Zunächst kommt es zu einer Blockade der dünnsten präganglionären Sympathikusanteile der Klasse C, die auch für die typischen klinischen Zeichen wie Gefäßdilatation, Temperaturzunahme der Haut und somit Blutdruckabfall verantwortlich sind und bei epiduraler Verabreichung eine Sympathikolyse bis zu 6 Segmente oberhalb des Injektionsortes auslösen kann. Die sensorische Blockade erstreckt sich bis zu 4 Segmente oberhalb des Injektionsortes, während sich die motorische Blockade bis zu 2 Segmente oberhalb des Injektionsortes klinisch manifestieren kann. Durch diesen Pathomechanismus ist insbesondere bei epiduralen Injektionstechniken auch das potentielle Risiko einer Sympathikusblockade zu erklären.

Die ausgeprägte Sympathikolyse stellt insbesondere für Patienten mit einem erhöhten Sympathikotonus ein besonderes Problem dar und kann durch eine Abnahme des peripheren systemischen Widerstandes zu einer Reduzierung des zerebralen oder koronaren Perfusionsdrucks führen, was letztendlich in Apnoe, Bewusstlosigkeit und Kreislaufversagen enden kann. Die Abnahme des Perfusionsdruckes kann selbst bei niedrigen sensorischen Blöcken durch eine Hypoperfusion des Hirnstamms zu Bewusstlosigkeit und auch einem Arteria spinalis anterior-Syndrom führen.

Besondere Beachtung gilt der akzidentellen subduralen Applikation einer epiduralen Dosis. Die effektive Dosis einer Spinalanästhesie ist um ein Vielfaches niedriger und der Sympathikusblock setzt wesentlich schneller ein. Dies kann ein kardiorespiratorisches Versagen nach Spinalanästhesien verursachen und erklären, warum Todesfälle und Herzstillstände nach Spinalanästhesien häufiger auftreten als nach Epiduralanästhesien. Generell sollten Patienten nach epiduralen oder sakralen Überflutungen nicht mehr aufstehen, sondern direkt von dem Infiltrationstisch in das Bett gelagert werden [11].

Folgende Therapie der Sympathikolyse sollte umgehend erfolgen:

1. Stoppen der Injektion und Hilfe anfordern.
2. Basisuntersuchung mit Überprüfung der Vitalparameter und einer Abschätzung der Ausprägung der Sympathikusblockade.
3. Symptomorientierte Lagerung mit ggf. Schocklagerung zur Verbesserung des venösen Rückstroms, Sauerstoffgabe und Anlage mindestens eines großlumigen intravenösen/intraossären Zugangs.
4. Bei beginnender Hypotension und kardiovaskulären Symptome sollte zügig Akrinor fraktioniert in 1 ml Schritten und, wenn nicht ausreichend, Noradrenalin in Boli von 10 µg iv verabreicht werden. Eine Abnahme der Herzfrequenz mit beginnender Bradykardie ist ein erstes Blockadezeichen der Nervi accelerantes, wodurch ein kompensatorischer Anstieg des Herzzeitvolumens über einen Anstieg der Herzfrequenz nur noch eingeschränkt möglich ist. In diesen Fällen muss mit einer weiteren Abnahme des Herzzeitvolumens gerechnet werden und Adrenalin fraktioniert verabreicht werden. Die Dosis kann bis zum Eintreffen des Reanimationsteams bis auf 100 µg und je nach Effekt mehr gesteigert werden.
5. Volumensubstitution ab Stadium II bei Vorherrschen kardiovaskulärer Symptome.
6. Bei primären Herz- Kreislaufstillstand ist umgehend die kardiopulmonale Reanimation entsprechend den Empfehlungen der Deutschen Gesellschaft für Kardiologie durchzuführen.

4.2.3 Direkte Lokalanästhetikatoxizität

Die Intoxikation mit Lokalanästhetika hängt von der injizierten Menge, der Art des Lokalanästhetikums und vom Injektionsort ab. Hierbei spielt auch die Durchblutung des Gewebes eine entscheidende Rolle. Je nach Injektionsort werden unterschiedliche toxische Plasmaspiegel erreicht.

Klinisch sind vor allem die zerebrale und die kardiale Toxizität von Bedeutung, die zum großen Teil von der Rezeptorkinetik der einzelnen Wirkstoffe bestimmt wird. Häufig treten zunächst Zeichen der zerebralen Toxizität auf. Erst bei höheren Plasmakonzentrationen treten Anzeichen einer kardialen Toxizität auf. In der Rezeptorkinetik findet sich auch die Erklärung für die teilweise sehr schwierige und prolongierte kardiopulmonale Reanimation bei Patienten mit Bupivacain- oder Ropivacain- Intoxikationen. So kann es zu einer Blockade der Reizleitung kommen. Die Rezeptorkinetik für Bupivacain wird als „fast-in, slow-out" beschrieben. Dies bedeutet, dass Bupivacain relativ schnell den Natriumkanal blockiert und nur langsam wieder vom Rezeptor dissoziiert. Lidocain zum Beispiel koppelt schnell an den Rezeptor an und dissoziiert schnell wieder vom Rezeptor ab („fast-in, fast-out" Kinetik). Somit kann Lidocain im Gegensatz zur Bupivacain auch als Antiarrhytmikum eingesetzt werden. Zusätzlich wird durch Lokalanästhetika auch der Energiestoffwechsel, insbesondere die ATP-Synthese, blockiert. Diese Hemmung ist von der Lipophilie abhängig und somit zum Beispiel für Bupivacain ausgeprägter als für Ropivacain.

Klinisch treten zunächst Anzeichen der zerebralen Toxizität vor den Zeichen der kardialen Toxizität auf, wie zum Beispiel:
1. Kribbeln in der Zunge, periorales Kribbeln, periorale Taubheit
2. metallischer Geschmack im Mund
3. Ohrensausen
4. unklare, verschwommene Sprache

Erst später kann es zu Bewusstlosigkeit, Apnoe und Herz-Kreislaufversagen kommen. Die Plasmaspiegel im Blut sind abhängig vom Injektionsort

Intravenös > tracheal > interkostal > kaudal > parazervikal > epidural > brachial > ischial > subkutan

Therapie gemäß [12]:
1. Lokalanästhetika-Zufuhr stoppen
2. Hilfe rufen
3. adäquate Oxygenierung und ggf. Beatmung sicherstellen
4. Kardiopulmonale Reanimation bei Herz-Kreislaufstillstand
5. Lipidemulsion (Bolus 1,5 ml/kg/KG: Infusion 0,1 ml/kg/KG über 30 Minuten oder 0,5 ml/kg/KG über 10 Minuten)
6. Antikonvulsiva bei Krampfanfällen

Zusammenfassend zeigen sich Komplikationen im Rahmen wirbelsäulennaher Infiltrationen selten. Als potentiell lebensbedrohliches Ereignis ist der behandelnde Arzt in der Pflicht, diesen Umständen theoretisch, praktisch, organisatorisch und präventiv sicher zu begegnen.

Literatur

[1] Zur Frage der Durchführung von Regionalanästhesien durch Operateure. Stellungnahme des Wissenschaftlichen Arbeitskreises Regionalanästhesie. Anästh. Intensivmedizin. 1997;37:412–413.

[2] Morgan GE, Mikhail, MS, Murray MJ. Clinical Anesthesiology, 4th edition, Mc Graw-Hill Medical, 2006.

[3] Beck G. et al. Mindestanforderungen an den anästhesiologischen Arbeitsplatz. Anästh Intensivmed. 2013;54:39–42.

[4] Simmons FE et al. World Allergy Organization anaphylaxis guidelines: summary. J Allergy Clin Immunol. 2011;127:587–93.e1–22.

[5] Ring J. Angewandte Allergologie. Urban & Vogel, München, 2004.

[6] Ring J, et al. Guidelines for acuter therapy and management of anaphylaxis. S2 Guideline of DGAKI, AeDA, GPA, DAAU, BVKL, ÖGAI, SGAI, DGAI, DGP, DGPM, AGATE und DAAB. Allergo J Int. 2014;23:96–112.

[7] Ring J, Messmer K. Incidence and severity of anaphylactoid reactions to colloid volume substitutes. Lancet. 1977;1:466–469.

[8] Stark, BJ, Sullivan TJ. Biphasic and protracted anaphylaxis. 1986;78:76–83.

[9] Dhami S, Panesar SS, Robberts G, et al. Management of anaphylaxis: A systemic review. Allergy. 2014;69:168–175.

[10] Sheikh A, et al. Trends in national incidence, lifetime prevalence and adrenaline prescribing for anaphylaxis in England. JR Soc Med. 2008;101:139–143.

[11] Auroy Y, et al. Serious complications related to regional anesthesia, results of a prospective survey in France. Anesthesiology. 1997;87:479.

[12] Empfehlungen zur Behandlung mit Lipidlösungen bei Intoxikationen mit Lokalanästhetika; Beschluss des engeren Präsidiums der DGAI vom 15.08.2009. Anästh. Intensivmed. 2009;50:698–702.

Teil II: **Interventionen mit Durchleuchtung**

5 Handhabung des C-Bogens und grundlegende Techniken

Stephan Klessinger

In diesem Kapitel werden die Grundlagen im Umgang mit dem C-Bogen sowie Aspekte der Nadelführung, der Hygiene und der Sicherheit beim Strahlenschutz beschrieben.

Ein sicherer Umgang mit dem C-Bogen ist wichtig, damit sich der Behandler voll auf den Patienten und die Intervention konzentrieren kann und trotzdem eine maximale Bildqualität bei möglichst geringer Röntgenstrahlung erreicht. Dies dient der Patientensicherheit aber auch dem Schutz des Behandlers und des Personals und führt zu besseren Ergebnissen. Auch wenn eine Assistenzperson anwesend ist, die den Patienten lagert, den C-Bogen bedient und die Medikamente aufzieht, ist der Arzt für diese Dinge verantwortlich und muss jeden einzelnen Schritt überwachen und in der Lage sein, das Vorgehen zu optimieren.

Letztlich geht es darum, für jeden individuellen Patienten und für jede einzelne Intervention mit den vorhandenen Geräten die optimale Voraussetzung und bestmögliche Ergebnisse bei minimaler Strahlenexposition zu schaffen.

5.1 Patientenlagerung

Zur Lagerung des Patienten ist ein Tisch notwendig, der röntgendurchlässig ist, keine störenden Metallartefakte bietet und genügend Platz hat für den Röntgengenerator des C-Bogens, welcher unter dem Tisch hindurchgeschwenkt werden muss. Abb. 5.1 zeigt einen Tisch aus Carbon, der durch die dezentrale Säule viel Platz bietet und zudem noch elektrisch höhenverstellbar ist, was die Lagerung der oft schmerzgeplagten Patienten deutlich vereinfacht.

Zusätzlich können Lagerungshilfen verwendet werden, um z. B. bei Bauchlage für die LWS das Becken anzuheben, um eine Entlordosierung zu erreichen (Abb. 5.1) und Kissen bzw. eine Kopfschale für die HWS (Abb. 5.2) und entsprechende Lagerungshilfen für eine stabile seitliche Lagerung.

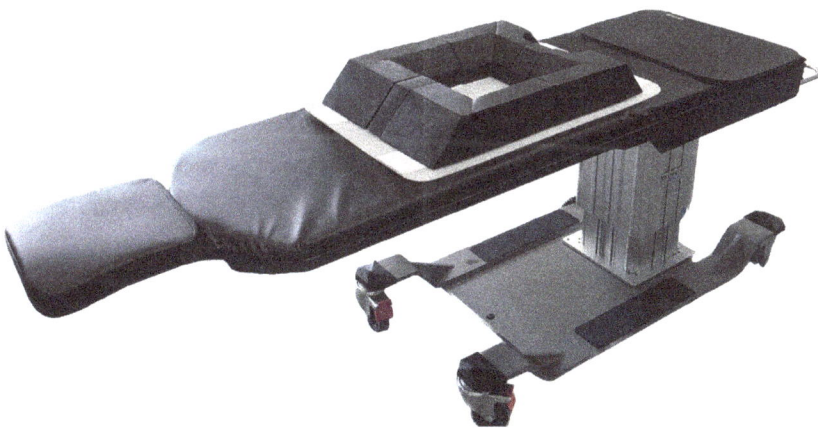

Abb. 5.1: Durchleuchtungstisch für Interventionen mit einer entlordosierenden Lagerungshilfe, bei der der Bauch frei ist.

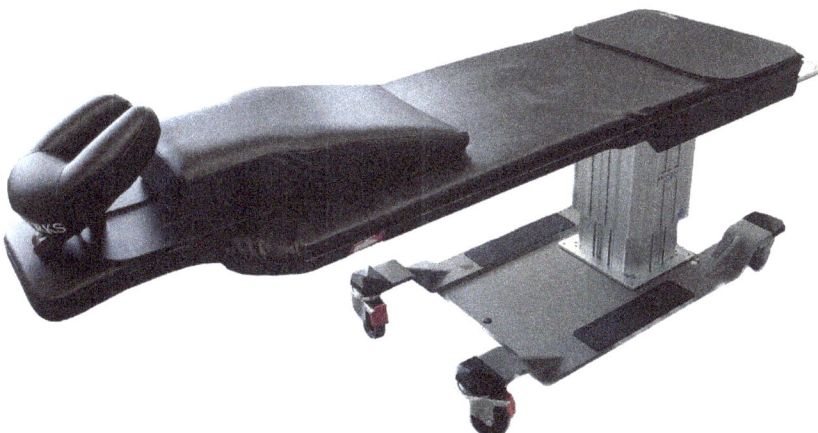

Abb. 5.2: Mögliche Lagerungshilfe für HWS-Interventionen in Bauchlage.

https://doi.org/10.1515/9783111171746-005

5.2 Durchleuchtungsgerät

5.2.1 Technische Ausstattung

Ein C-Bogen (Abb. 5.3) ist durch seine Mobilität flexibel an unterschiedlichen Standorten einsetzbar. Er liefert hochauflösende Röntgenbilder in Echtzeit. Der C-Bogen besteht aus der Röntgenquelle und einem Bildverstärker bzw. Flat-Panel-Detektor. Die C-förmige Verbindung ermöglicht es, das Gerät horizontal und vertikal zu bewegen und um alle drei Raumachsen zu schwenken. Somit können Bilder in allen möglichen Ebenen und Winkeln angefertigt werden.

Der Röntgengenerator erzeugt die Röntgenstrahlen, die den Körper des Patienten durchdringen und vom Bildverstärker oder Detektor in ein sichtbares Bild umgewandelt werden, welches auf dem Monitor dargestellt wird.

In analogen Bildverstärkern trifft der Röntgenstrahl auf eine fluoreszierende Fläche. In der Vakuumröhre nimmt eine analoge Kamera das Leuchten auf, welches auf dem Monitor angezeigt wird. Bei der Flat-Panel-Technologie wird die einfallende Intensität der Röntgenstrahlen im CMOS-Detektor direkt in einen digitalen Wert umgerechnet. Es wird hierdurch eine verbesserte Bildqualität (keine Verzerrung am Bildrand) bei deutlich reduzierter Dosis erreicht [1].

Die Einstellungen erfolgen am Gerät oder über einen kleinen Steuermonitor. Es ist für alle Prozeduren das Automatikprogramm zu verwenden. Allerdings sind Einstellungen bezüglich der untersuchten Region und zur Dosisreduktion notwendig. Zudem lassen sich die C-Bögen über einen (ggf. programmierbaren) Fußschalter steuern. Oft gibt es mehrere Schalter in einem Gehäuse, so dass sich z. B. das Auslösen der Röntgenstrahlen und zusätzlich das Speichern des Bildes oder das Verschieben des Bildes auf den zweiten Monitor (Referenzmonitor) oder auch der Laser dadurch ansteuern lassen.

5.2.2 Positionieren des C-Bogen

Bevor die eigentliche Intervention beginnt, muss eine optimale Position des C-Bogens gefunden werden. Zunächst wird dazu der gesamte C-Bogen bei geöffneter Bremse bewegt. Die hinteren Räder können gedreht werden. Es kann sehr hilfreich sein, die Laserzieleinrichtung zu verwenden, um den geplanten Verlauf der Röntgenstrahlen zu visualisieren (Abb. 5.4). Die genaue Positionierung erfolgt zum einen durch horizontale und vertikale Bewegung und zum anderen durch Rotationsbewegungen. Auch hier kann der Laser hilfreich sein. Die Abb. 5.5 zeigt die unterschiedlichen Hebel, die zur Vereinfachung der Kommunikation bei manchen Geräten farblich markiert sind.

Horizontale und vertikale Bewegung

Die verschiedenen Bewegungsmöglichkeiten in horizontale und vertikale Richtung sind in der Abb. 5.6 dargestellt.

Wird der in diesem Beispiel gelbe Hebel geöffnet, lässt sich das C hinein und hinaus verschieben. Hierdurch kann der Bildausschnitt nach links und rechts bzw. medial und

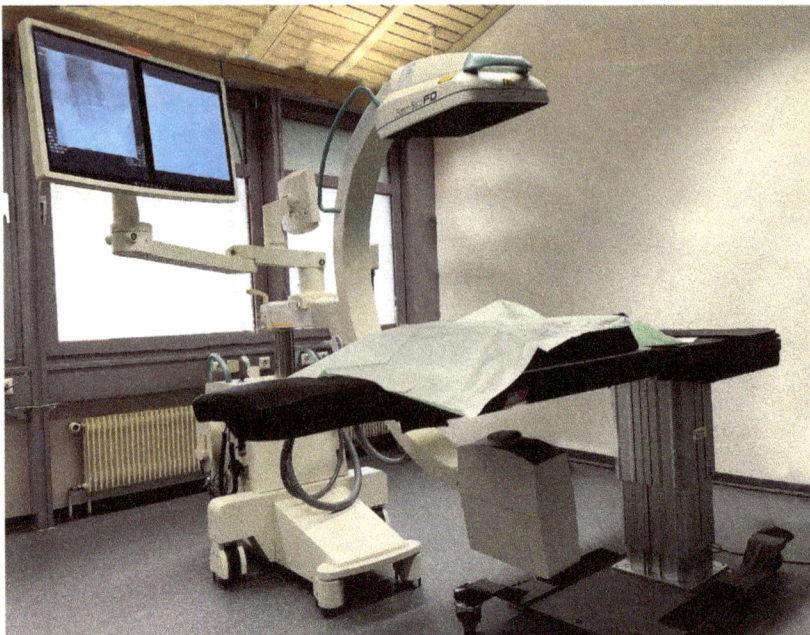

Abb. 5.3: Moderner C-Bogen mit Flat-Panel-CMOS-Detektor sowie elektrisch höhenverstellbarem, röntgendurchlässigem Lagerungstisch. Der Röntgengenerator befindet sich unter dem Tisch und sendet die Röntgenstrahlen an den Flat-Detektor, der oben im Bild zu erkennen ist. Dargestellt wird das Röntgenbild auf den digitalen Monitoren.

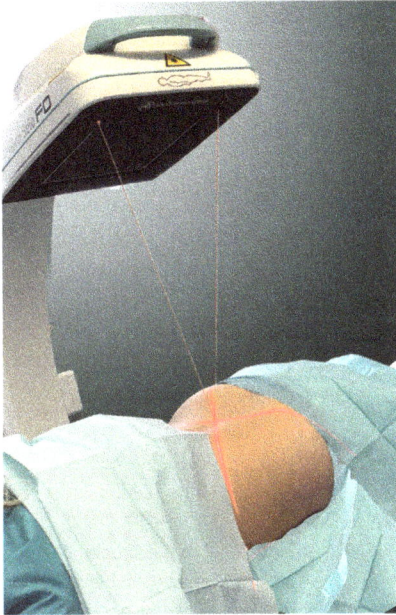

Abb. 5.4: Die integrierte Laserzieleinrichtung zeigt die Position des zentralen Röntgenstrahles, ohne dass bereits Röntgenstrahlen abgegeben werden.

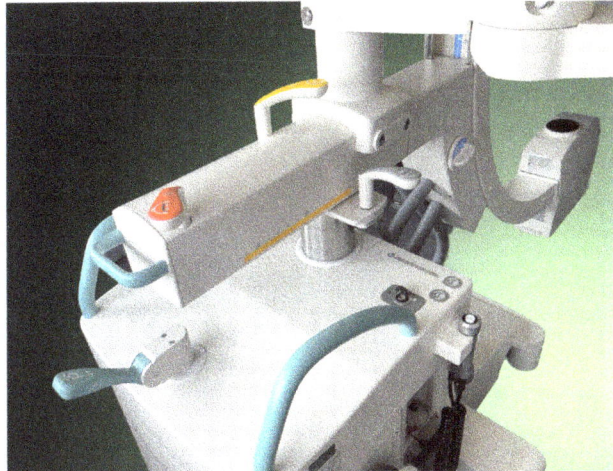

Abb. 5.5: Die unterschiedlichen Hebel zur Bewegung des C-Bogens. Knöpfe: Einstellung der Höhe. Grün: Drehen der Räder, Bewegen des gesamten C-Bogens und Bremse. Gelb: Horizontal verschieben. Grau: Schwenken. Blau: Rotation. Rot: Kippen.

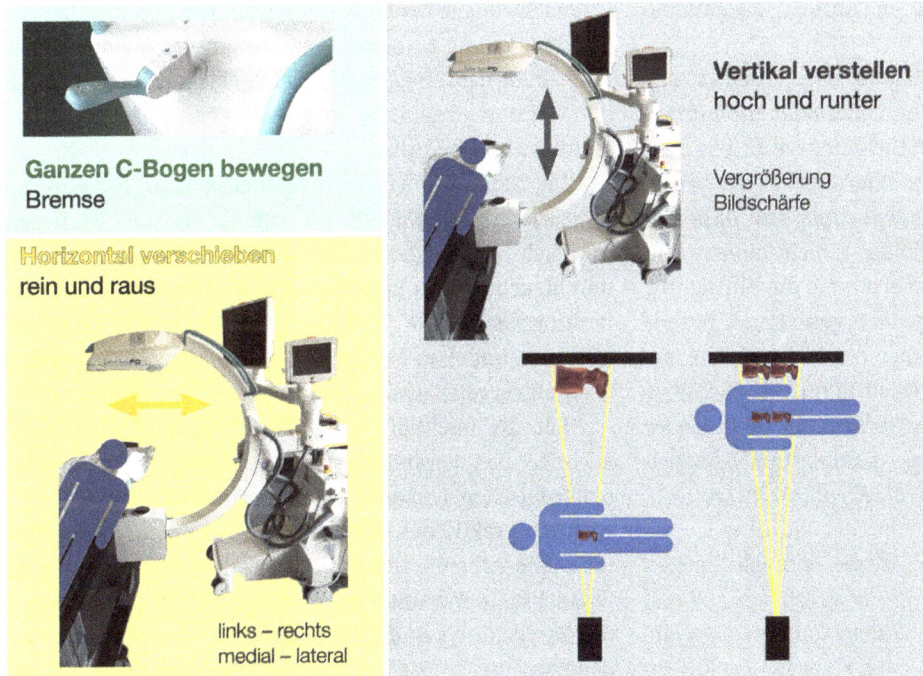

Ganzen C-Bogen bewegen
Bremse

Horizontal verschieben
rein und raus

links – rechts
medial – lateral

Vertikal verstellen
hoch und runter

Vergrößerung
Bildschärfe

Abb. 5.6: Horizontale und vertikale Bewegung des C-Bogens.

lateral verschoben werden. Über Knöpfe wird das C des C-Bogens elektrisch in der Höhe verstellt. Je dichter sich das Objekt am Bilddetektor befindet, desto schärfer wird die Abbildung. Eine weite Entfernung führt zu Unschärfe aber auch zu einer Bildvergrößerung und vermehrter Strahlenbelastung. Ein möglichst geringer Abstand zum Detektor und somit ein weiter Abstand zum Generator ist anzustreben [1], allerdings muss zwischen dem Patienten und dem Bilddetektor noch genügend Platz für die Arbeitshand und die Nadel bleiben.

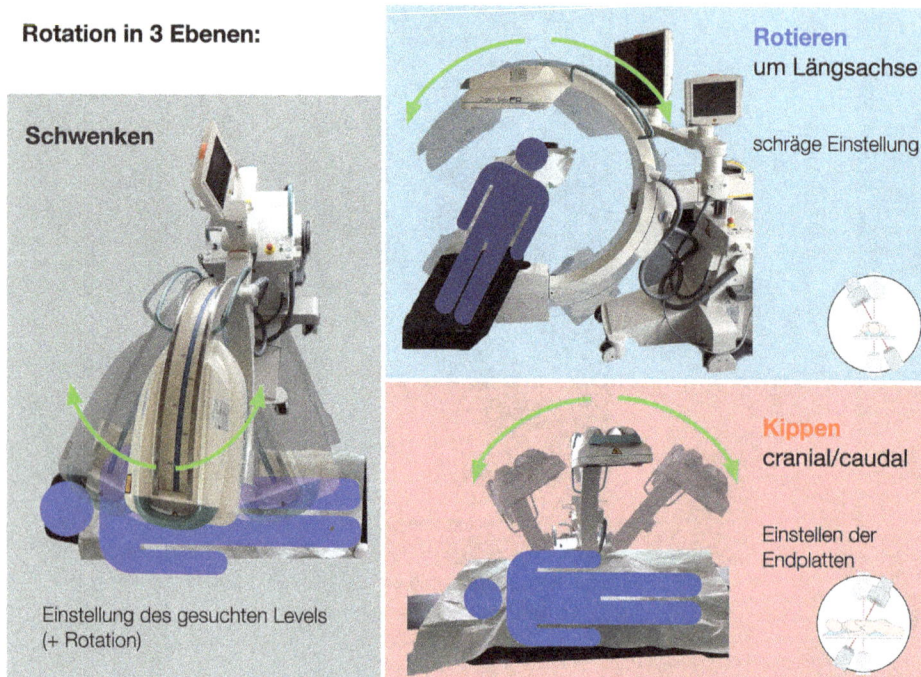

Rotation in 3 Ebenen:

Schwenken

Einstellung des gesuchten Levels
(+ Rotation)

Rotieren
um Längsachse

schräge Einstellung

Kippen
cranial/caudal

Einstellen der
Endplatten

Abb. 5.7: Die drei möglichen Rotationsbewegungen. Die kleinen Symbole zeigen im gesamten Buch, wie die Durchleuchtungsbilder angefertigt wurden.

Rotationsbewegungen

Die Rotationsbewegungen sind in Abb. 5.7 zusammengefasst.

Oft wird mit einer ap-Einstellung oder einem streng seitlichen Bild begonnen. Mit der *Schwenkfunktion* (grau) lässt sich die gewünschte Bandscheibenetage in das Zentrum des Monitorbildes bringen. Allerdings ist zu beachten, dass sich hierbei das Bild etwas dreht und dass sich bei einem späteren lateralen Bild das C nicht mehr rechtwinklig zum Tisch befindet. Insofern kann die Einstellung des Levels auch über ein Bewegen des gesamten C-Bogens nach Lösen der Bremse und Drehen der Räder geschehen. Für die Feineinstellung im seitlichen Bild ist das Schwenken wichtig. Häufig ist der nächste Schritt, die Grund- oder Deckplatte der relevanten Etage parallel zum Röntgenstrahl auszurichten. Hierzu dient die *Kippfunktion* (rot, z. B. weit nach kranial bei Lw5/Sw1 oder eher Richtung kaudal bei den oberen Lendenwirbeln). Ist die optimale Einstellung gefunden, so wird mit dem entsprechenden Hebel diese Bewegungsrichtung fixiert. Zuletzt kann nun um die *Längsachse* rotiert werden (blau), um ein schräges Bild zu bekommen oder sogar eine laterale Darstellung.

5.2.3 Parallaxe

Parallaxe ist die scheinbare Veränderung der Position eines Objektes, wenn die Beobachtungsposition verändert wird. Das Objekt kann der anatomische Zielpunkt an der Wirbelsäule, die Hauteinstichstelle oder die Nadel sein. Unterschiedliche Beobachtungspositionen kommen bei der Durchleuchtung zustande, wenn bei ansonsten identischer Einstellung des C-Bogens das Zielobjekt einmal im Zentrum des Monitors abgebildet wird oder wenn es am Rand des Monitors zu sehen ist.

Die Abb. 5.8 zeigt einen Versuchsaufbau, der dies demonstriert. Fünf Nadeln, die zueinander parallel liegen und sich senkrecht zur Monitorebene befinden, werden durchleuchtet. Das Ergebnis (Abb. 5.9) zeigt, wie sich die Position der Nadeln am Rand verändert im Vergleich zur zentralen Nadel. Es wird eine vermeintlich schräge Nadelposition vorgetäuscht.

Für die Injektionen sind diese Veränderungen sehr wichtig. Die veränderte Beobachtungsposition könnte einen falschen Einstichwinkel vortäuschen. Die Abb. 5.10 zeigt ein praktisches Beispiel. Wird mit einem dezentrierten Bild gearbeitet, so kann es sein, dass eine suboptimale Einstichstelle gewählt wird, die Projektion der Nadel durch die Parallaxe einen falschen Blickwinkel vortäuscht und das Erreichen des Zielpunktes wesentlich schwieriger wird.

Es ist wichtig, dass bei jeder Prozedur das Zielobjekt in der Mitte des Monitors dargestellt ist.

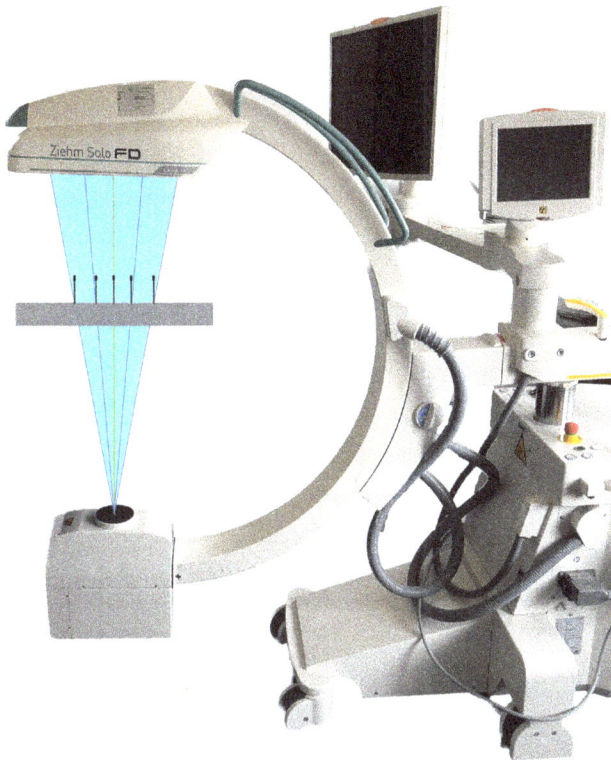

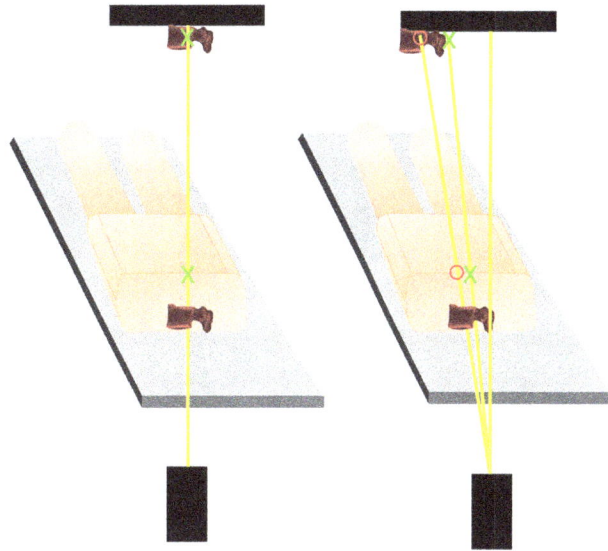

Abb. 5.10: Relevanz der Parallaxe am Patienten. Unser Zielobjekt (der symbolisch gezeichnete Wirbel) ist auf dem linken Bild am Monitor mittig dargestellt. Der zentrale Röntgenstrahl führt durch das Ziel. Das grüne Kreuz zeigt die Hauteinstichstelle über die das Ziel mit einer Nadel, die im *tunnel view* geführt wird, erreicht werden kann. Auf dem rechten Bild wurde lediglich der C-Bogen so verschoben, dass der Wirbel am Rand des Monitors abgebildet wird. Durch die Parallaxe scheint es nun so, dass nicht mehr das grüne Kreuz, sondern der rote Kreis die Hautstelle über dem Ziel markiert. Ein Einstich an dieser Stelle senkrecht zur Ebene des Bildempfängers in *tunnel view*-Technik verfehlt das Ziel!

Abb. 5.8: Versuchsaufbau zur Veranschaulichung der Parallaxe. Es sind 5 Nadeln senkrecht zur Ebene des Bildempfängers im Röntgenstrahl positioniert. Durch die Divergenz der Röntgenstrahlen ist aber nur die mittlere Nadel tatsächlich parallel zu den Röntgenstrahlen.

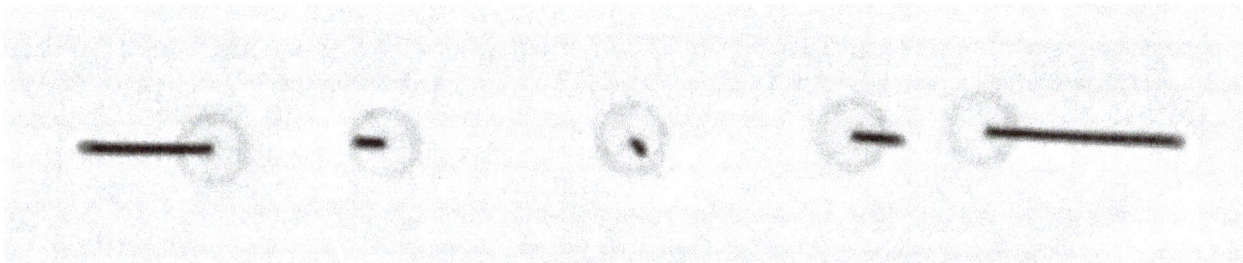

Abb. 5.9: Das Ergebnis aus dem obigen Versuchsaufbau. Die mittlere Nadel ist nahezu koaxial als Punkt dargestellt, bei den äußeren Nadeln überlappen die Nadelspitze und die Luer-Verbindung nicht. Das Bild täuscht eine schräge Nadellage vor.

5.2.4 Einstellung am C-Bogen

Neben der Positionierung des Gerätes müssen weitere Einstellungen vorgenommen werden, um eine optimale Bildqualität bei größtmöglicher Dosisreduktion zu erreichen. Generell arbeiten alle C-Bögen mit einem Automatikprogramm, welches die Spannung (kV) und die Stromstärke (mA) so anpasst, dass ein gutes Bild entsteht. Natürlich können diese Werte manuell geändert werden. Zur Dosisreduktion und Optimierung der Bildqualität ist aber der Automatikmodus am Patienten zu verwenden.

Damit das Gerät gute Ergebnisse liefert, gibt es meist unterschiedliche Programme mit Voreinstellungen des Herstellers für verschiedene Körperregionen. Die Abb. 5.11 zeigt ein Bedienfeld. Eingestellt ist hier das Programm für Knochen am Körperstamm. Ebenso gibt es Einstellungen für Extremitäten, Organe, Weichteile und ein extra Programm für Metallimplantate.

Eine weitere Einstellung, mit der sich die Dosis reduzieren lässt, ist der Pulsed-mode (im Gegensatz zu kontinuierlicher Strahlung). Unterschiedliche Pulsfrequenzen (z. B. zwischen 1/s und 25/s) können gewählt werden. Das

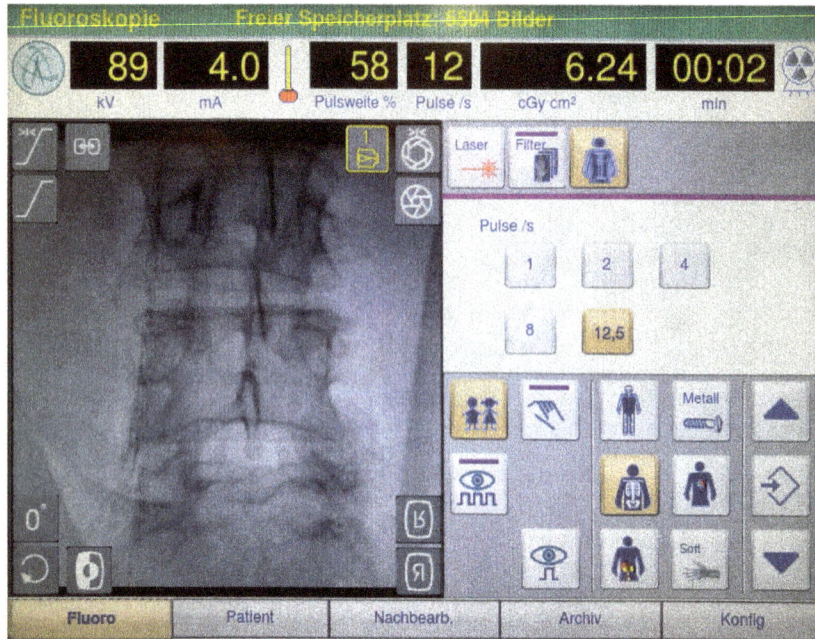

Abb. 5.11: Bedienelement eines C-Bogens. Hier gezeigt sind die grundlegenden Einstellungen für die Durchleuchtung.

erzeugte Bild bleibt auf dem Monitor sichtbar (eingefroren), bis zum nächsten Auslösen. Eine wesentlich geringere Strahlung bei besserer Bildqualität (weniger Bildrauschen [2]) ist das Resultat [1]. Für die Kontrolle der Nadelposition ist ein Puls pro Sekunde ausreichend, bei der Beurteilung der Kontrastmittelverteilung wird ein live-Bild und damit eine hohe Pulsfrequenz benötigt. Viele Geräte bieten auch eine Low-dose Einstellung (bei manchen Geräten als Kindereinstellung bezeichnet). Diese Einstellung ist auch für schlanke Erwachsene gut geeignet und reduziert nochmals die Strahlenbelastung. Digitale Geräte bieten die Möglichkeit, Bewegungsartefakte rechnerisch zu reduzieren.

Eine wesentliche Einstellung bei jeder Intervention ist die Blende. Es kann sinnvoll sein, mit einem Übersichtsbild bei geöffneter Blende zu beginnen, um zunächst die Zielregion ideal in das Zentrum des Monitors zu platzieren. Anschließend sollte unbedingt so weit wie möglich eingeblendet werden. Dies verbessert die Bildqualität, da die Messfläche für die Automatik kleiner wird und das Verhältnis Knochen/Weichteile/Luft besser ist und deutlich weniger Röntgenstrahlen abgegeben werden.

Wird die Blende weit geschlossen, so entsteht auf dem Monitor ein relativ kleines Bild, welches den Monitor nicht ausfüllt. Daher bieten viele Röntgengeräte eine Vergrößerungsfunktion an. Es ist jedoch Vorsicht geboten, da bei konventioneller Röhrentechnik bei der Vergrößerung automatisch eine höhere Dosis verwendet wird. Bei digitaler *flat-panel* Technik kann die Vergrößerung ohne Dosiserhöhung einhergehen, so dass die Fläche des Monitors ausgenutzt werden kann [3].

Um die Verteilung des Kontrastmittels besser im live-Bild zu sehen (insbesondere bei der Frage nach einer vaskulären Verteilung des Kontrastmittels) kann eine Durchleuchtungseinrichtung mit digitaler Subtraktions-Angiographie (DSA) hilfreich sein.

Der C-Bogen bietet auch die Möglichkeit, die erstellten Bilder nachzubearbeiten und zu speichern. Die Dokumentation jedes einzelnen Schrittes und jeder Nadelposition bei einer Intervention ist essentiell. Es ist möglich, die Bilder per USB oder WLAN aus dem C-Bogen heraus in der Praxissoftware oder in einem PACS-System zu archivieren. Zudem muss auch die Strahlenexposition für den Patienten dokumentiert werden (die Durchleuchtungszeit ist eher ungeeignet, sinnvoll ist z. B. das Dosisflächenprodukt [4], welches im Befundungsmonitor angezeigt wird).

5.2.5 Bildoptimierung

Zusammenfassend sind hier nochmals Punkte aufgeführt, die zu einer optimalen Bilddarstellung beitragen können.
- Verwendung der Belichtungsautomatik
- Zielpunkt im Zentrum des Monitors: Um Parallaxe zu vermeiden, muss das Ziel zentriert werden. Dies führt auch zu einer besseren Belichtung durch die Automatik.
- Blende: Das Verwenden der Blende verringert nicht nur die Röntgendosis, es verbessert ebenfalls die Bildqualität. Die Belichtungsautomatik misst nur den relevanten Bildausschnitt.

– Anteil Weichteile/Luft/Knochen: Insbesondere an der Halswirbelsäule kann es zu einer nicht optimalen Belichtung kommen, da ein Teil des Bildes und des Messfeldes zu viel röntgendurchlässiges Gewebe (Weichteile und insbesondere Luft) enthält. Hier hilft die Kombination aus Bildzentrierung mit Verwendung der Blende.

– Auch wenn eine Vergrößerung die Zielregion vielleicht besser darstellt, sollte diese zumindest bei analogen Geräten auf Grund der erhöhten Strahlendosis nur unter Vorsicht eingesetzt werden.

– Abstand zum Detektor/Generator: Der Abstand zum Bilddetektor sollte möglichst klein (somit Abstand zum Generator möglichst groß) sein, um Unschärfe zu vermeiden. Dies senkt auch die Strahlenbelastung.

– Gepulste Strahlung ist einer kontinuierlichen Strahlung vorzuziehen (weniger Strahlung, weniger Rauschen).

– Digitale Hilfen (z. B. gegen Bewegungsartefakte) können hilfreich sein, soweit vorhanden.

– Fremdmaterial, z. B. Metall in der Kleidung (Abb. 2.12), ist unbedingt zu vermeiden. Nicht nur, dass die Zielregion verdeckt sein kann, das Gerät wird auf Grund der hohen Röntgendichte eine höhere Strahlendosis einsetzen. Es resultiert ein zu helles Bild mit unnötig hoher Strahlenbelastung.

5.3 Strahlenschutz

Die Internationale Strahlenschutzkommission (IRCP) [5] beschreibt fundamentale Grundsätze des Strahlenschutzes:

– Das Prinzip der Rechtfertigung: Jede Entscheidung, durch die die Strahlenbelastung verändert wird, sollte mehr nützen als schaden.

– Das Prinzip des optimalen Schutzes: Die Wahrscheinlichkeit einer Strahlenexposition, die Anzahl der exponierten Personen und die Dosis der Bestrahlung sollten unter Berücksichtigung wirtschaftlicher und gesellschaftlicher Faktoren so niedrig wie möglich sein.

– Grundsätzlich ist zwischen primärer und sekundärer Strahlung zu unterscheiden [1]. Die primäre Strahlung (ca. 2 %, [2]) wird vom Röntgengenerator ausgesendet und in der Regel so eingeblendet, dass der gesamte Röntgenstrahl mit dem Patienten interagiert und auf den Bildverstärker trifft. Der Rest ist die Streustrahlung, die beim Auftreffen auf ein Objekt die Richtung ändert und in die Umgebung abstrahlt. Der Großteil der Streustrahlung (80–90 %) wird vom Patienten resorbiert, ca. 10–20 % gelangen in die Umgebung und können das Personal exponieren [2].

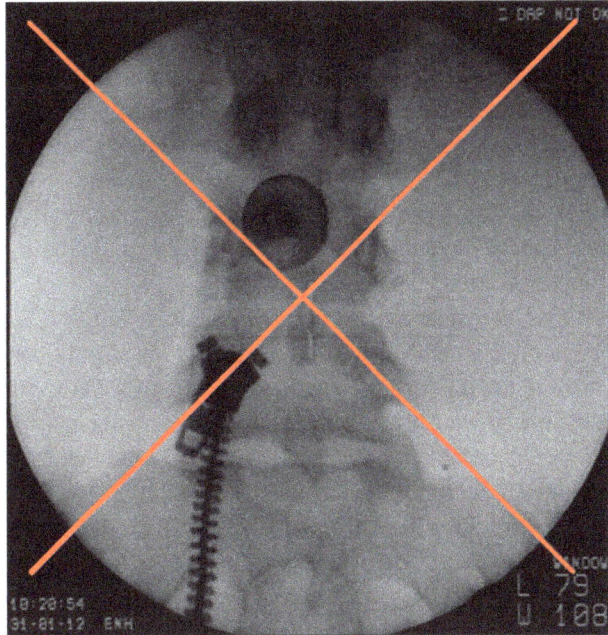

Abb. 5.12: Metallartefakte von der Kleidung stören und verändern auch die Automatikbelichtung.

Um die Exposition zu verringern, sollte die 4A-Regel [2] angewendet werden. Die Strahlendosis kann durch die folgenden einfachen und preiswerten Vorgehensweisen um mehr als 90 % reduziert werden [6]:

– Aufenthaltszeit
– Aktivität
– Abstand
– Abschirmung

Die Strahlendosis erhöht sich linear mit der *Aufenthaltszeit* bzw. der Strahlungszeit. Es gilt also das Prinzip „so wenig Strahlung wie möglich und so viel wie nötig" (ALARA-Prinzip: As Low As Reasonable Achievable). Technisch kann dies durch gepulste Durchleuchtung optimiert werden [6], wobei für die Nadelsteuerung 1 Bild pro Sekunde ausreicht. Bei der Applikation von Kontrastmittel hingegen wird eine hohe Pulsrate benötigt, um ein Livebild zu erhalten.

Die *Aktivität* kann vermindert werden durch gute Planung (ein laterales Bild der LWS benötigt deutlich mehr Strahlung als ein ap-Bild), wohl überlegte Patientenlagerung und die Anwendung der Laser-Zieleinrichtung, um unnötige Kontrolldurchleuchtungen zu vermeiden. Zudem ist eine konsequente Einblendung bei geringstmöglicher Vergrößerung anzuwenden. Durch Verwendung moderner Technik (insbesondere flat-panel-Detektor) kann die Strahlung deutlich reduziert werden. Es sollte eine Technik mit intermittierendem Nadelvorschub [6] und Einfrieren des letzten Bildes (last image hold) bei möglichst geringer Pulsrate (1/sec) gewählt werden. Jedes Mal, nachdem die Nadel vorgeschoben wurde, werden die Hände aus dem Strahlenfeld genommen, der Untersucher geht einen Schritt nach hinten, dann erst erfolgt die Kontrolle der Nadelposition in einer kurzen, gepulsten Röntgendurchleuchtung. Das Bild wird gespeichert (oder auf den Referenzbildschirm verschoben). Nun kann erneut die Nadel bewegt werden. In der Regel ist die Bildqualität in Low-dose Einstellung (Kindermodus) ausreichend gut.

Eine Verringerung des *Abstands* zur Strahlenquelle ist ein ganz entscheidender Punkt, da sich die Dosis mit dem Quadrat der Entfernung reduziert. Setzt man fiktiv die Dosis bei einem Abstand von 50 cm zur Strahlenquelle auf 100 %, so beträgt die Dosis im Abstand von 1 m noch 25 % und im Abstand von 2 m nur noch 6,3 % [2]. Dies hat Konsequenzen für die Position des C-Bogens und für Positionierung von Arzt und Assistenzpersonal. Der C-Bogen sollte so positioniert sein, dass sich der Röntgengenerator unter dem Tisch befindet (Abb. 5.3). Dadurch bleibt ein Großteil der Streustrahlung ebenfalls unterhalb des Tisches, wodurch die Belastung für den Behandler geringer ist. Bei seitlichen Durchleuchtungen sollte entsprechend diesem Prinzip der Behandler auf der Seite des Bilddetektors stehen [6], da dort die Streustrahlung geringer ist. Assistenzpersonal sollte sich so weit weg wie möglich aufhalten. Ist eine Bedienung des C-Bogens notwendig, ist der ideale Platz hinter dem Gerät (weit weg vom Röntgengenerator auch bei seitlicher Durchleuchtung, zudem schirmt das Gerät zusätzlich ab). Für den Strahlenschutz des Patienten ist eine detektor-nahe Position wichtig [6]. Das Bild wird dadurch schärfer und die Strahlenbelastung für den Patienten nimmt ab. Allerdings muss ausreichend Platz für die Manipulation der Nadel verbleiben.

Zudem ist eine gute persönliche Schutzausrüstung zur *Abschirmung* der Röntgenstrahlen obligatorisch. Diese besteht aus einer Schürze, einem Schilddrüsenschutz sowie einer Schutzbrille. Die Verwendung von Bleihandschuhen ist umstritten. Selbstverständlich darf niemals die Hand des Behandlers in den Strahlengang geraten (Abb. 5.13). Auch mit Bleihandschuhen gilt dies, da zum einen der Schutz nicht ausreichend ist und zum anderen die Automatik bei einem Bleihandschuh im Strahlengang sehr viel höhere Strahlung einsetzten wird, um das Blei zu durchdringen, wodurch die Gesamtstrahlenbelastung steigt. Abschirmung ist natürlich auch für den Patienten notwendig, soweit die Untersuchung dies zulässt.

Zusammen mit dem Durchleuchtungsbild ist auch die Strahlendosis, der der Patient ausgesetzt war, z. B. als Dosisflächenprodukt bei einem C-Bogen zu dokumentieren. Bei einer einfachen Intervention mit einem modernen Gerät ist mit ca. 3–10 cGy × cm^2 zu rechnen. Das Dosisflächenprodukt

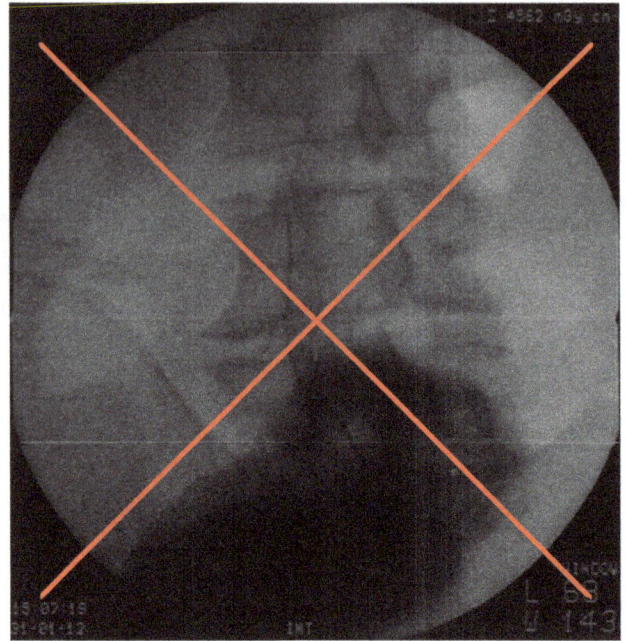

Abb. 5.13: Unbedingt zu vermeiden ist, dass die Hand in den Röntgenstrahl gelangt.

wird am Strahlenaustrittfenster des Röntgengerätes gemessen. Eine andere wichtige Größe ist die Äquivalentdosis, gemessen in Millisievert (mSv), mit der das stochastische Risiko quantifiziert wird. Der Grenzwert der jährlichen Strahlenexposition für die allgemeine Bevölkerung beträgt 1 mSv, für beruflich strahlenexponierte Personen 20 mSv. Es ist von einer durchschnittlichen natürlichen Hintergrundstrahlung von 2,1 mSv/Jahr auszugehen. Eine Intervention mit 10 sec Durchleuchtung entspricht ca. 0,04 mSv.

5.4 Nadel

Für sämtliche Interventionen an der Wirbelsäule wird eine Nadel benötigt, die das Kontrastmittel und die Medikamente an den Zielpunkt transportiert. Empfohlen wird hierzu die Verwendung von scharfen Nadeln mit einem schrägen Schliff (Quincke-Schliff) und einer Öffnung vorne (nicht seitlich) [7].

5.4.1 Aufbau der Nadel

Im Profil ist die Spitze der Nadel abgeschrägt. Durch die Spitze und den geschliffenen Rand kann die Nadel die Haut und Bänder oder auch eine Gelenkkapsel bzw. den Anulus fibrosus penetrieren. Selbstverständlich gibt es Nadeln in allen gebräuchlichen Längen und Durchmessern. Bei einer

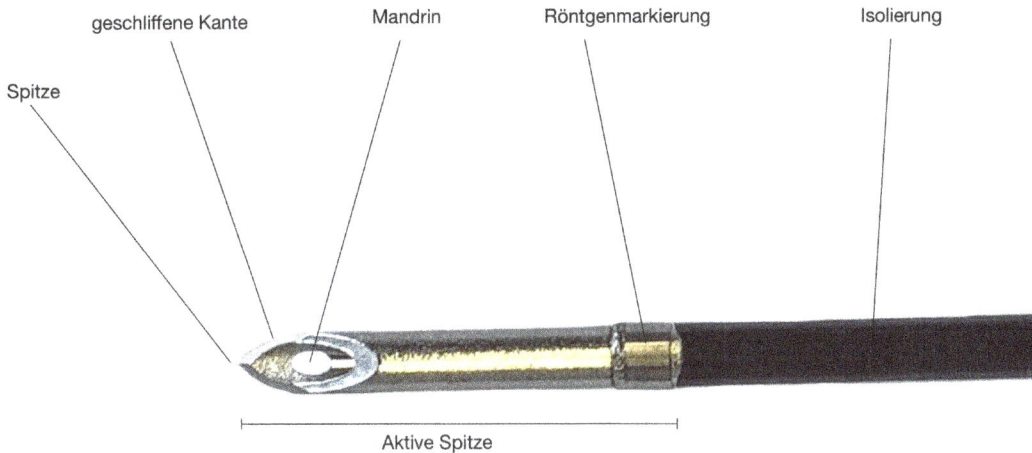

Abb. 5.14: Darstellung der Spitze einer Radiofrequenz-Kanüle. Die Spitze und die schräge Fläche mit dem Schliff sind erkennbar. Zusätzlich sieht man die Spitze des Mandrin. Bei einer Radiofrequenz-Kanüle ist die Nadel bis auf die aktive Spitze isoliert. Bei manchen Herstellern zeigt eine Röntgenmarkierung den Beginn der Isolierung an.

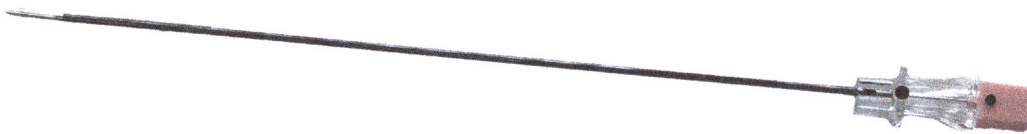

Abb. 5.15: Gesamte Darstellung einer Radiofrequenz-Kanüle. Die Rosa Farbe an der Luer-Verbindung zeigt die Größe 18 G an. Erkennbar ist die Nute/Kerbe am Übergang vom Mandrin zur Nadel sowie die beiden schwarzen Punkte, die anzeigen, wo sich der Schliff befindet.

Radiofrequenz-Kanüle (Abb. 5.14) ist der Aufbau komplizierter. Die Nadel ist isoliert bis auf die aktive Spitze. Bei manchen Herstellern ist das Ende der aktiven Spitze durch einen röntgendichten Ring markiert. Zudem wird ein Mandrin benötigt. Radiofrequenz-Kanülen werden mit gerader und mit gebogener Spitze angeboten, so dass bei der Auswahl einer geeigneten Kanüle neben der Länge und dem Durchmesser der Kanüle auch die Länge der aktiven Spitze und die Krümmung berücksichtigt werden muss.

Durch den schrägen Schliff der Nadel kommt es zu einer Abweichung des Nadelverlaufs im Gewebe in Richtung Nadelspitze. Dies kann ein Nachteil sein, wird aber auch vorteilhaft zur Steuerung der Nadel verwendet. Der Schliff der Nadel kann aber nur dann zur Steuerung der Punktionsrichtung verwendet werden, wenn jederzeit bekannt ist, in welche Richtung der Schliff zeigt. Hierfür befindet sich am anderen Ende der Nadel eine Markierung an der Luer-Verbindung und/oder an der Kanüle (Nute/Kerbe an der Luer- Verbindung, die die Richtung des Schliffs angibt und bei manchen Herstellern zusätzlich Punktmarkierungen, Abb. 5.15).

Es ist allerdings Vorsicht geboten: Bei den meisten Nadeln (z. B. Quincke-Nadel) zeigt die Markierung an, wo der Schliff der Nadel ist. Anders bei den Radiofrequenz-Kanülen. Hier zeigt die Markierung an, wo die Spitze ist!

Die empfohlene Größe, Länge und Beschaffenheit der Nadel unterscheidet sich bei den verschiedenen Prozeduren und wird daher in den einzelnen Kapiteln in diesem Buch angegeben.

5.4.2 Steuerung der Nadel im Gewebe

Es gibt zwei verschiedene Verfahren, die Richtung der Nadel bei der Punktion im Gewebe zu beeinflussen.

Mit zwei Fingern kann ein Hebelpunkt (grüner Pfeil) an der Nadel erzeugt werden, wodurch sich die Nadel im Gewebe in die entgegengesetzte Richtung bewegt (Abb. 5.16).

Empfohlen wird aber, den Schliff der Nadel auszunutzen. Durch die schräg geschliffene Fläche hat die Nadel die Tendenz, im Gewebe in Richtung Spitze von einer geraden Trajektorie abzuweichen. Eine höhere Gewebedichte führt zu einer größeren Abweichung (Abb. 5.17). Durch Drehen der Nadel kann somit der Verlauf der Nadel im Gewebe

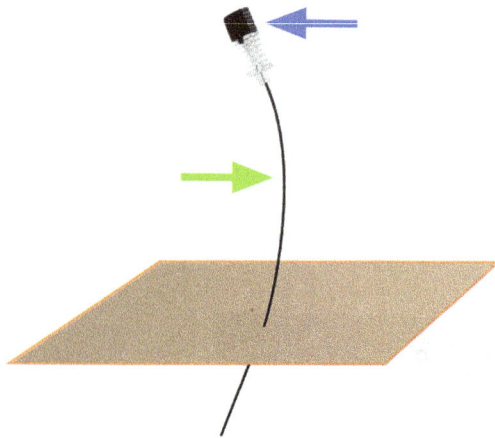

Abb. 5.16: Navigation der Nadel durch einen Finger-Hebelpunkt (grüner Pfeil).

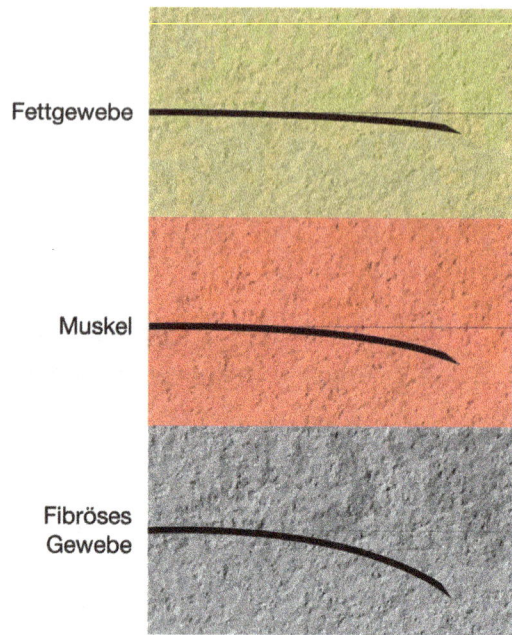

Abb. 5.17: Schematische Darstellung der Nadelbewegung im Gewebe. Die Nadel weicht von einer geraden Trajektorie in Richtung Spitze ab. Dichteres Gewebe führt zu einer stärkeren Abweichung.

in Richtung des Zielpunktes verändert werden. D. h., nach einer Durchleuchtungskontrolle wird die gewünschte Richtung der Nadel bestimmt und mit Hilfe der Markierung an der Luer-Verbindung die Nadel so gedreht, dass sie beim nächsten Vorschieben in diese Richtung verläuft.

Die Steuerbarkeit bzw. Abweichung der Nadel im Gewebe kann durch eine leichte Biegung der Nadelspitze verstärkt werden. Manche Kanülen werden mit gebogener Spitze verkauft, es ist aber auch möglich, die Spitze selber (steril) zu biegen. Sinnvoll ist, dass sich der Effekt der Biegung und der Effekt des Schliffs verstärken.

5.5 Gebogene Strukturen

Bei der Beurteilung der Durchleuchtungsbilder ist es wichtig zu berücksichtigen, dass das Bild vor allem kortikalen Knochen zeigt. Spongiosa ist nicht gut dargestellt. Zudem ist vor allem die Kortikalis sichtbar, die parallel zum Röntgenstrahl ausgerichtet ist. Die Abb. 5.18a veranschaulicht

dies am Beispiel der Darstellung des Gelenkspaltes eines Facettengelenkes. Im ap-Bild wird der Gelenkspalt nicht erkennbar sein. Wird der C-Bogen ipsilateral so weit rotiert, dass die Röntgenstrahlen parallel zur zum Gelenkspalt verlaufen, so befindet sich auch die Kortikalis, die den Gelenkspalt begrenzt, parallel zum Röntgenstrahl und ist deshalb gut zu erkennen. Bei einem gebogenen Gelenk wie in Abb. 5.18b wird es bei Rotation zwei Positionen geben, bei denen der Gelenkspalt erkennbar ist. Sollte im Rahmen einer Intervention eine Nadel im Gelenkspalt platziert werden, so ist zu beachten, dass der Gelenkspalt nur in der ersten Position mit wenig Rotation erreichbar ist.

Auch die Wirbelkörper sind gebogene Strukturen. Die Hinterkante von Lwk1-4 ist eher konkav in Richtung Spinal-

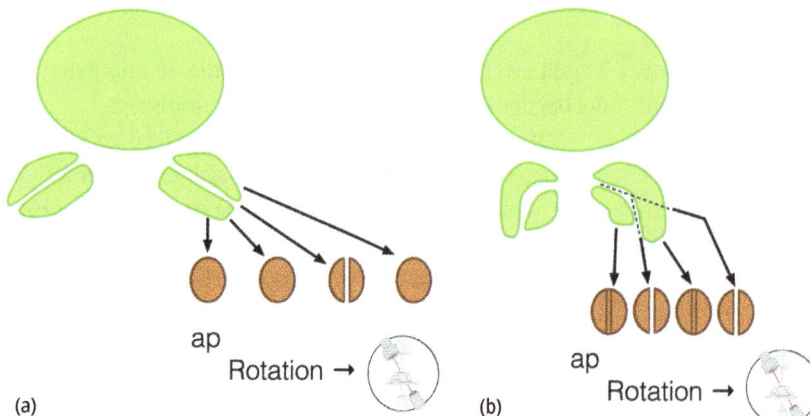

Abb. 5.18: Schematisch dargestellt ist ein Wirbelkörper und die Facettengelenke in grün. In braun ist das Bild des Gelenkes unter Durchleuchtung dargestellt. Im ap-Bild wird kein Gelenkspalt erkennbar sein. Bei Rotation wird der Gelenkspalt sichtbar, sobald die Röntgenstrahlen parallel zur Kortikalis verlaufen (a). Bei einem gekrümmten Gelenkspalt wird es zwei Positionen geben, in denen der Gelenkspalt gut zu erkennen ist (b). Nur der dorsale Anteil des Gelenkspaltes ist für eine Nadel erreichbar.

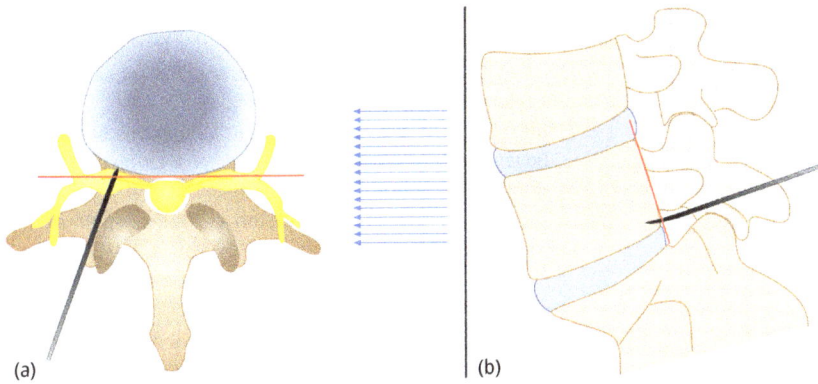

Abb. 5.19: Schematische Darstellung des Lendenwirbels 5, der eine in Richtung Spinalkanal konvexe Form hat (a). Bei seitlichem Strahlengang wird der Bereich der gebogenen Hinterkante am besten sichtbar sein, dessen Kortikalis parallel zum Röntgenstrahl verläuft (rote Linie). Eine Nadel in korrekter Position für eine transforaminale Injektion wird daher im seitlichen Bild (b) so projiziert, als ob die Spitze im Wirbelköper läge.

(a)　　　　　　　　(b)

kanal, die Hinterkante von Lwk5 eher konvex. Dies kann dazu führen, dass in einem seitlichen Bild der Eindruck entsteht, dass eine Nadel bei einer transforaminalen Injektion im Wirbelkörper steckt, obwohl sie sich am richtigen Ort befindet (Abb. 5.19).

5.6 Grundsätzliches Vorgehen

Als Zusammenfassung dieses Kapitels soll ein typisches Vorgehen bei einer Intervention an der Hals- oder Lendenwirbelsäule (z. B. Medial Branch Block [MBB] oder transforaminale Injektion) beschrieben werden.

- **Anamnese:** Selbstverständlich kann es keine Interventionsplanung ohne eine vorherige Anamneseerhebung geben. Es lassen sich für die Injektionsplanung wichtige Hinweise erhalten, so z. B. ob es sich eher um einen radikulären oder einen axialen Schmerz handelt. Auch die Schmerzausbreitung ist wichtig, um anhand von Pain Maps eine Höhe festzulegen.
- **Klinische Untersuchung:** Diese ist ebenfalls obligat. Hinweise für eine Radikulopathie (Sensibilitätsstörungen, Parese), ein positives Zeichen nach Lasègue usw. sind wichtige Hinweise für die Festlegung des anatomischen Ziels (z. B. Medial Branch [MB], Facettengelenk oder Nervenwurzel). Die Untersuchungsergebnisse müssen mit der Anamnese korreliert werden.
- **Bildgebung:** Derjenige, der die Intervention durchführt, muss selbst die vorhandene Bildgebung (idealerweise MRT) ansehen und auswerten. Gibt es einen Befund, der die bisherige Theorie nach Anamnese und Untersuchung weiter unterstützt?
- **Festlegen der Injektion:** Nun kann die Injektion festgelegt werden. Dies bedeutet, dass grundlegend entschieden werden muss: Epidurales Vorgehen (transforaminal oder interlaminär) oder eher eine Injektion an die Gelenke (MBB)? Dann muss die Höhe, die Seite und die Technik (z. B. MBBs L3 und L4 links oder Ner-

venwurzelblockade L4 im Foramen Lw4/5 rechts mit subpedikulärem Zugang) festgelegt werden.
- **Markierung:** Ggf. macht es Sinn, am Patienten die korrekte Seite auf der Haut zu markieren, um Verwechselungen vorzubeugen.
- **Individuelle Anatomie:** Es ist wichtig, sich bei der Injektion auf die individuelle Anatomie des Patienten einzulassen. Erscheint anhand der Befunde ein subpedikulärer Zugang nur schlecht möglich, so kommt vielleicht ein infraneuraler Zugang der Nachbaretage in Frage. Zudem ist jeder Patient anders. Feste Zentimeter- oder Winkelangaben können nur ganz grobe Anhaltspunkte sein. Entscheidend ist das aktuelle Durchleuchtungsbild.
- **Standardbild:** Beginnen sollte eine Prozedur mit einer Standarddarstellung (z. B. streng ap oder streng seitlich). Wie oben beschrieben sollte das Bild optimiert werden. Die Zielregion sollte im Zentrum des Monitors zu liegen kommen, so dass eine gute Einblendung erfolgen kann.
- **Anpassung des C-Bogens:** Nun kann der C-Bogen entsprechend der Bedürfnisse angepasst werden: Ausrichtung der Deckplatten der betroffenen Wirbel durch Kippen und ggf. Rotieren, um eine schräge Sicht zu bekommen.
- **Hauteinstichstelle:** Es wird die Hauteinstichstelle festgelegt. Ggf. muss diese mit dem Ziel überlappt werden (so. z. B. bei der Radiofrequenz-Denervation, bei der der Hauteinstich weit kaudal erfolgt, um eine parallele Nadelposition zum Nerven zu erreichen).
- **Injektion:** Nun erfolgt die eigentliche Injektion in *tunnel view* (oder *trajectory view* oder *in the beam*). Dies bedeutet, dass die Nadel parallel zum zentralen Röntgenstrahl und daher rechtwinklig zur Ebene des Bildverstärkers geführt wird. Idealerweise entsteht ein koaxiales Bild der Nadel.
- **Weitere Ebenen:** Kontrollen in zweiter und ggf. dritter Ebene (seitlich, ap, schräg) sind zwingend.

– **Kontrastmittel**: Unter live-Durchleuchtung (und ggf. DSA) wird Kontrastmittel gegeben.

– **Medikament**: Bei zufriedenstellender Kontrastmittelverteilung in allen Ebenen kann nun das Medikament verabreicht werden.

– **Dokumentation**: Alle Einstellungen, Nadelpositionen und Ebenen sind zu dokumentieren, ebenso die Strahlenexposition.

Literatur

[1] Diagnoistic Radiology Physics. A Handbook for Teachers and Studens. Dance DR, Christofides S, Maidment ADA, McLean ID, Ng KH. International Atomic Energy Agency, Vienna, 2014.

[2] Schütz U, Beer M, Wild A, Oehler S, Kraus M. Strahlenschutz bei C-Bogen-gestützten Wirbelsäulenprozeduren in Orthopädie und Unfallchirurgie. OUP. 2016;4:224–237.

[3] Nickoloff EL. AAPM/RSNA Physics Tutorial for Residents: Physics of Flat-Panel Fluoroscopy Systems. RadioGraphics. 2011;31:591–602.

[4] Skripochnik W, Loh SA. Fluoroscopy time is not accurate as a surrogate for radiation exposure. Vascular. 2017;25(5):466–471.

[5] International Commission on Radiological Protection. Radiation and Your Patient: A Guide for Medical Practitioners, ICRP Supporting Guidance 2, Elsevier, 2001.

[6] Miller DC, Patel J, Smith CC, Spine Intervention Society's Patient Safety Committee. Fact Finders for Patient Safety: Radiation Safety for Interventional Spine Procedures. Pain Medicine. 2018;19:629–630.

[7] Bogduk N (ed). Practice Guidelines for Spinal Diagnostic and Treatment Procedures, 2nd edn. International Spine Intervention Society, San Francisco 2013.

6 Grundlagen der Radiofrequenz-Denervation

Stephan Klessinger

Die Denervation der Facettengelenke mittels Radiofrequenz ist die direkte therapeutische Konsequenz, wenn die Facettengelenke durch kontrollierte (vergleichende) MBBs als Schmerzursache identifiziert wurden und somit die Diagnose eines Facettengelenkschmerzes gesichert ist.

Bei der Radiofrequenz-Denervation wird ein hochfrequentes elektrisches Feld erzeugt, welches zwischen der Fläche der Neutralelektrode und der nicht isolierten Spitze der Nadelelektrode besteht, wobei die Fläche der Neutralelektrode mehr als 2.000 mal größer ist als die Spitze der Nadel. Durch diesen Größenunterschied besteht eine wesentlich größere Dichte der Feldlinien um die Nadelspitze herum, so dass es zu einem Oszillieren der Moleküle in der Umgebung der Nadel kommt, wodurch sich vor allem die Umgebung der Nadel radial, rechtwinklig zur Längsachse (Abb. 6.1) erwärmt. Die Größe der Läsion ist abhängig von der gewählten Temperatur, der Dauer der Koagulation und der Dicke der Nadel.

Die in diesem Kapitel genannten Empfehlungen orientieren sich an der S3-Leitlinie „Radiofrequenz-Denervation der Facettengelenke und des ISG" [1], publiziert 2023 von der Deutschen Wirbelsäulengesellschaft (DWG, Klessinger und Wiechert) bei der AWMF.

Anamnese und Untersuchung

Die Anamnese und die klinische Untersuchung geben wichtige Hinweise auf die Verdachtsdiagnose eines Facettengelenkschmerzes, allerdings gibt es für die HWS, BWS und LWS keine Untersuchung, die pathognomonisch für einen Facettengelenkschmerz ist. Die segmentale Untersuchung kann aber zusammen mit Schmerzkarten zur Bestimmung des Levels wichtig sein. Für das ISG existieren eine Reihe von klinischen Tests. Die Literatur ist aber widersprüchlich, ob eine bestimmte Anzahl positiver Tests das ISG mit ausreichender Sicherheit als Schmerzquelle identifizieren kann. Bei Fehlen positiver Tests am ISG sollte aber keine Testblockade durchgeführt werden.

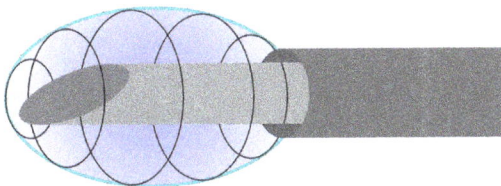

Abb. 6.1: Darstellung der Region einer konventionellen Sonde, in der durch das Radiofrequenzfeld die voreingestellte Wärme erzeugt wird.

https://doi.org/10.1515/9783111171746-006

Bildgebung

Es ist nicht möglich, durch die bildgebende Diagnostik (Röntgen, CT, MRT) allein einen Facettengelenkschmerz oder einen ISG-Schmerz zu diagnostizieren. Das Ergebnis einer RF-Denervation kann durch die Bildgebung nicht vorhergesagt werden. Dennoch ist es wichtig, die vorhandenen Bilder auszuwerten, um andere Erkrankungen auszuschließen und um zusammen mit den Untersuchungsergebnissen die auszutestende Etage festzulegen.

Testblockaden

Testblockaden werden zur Sicherung der Diagnose eines Facettengelenkschmerzes oder eines ISG-Schmerzes vor einer RF-Denervation durchgeführt. Voraussetzung ist, dass ein chronischer Schmerz besteht. Bei Patienten mit einer chronischen Schmerzstörung bedarf es einer interdisziplinären Abklärung. Für die Facettengelenke sollte ein Medial Branch als Testblockade erfolgen. Am ISG kann zunächst mit einer intraartikulären Injektion (auch therapeutisch) begonnen werden, zur Austestung vor einer RF-Denervation ist ein Lateral Branch Block („multi-site, multi-depth") geeignet, da die gleiche Struktur ausgetestet wird, die später auch verödet wird. Sowohl ein lang- als auch ein kurzwirksames Lokalanästhetikum kann verwendet werden, die Menge für eine diagnostische Blockade sollte weniger als 0,5 ml betragen. Kontrastmittel zeigt, ob das gewünscht Ziel erreicht wird und dass keine vaskuläre Anreicherung besteht.

Nach der Testblockade muss der Schmerz des Patienten ausgewertet werden. Eine Besserung der Indexschmerzen von mindestens 50 % kann als positiv gewertet werden. In der Regel sollten zwei diagnostische Testblockaden durchgeführt werden.

6.1 Durchführung einer Radiofrequenz-Denervation

Die Testblockade und die RF-Denervation werden unter Durchleuchtungskontrolle durchgeführt. Die Schmerzreduktion wird erreicht, indem die Schmerzweiterleitung unterbrochen wird durch Koagulation der Nerven, die das Gelenk versorgen. Da der Nerv nach dem Eingriff regeneriert, ist es wichtig, eine möglichst lange Strecke des Nerven zu koagulieren, um eine langanhaltende Wirkung zu erzielen. Nun ist aber das Wärmefeld, welches durch die Radiofrequenz in der Umgebung einer konventionellen

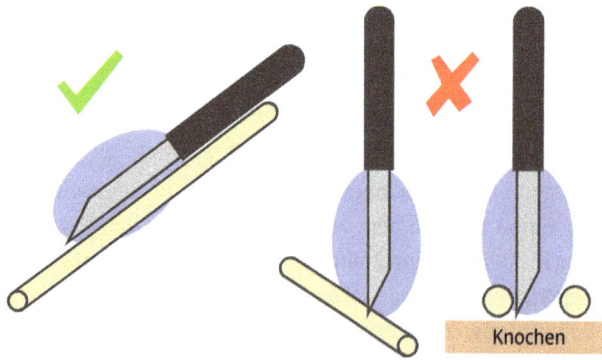

Abb. 6.2: Links korrekte Nadellage parallel zum Nerven, so dass eine lange Strecke koaguliert werden kann. Rechts falsche Nadellage. Liegt die Nadel rechtwinklig zum Nerven, liegt der Nerv ggf. nur unwesentlich oder gar nicht im wirksamen Feld.

Sonde erzeugt wird, an der Spitze der Nadel nur gering ausgeprägt. Es ist vor allem wirksam in der Umgebung entlang der Längsachse der Nadel an der nicht isolierten Spitze (Abb. 6.1).

Daher ist es entscheidend, bei der Denervation eine Nadellage parallel zum Nerven zu wählen, in einem Bereich, in dem der Nerv auch über eine längere Strecke zugänglich ist, um eine möglichst lange Strecke des Nerven zu koagulieren (Abb. 6.2). Der Nerv ist nicht erreichbar in dem Bereich, wo er vom Ligamentum mamilloaccessorium bedeckt wird. Dies bedeutet, dass sich die Injektionstechnik der Denervation deutlich von der Injektion im Rahmen eines MBB unterscheidet.

Im Gegensatz zum MBB muss eine Nadellage parallel zum Nervenverlauf erreicht werden. Dies bedeutet, dass an der LWS eine Einstichstelle in der Haut ca. ein Segment weiter kaudal gewählt werden muss, um einen entsprechenden Winkel zu erreichen (siehe Kapitel 9.3).

Folgende Parameter werden empfohlen:

- Temperatur: 75–90° C.
- Dauer der Wärmeweinwirkung: 60 bis 120 Sekunden.
- Durchmesser der Kanüle: mindestens 18 G.
- Länge der aktiven Spitze: 10 mm, an der HWS ggf. 5 mm.
- Bei konventionellen Sonden mehrere Läsionen pro Nerv.

Unterschiedliche Sonden sind auf dem Markt mit verändertem Design der Spitze der Kanüle aber auch mit verschiedenen Techniken (cooled-RF, bipolare RF). Eine klare Überlegenheit einer bestimmten Art der Sonde gibt es nicht. Möglich ist es, zusätzlich zur Orientierung an den anatomischen Landmarken unter Durchleuchtung eine sensorische oder motorische Teststimulation durchzuführen. Eine Sedierung ist möglich, der Patient sollte aber während der Denervation ansprechbar sein. Das Fortführen von Antikoagulantien oder Thrombozytenaggregationshemmern führt zu keinem relevanten Blutungsrisiko, letztlich sollen aber insbesondere an der HWS Einzelfallentscheidungen getroffen werden. Bei Metallimplantaten (Spondylodese) sollte ein Kontakt der Sonde mit dem Metall vermieden werden. Bei Herzschrittmachern oder implantierten Defibrillatoren bedarf es der engen Zusammenarbeit mit einem Kardiologen, der das Gerät ausschalten und ggf. nach dem Eingriff neu programmieren kann. Ein Neurostimulator sollte für eine RF-Denervation ausgeschaltet werden.

Im Krankheitsverlauf kann eine Denervation bei zunächst positivem Ansprechen aber wiederkehrenden Schmerzen wiederholt werden, auch ohne, dass unbedingt eine erneute Austestung notwendig ist.

Schwerwiegende Komplikationen nach einer RF-Denervation sind sehr selten (Einzelfälle, siehe Kap. 3).

Literatur

[1] Klessinger S, Wiechert K, Deutsche Wirbelsäulengesellschaft. S3-Leitlinie Radiofrequenz-Denervation der Facettengelenke und des ISG. Version 01, 2023. Verfügbar unter: https:www.awmf.org/leitlinien/detail/ll/004-151.html.

7 Interventionen an der HWS

Martin Legat, Stephan Klessinger

Grundsätzlich müssen an der HWS genau wie im thorakalen und lumbalen Bereich Entitäten nozizeptiver von neuropathischer Genese unterschieden werden. Während erstere an der HWS durch arthroligamentäre Ursachen geprägt werden, sind letztere durch entsprechende Neurokompression verursacht.

Vor Interventionen sollten sämtliche konservativen Behandlungsmöglichkeiten ausgeschöpft worden sein. Die Schmerzen sollten über 3 Monate bestehen und ein Schmerzmittelabusus ausgeschlossen sein.

Arthroligamentäre Beschwerden

Bei arthroligamentären Beschwerden stehen die Facettengelenke im Vordergrund. Die Diagnose bzw. die Indikation für einen Eingriff muss anhand der Anamnese, des klinischen Befundes sowie der Bildgebung gefunden werden. Dabei können vom Patienten unterschiedliche Schmerzmuster angegeben werden (Abb. 7.1). Für die Facettengelenke in Höhe Hw1/2 und Hw2/3 kann der Patient seitenbetonte Schmerzen im Bereich des Okziputs angeben. Im Bereich Hw3/4, teilweise auf Höhe Hw4/5, sind Schmerzen bzw. pseudoradikuläre Ausstrahlungen nuchal und im Pars descendens des M. trapezius zu erwarten, für das Facettengelenk Hw5/6 sind Schmerzen im Pars transversus lokalisiert. Für das Facettengelenk Hw6/7 werden häufig Beschwerden im Bereich des dorsalen Schultergürtels angegeben [1].

Klinisch finden sich bei den Patienten bewegungsabhängige Beschwerden, insbesondere die Seitrotation und Seitneigung der Halswirbelsäule rufen im betreffenden Segment häufig Beschwerden hervor. Über den betreffenden Irritationspunkten der Facettengelenke können Verquellungen (M. multifidi) sowie an der Linea nuchae entsprechende Insertionspunkte gefunden werden.

In der Bildgebung können Facettengelenksarthrosen gesehen werden, diese können jedoch auch asymptomatisch vorhanden sein und sind für eine endgültige Diagnose nicht maßgebend. Weiterführend in der Diagnostik sind hier sogenannte diagnostische Blockaden am jeweiligen Medial Branch (MB), welcher nozizeptiv die Facettengelenke versorgt.

Therapeutisch kommen sowohl intraartikuläre Injektionen als auch Interventionen an den MBs in Betracht. Im Bereich der oberen Halswirbelsäule Hw1/2 kann nur die intraartikuläre Technik verwendet werden.

Neuropathische Schmerzen

Hinsichtlich neuropathischer Schmerzen muss ein radikulärer Schmerz anamnestisch, klinisch und eventuell auch elektrophysiologisch nachgewiesen sein. Außerdem ist zu fordern, dass im Vorfeld eine konservative Behandlung mit dementsprechender Medikation, physikalischen Maßnahmen und Physiotherapie keine wesentliche Schmerzbesserung erbrachte.

An der Halswirbelsäule kommt sowohl eine interlaminäre Injektion als auch eine transforaminale Injektion zur Therapie radikulärer Beschwerden in Frage. Beide Verfahren bieten jeweils Vor- und Nachteile. Vorteil des transforaminalen Zugangs ist die spezifische Applikation an die betroffene Nervenwurzel. Dadurch sind auch diagnostische Injektionen möglich. Ein Nachteil ist das Risiko einer intraarteriellen Injektion. Bei einer interlaminären Injektion ist das Risiko einer intraarteriellen Injektion sehr viel geringer, dafür besteht das Risiko eines spinalen Hämatoms und einer Rückenmarksverletzung. Oftmals ist es nicht möglich, die Injektion im Level der Pathologie durchzuführen. In einem aktuellen Review mit GRADE Auswertung aus dem Jahr 2022 [2] finden sich keine signifikanten Unterschiede in der Effektivität beider Methoden. Beide Techniken sollten nur von Ärzten mit ausgiebiger Erfahrung in Durchleuchtungs-gesteuerten Eingriffen durchgeführt werden.

Aufklärung

Vor einer Blockade am Medial Branch ist der Patient darauf hinzuweisen, dass es sich lediglich um eine diagnostische und keine therapeutische Prozedur handelt. Er sollte über die normalen Risiken einer Injektion wie Blutungen, Infek-

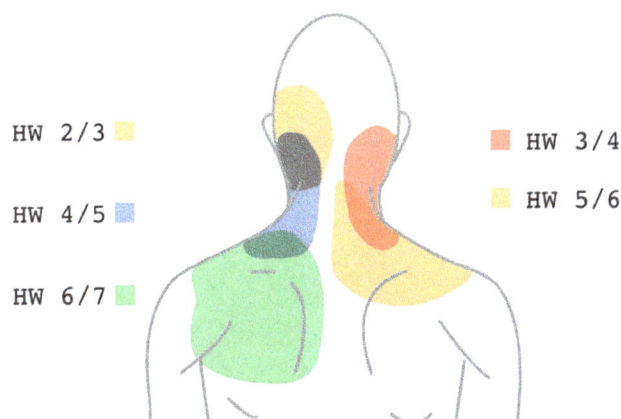

Abb. 7.1: Pain Map mit Darstellung der Schmerzmuster für Gelenke unterschiedlicher Höhen.

HW 2/3

HW 4/5

HW 6/7

HW 3/4

HW 5/6

https://doi.org/10.1515/9783111171746-007

tionen oder allergische Reaktionen und insbesondere bei der Diagnostik an der oberen Halswirbelsäule über Ataxien aufgeklärt werden [3]. Bei der intraartikulären Injektion von lateral sollte zusätzlich über eine Verletzung des Rückenmarks unterrichtet werden.

Bei der transforaminalen und interlaminären Injektion muss zusätzlich über eine Punktion des Duralsackes mit spinalem Kopfschmerz und Arachnoiditis, sowie einer Verletzung des Rückenmarkes unterrichtet werden. Der Patient muss über eine temporäre Muskelschwäche und die Harmlosigkeit derselben Bescheid wissen. Speziell bei der transforaminalen Injektion ist eine Punktion das Rückenmark versorgender Arterien möglich, welche Endarterien darstellen und damit zu einem Rückenmarks-Infarkt führen können [4–6]. Punktionen der Arteria vertebralis können einen Hirninfarkt auslösen und zu schwerwiegenden Komplikationen führen.

7.1 Intraartikulärer Zugang Hw1/2

Die seitlichen Gelenke zwischen Hw1 und Hw2 sind eine mögliche Ursache für Nacken- und Kopfschmerzen bzw. zervikogenen Kopfschmerz. Ursächlich können degenerative Prozesse und Verletzungen (Schleudertrauma) sein. Häufig findet sich ein Schmerz im oberen Nacken, der in den Hinterkopf und in Richtung Ohr ausstrahlt.

7.1.1 Röntgenanatomie

Für die seitlichen Gelenke Hw1/2 kommt nur ein dorsaler Zugang in Frage. Der Patient ist in Bauchlage gelagert. Dabei erfolgt die Lagerung des Kopfes in einem runden Gelkissen, sodass die Atmung nicht behindert ist. Begonnen wird mit einer Röntgenstrahlausrichtung anterior-posterior. Überlagerung durch die Zahnreihen, insbesondere bei teilweisem oder ganzem Zahnersatz, müssen berücksichtigt werden. Hilfreich ist hier, wenn der Patient die Mundöffnung variieren kann. Durch Kippung (nach kaudal) sollte der Gelenkspalt Hw1/2 orthograd eingestellt werden. Zugleich muss aber der dorsale Atlasbogen identifiziert werden (Abb. 7.2), da dieser den Zugang zum Gelenk nicht blockieren darf, ggf. ist ein Kompromiss bei der Kippung notwendig.

Eine Reihe relevanter anatomischer Strukturen müssen berücksichtigt werden. Zunächst sollte klar sein, wo im Spinalkanal die Grenzen des Duralsackes verlaufen (Abb. 7.2). Dann muss die A. vertebralis bedacht werden, die in der Regel bei Hw2 den intraossären Verlauf verlässt und an der Lateralseite des Wirbelbogens von Hw1 entlangläuft, bis sie dort an der Oberkante nach mediadorsal umschwenkt (Abb. 7.2). Schließlich kreuzt die Nervenwurzel C2 den Gelenkspalt Hw1/2. Das Spinalganglion C2 liegt in der Regel über dem medialen Drittel des Gelenkes (Abb. 7.2). Es bleibt also nur ein sehr kleiner Zugangsbereich zum Gelenk. Daraus folgt, dass die optimale Nadelpositionierung in der Mitte des äußeren Drittels des jeweiligen Gelenkspaltes stattfindet (Abb. 7.2). Zur Tiefenkontrolle sollte zunächst Knochenkontakt mit Hwk2 erfolgen, dann erst wird die Nadel in das Gelenk manövriert. Eine gebogene Nadel kann hilfreich sein.

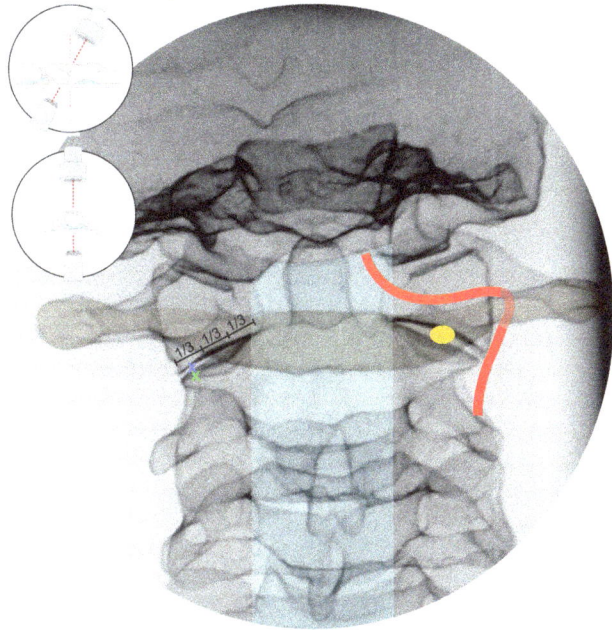

Abb. 7.2: Schematische Darstellung der oberen Halswirbelsäule. Eine leichte Kippung nach kaudal wurde durchgeführt, damit der Gelenkspalt orthograd getroffen wird und der dorsalen Atlasbogen (braun eingefärbt) nicht im Zugangsbereich liegt. Die Grenzen der Dura sind hellblau dargestellt. Die Position des Spinalganglions C2 ist gelb markiert, die Arteria vertebralis ist rot dargestellt. Der Zugang zum Gelenk wurde mit einem blauen Kreuz gekennzeichnet. Allerdings sollte zunächst zur Tiefenkontrolle Knochenkontakt mit HW2 gesucht werden, daher entspricht das grüne Kreuz der Hauteinstichstelle und dem ersten Zielpunkt.

1. Patient in Bauchlage, Polsterung des Kopfes, so dass das Atmen leicht möglich ist.

2. Kippen des C-Bogens (oder Flexion des Kopfes), bis der Gelenkspalt orthograd eingestellt ist und der dorsale Atlasbogen die Zielregion nicht verdeckt (Abb. 7.2).

3. Ggf. Öffnen des Munds, um Fremdmaterial in den Zähnen im Zielgebiet zu vermeiden.

4. Hauteinstichpunkt: Knochenkante Hw2 in Höhe der Mitte des lateralen Drittels des Gelenkspalts (Abb. 7.3).

5. Nadelinsertion, intermittierende Kontrolle mittels Bildwandler.

6. Knochenkontakt mit Hw2 direkt benachbart zur Gelenkeintrittsstelle (Abb. 7.4).

7. Manövrieren über die Knochenkante und weiteres Vorschieben (nur wenige mm) bis die dorsale Gelenkkapsel punktiert werden kann. Diese bietet oft nur einen geringen Widerstand ist (Abb. 7.5).

8. Spätestens zu diesem Zeitpunkt sollte eine Kontrolle im seitlichen Strahlengang erfolgen (Abb. 7.6)

9. Injektion von Kontrastmittel.

10. Beurteilung des Arthrogramms ap und seitlich.

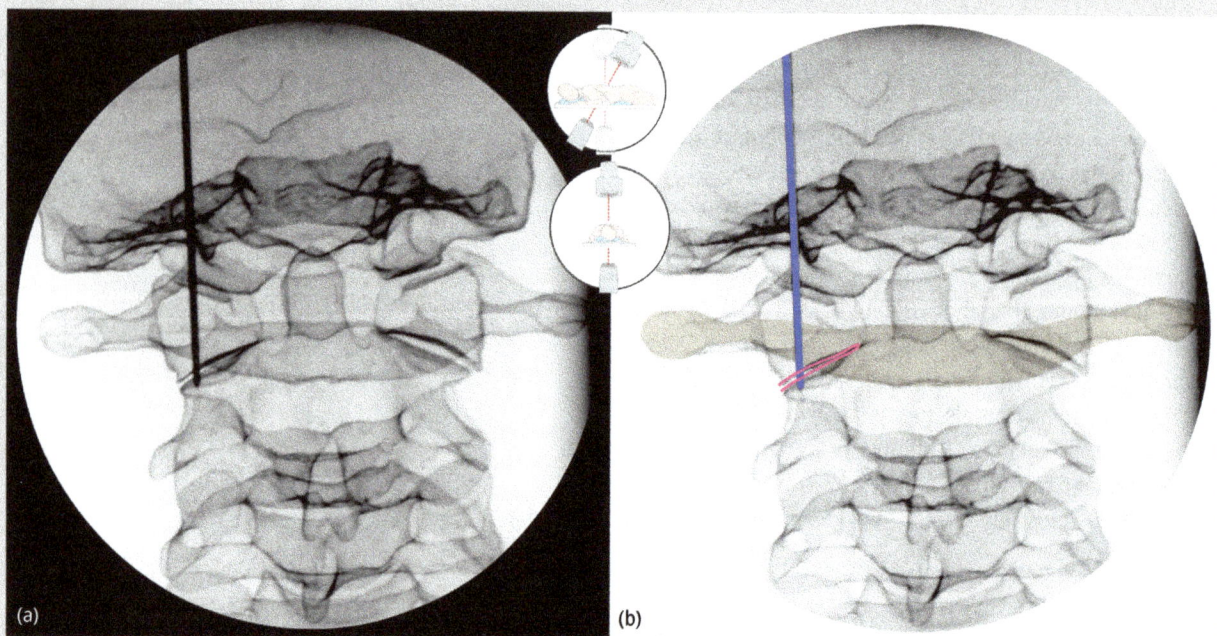

Abb. 7.3: (a): ap-Bild mit leichter kaudaler Kippung, um den Gelenkspalt orthograd einzustellen und damit der dorsale Atlasbogen nicht die Zielregion überlappt. Die Hauteinstichstelle über dem Knochen von Hw2 in der Nähe des lateralen Gelenkspalts wurde mit einem Zeigestab markiert. (b): Schematische Darstellung. Der dorsale Atlasbogen wurde braun eingefärbt, die Begrenzung des Gelenkspalts wurde rosa markiert. Der Zeigestab zur Markierung der Hauteinstichstelle ist blau dargestellt.

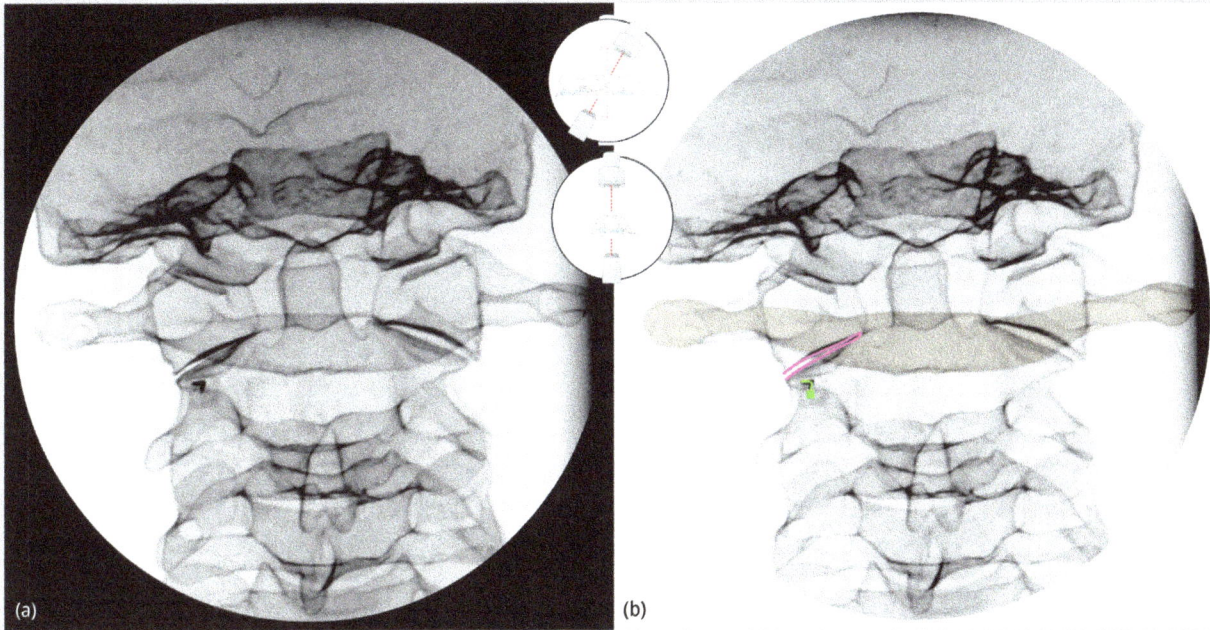

Abb. 7.4: (a): ap-Bild mit leichter kaudaler Kippung. Die Nadel wurde vorgeschoben, bis Knochenkontakt mit Hw2 besteht. (b): Schematische Darstellung. Der dorsale Atlasbogen wurde braun eingefärbt, die Begrenzung des Gelenkspalts wurde rosa markiert. Die Nadel ist grün dargestellt.

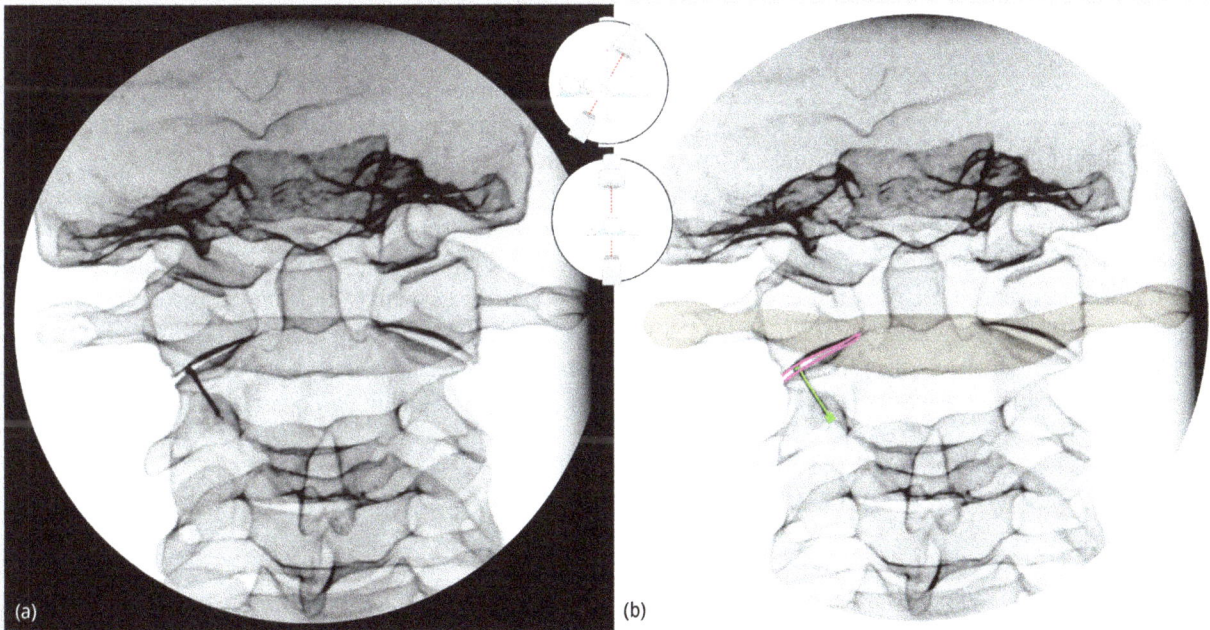

Abb. 7.5: (a): ap-Bild mit leichter kaudaler Kippung. Die Nadel wurde über den Knochenrand in das Gelenk manövriert. (b): Schematische Darstellung. Der dorsale Atlasbogen wurde braun eingefärbt, die Begrenzung des Gelenkspalts wurde rosa markiert. Die Nadel ist grün dargestellt.

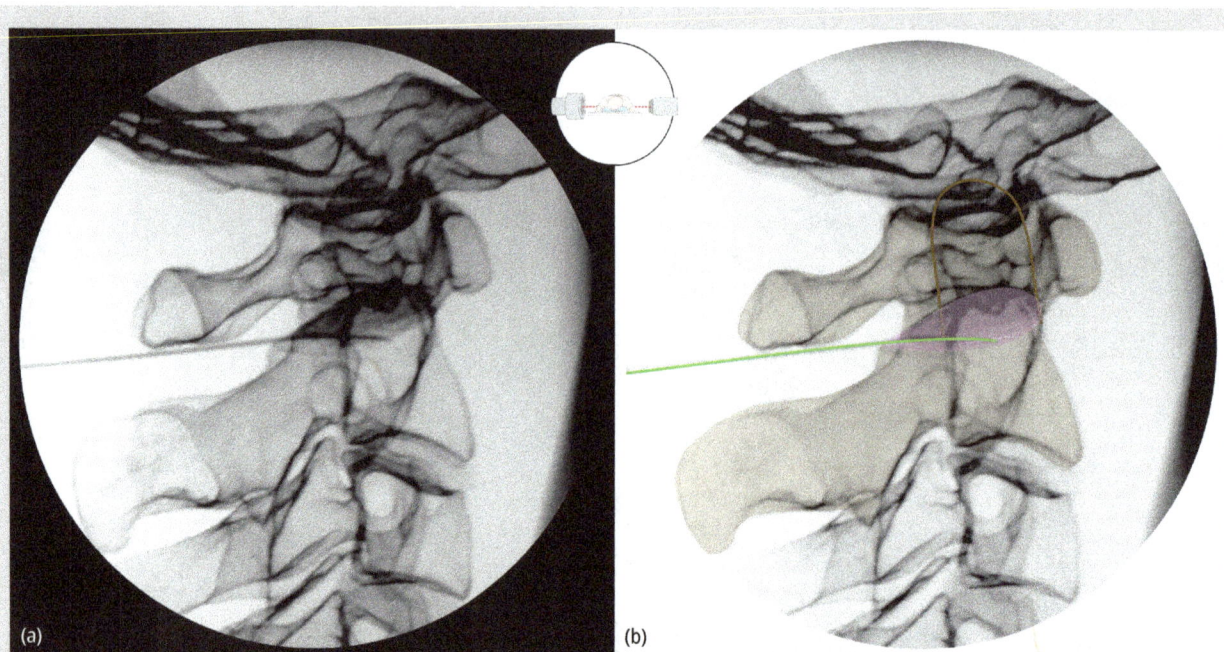

Abb. 7.6: (a): Seitliche Darstellung der Nadel im Gelenk Hw1/2. (b): Schematische Darstellung. Der Atlas und Teile von Hw2 wurden braun eingefärbt, der Dens axis wurde nur braun umrandet. Die schräg angeschnittene Gelenkfläche ist rosa markiert. Die Nadel ist grün dargestellt.

7.1.3 Evidenz

In einer longitudinalen Beobachtungsstudie [7] wurden 115 Patienten mit zervikogenem Kopfschmerz untersucht. 32 (28 %) hatten Symptome passend zum Gelenk Hw1/2 und wurden mit einer intraartikulären Injektion mit Lokalanästhesie und Cortison behandelt. 47 % der Patienten waren schmerzfrei, 81 % hatten eine Schmerzreduktion ≥ 50 %, meist kurzzeitig. In einer anderen Studie wurden 135 Injektionen retrospektiv ausgewertet [8]. Bei 18,5 % der Patienten wurden Komplikationen beobachtet, entweder kam es zu einem vermehrten Schmerz nach dem Eingriff oder zu einer vaskulären Kontrastmittelanreicherung. In einer retrospektiven Studie von Glemarec et al. [9] waren nach 20 Monaten 50 % der 16 Patienten schmerzfrei nach Cortison-Injektion. Auch eine randomisierte Studie [10], die eine Injektion mit Lokalanästhesie und Cortison verglichen hat mit einer Injektion von nur Lokalanästhesie und oral Cortison zeigte nach 3 Monaten signifikant bessere Ergebnisse für die Injektionen mit Cortison.

7.2 Intraartikulärer Zugang Hw2/3 bis Hw6/7

7.2.1 Röntgenanatomie

Im Bereich der Höhen Hw2/3 bis Hw5/6 ist bei entsprechender Lagerung des Patienten sowohl ein Zugang von lateral als auch von dorsal möglich. In Höhe Hw6/7 und Hw7/Bw1 ist bei einem lateralen Zugang je nach Physiognomie des Patienten häufig die Schulterkontur überlagernd. Zudem darf bei einem lateralen Zugang die Nadel nicht zu weit vorgeschoben werden, damit eine Durapunktion vermieden wird. Niemals sollte die Nadel medial vom Processus uncinatus liegen. Bei einem dorsalen Zugang ist ein Kippen des C-Bogens weit nach kaudal notwendig, um den Gelenkspalt orthograd einzustellen.

Der therapeutische und diagnostische Nutzen intraartikulärer Injektionen wurde bisher nicht validiert. Insbesondere ist eine intraartikuläre Injektion nicht als Test vor einer Radiofrequenz-Denervation geeignet. Häufig ist die Gelenkkapsel durchlässig, so dass sich Medikamente, die in das Gelenk injiziert werden, auch außerhalb des Gelenks ausbreiten können.

7.2.2 Intervention lateral

An Materialien wird empfohlen:
- Nadel: 25–27 G Spinalnadel (Quincke)
- Doppelverbindungsröhrchen (damit kann eine getrennte Applikation der Medikation erreicht werden)
- Kontrastmittel
- Lokalanästhetikum
- Cortison

1. Patient in Seitenlage, auch Bauchlage ist möglich, Rotation vermeiden.

2. Lateraler Strahlengang, Gelenkspalt orthograd.

3. Durch geringe Rotation kann der ipsilateral Gelenkspalt vom kontralateralen Gelenkspalt unterschieden werden.

4. Zielpunkt: direkt über dem Gelenkspalts (Abb. 7.7).

5. Nadelinsertion, intermittierende Kontrolle mittels Bildwandler.

6. Weiteres Vorschieben bis die Gelenkkapsel erreicht ist, das Eindringen in das Gelenk ist spürbar (Abb. 7.8).

7. Beurteilung der Nadelposition zusätzlich im ap-Bild (7.9).

8. Injektion von Kontrastmittel.

9. Beurteilung des Arthrogramms.

10. Injektion der Medikamente.

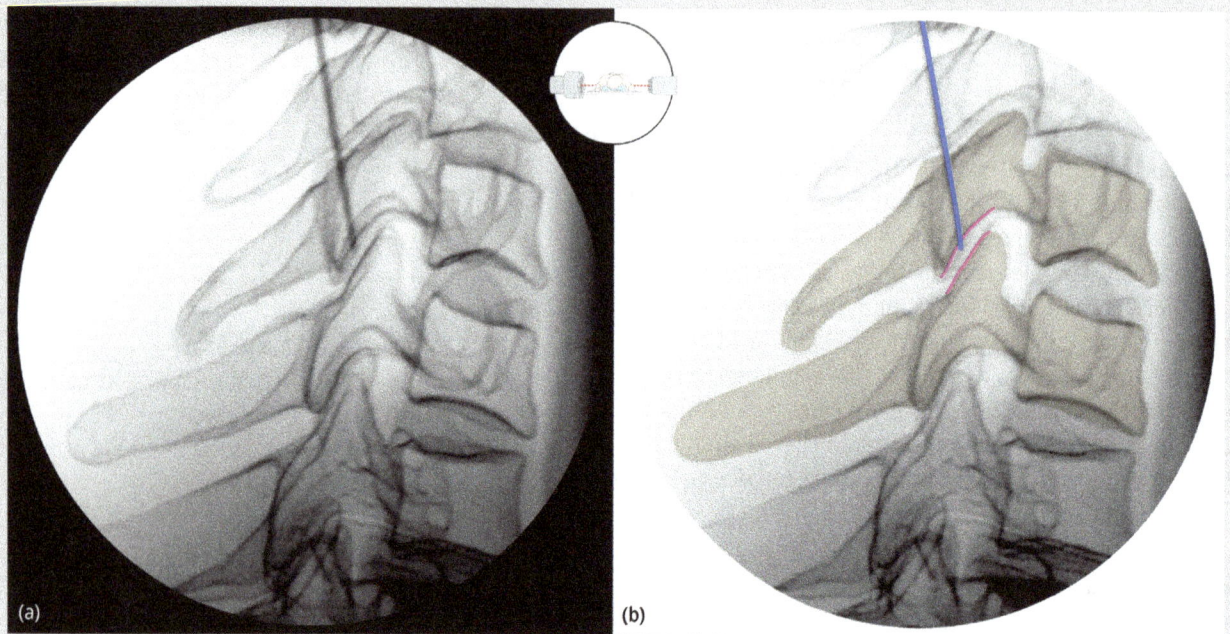

Abb. 7.7: (a): Seitliches Bild. Die Hauteinstichstelle über dem Gelenkspalt Hw5/6 wurde mit einem Zeigestab markiert. (b): Schematische Darstellung. Die beiden benachbarten Wirbel wurden braun eingefärbt, die Begrenzung des Gelenkspalts wurde rosa markiert. Der Zeigestab zur Markierung der Hauteinstichstelle ist blau dargestellt.

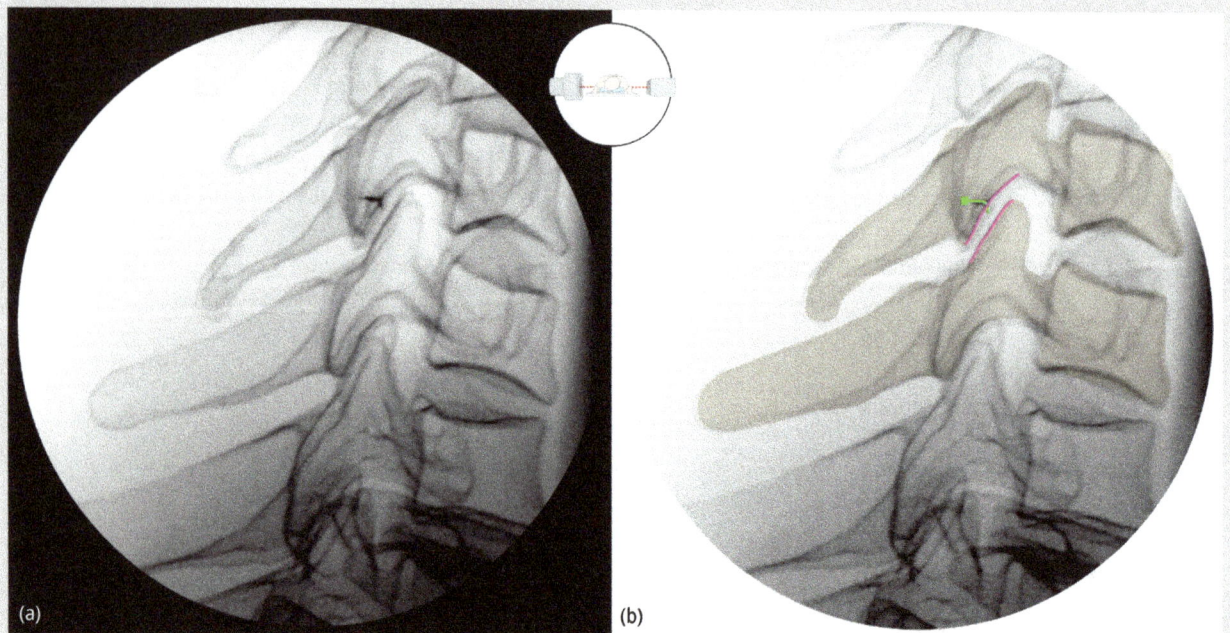

Abb. 7.8: (a): Seitliches Bild. Die Nadelspitze liegt nun im Gelenk. (b): Schematische Darstellung. Die beiden benachbarten Wirbel wurden braun eingefärbt, die Begrenzung des Gelenkspalts wurde rosa markiert. Die Nadel ist grün dargestellt.

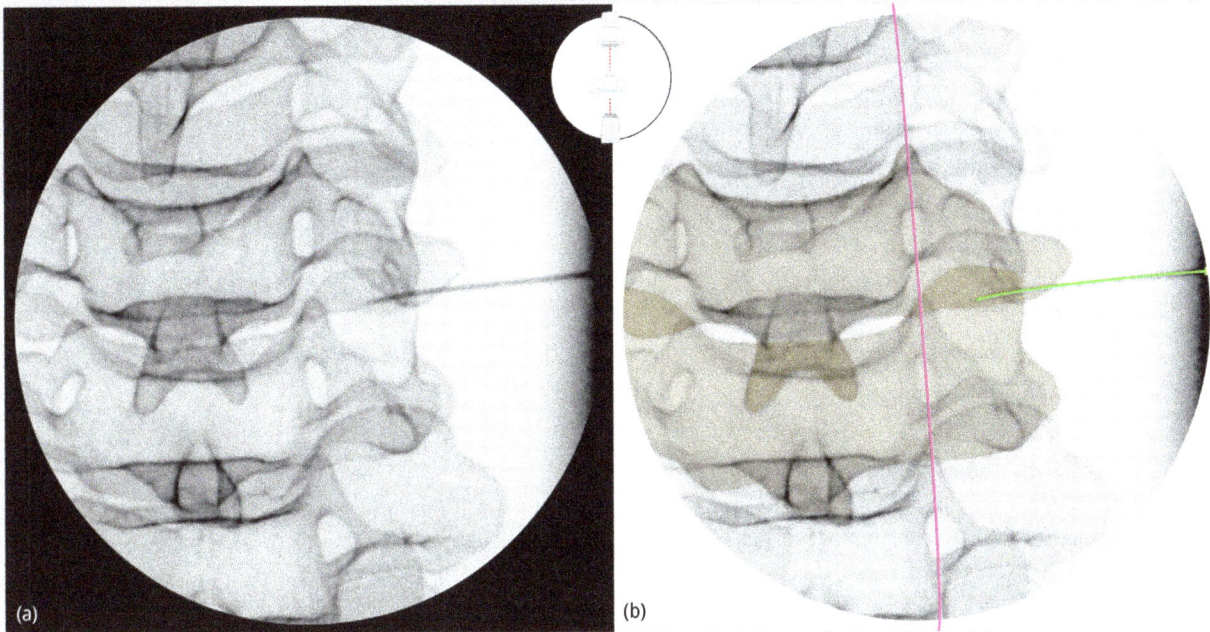

Abb. 7.9: (a): Darstellung ap. Die Nadel liegt im Gelenk. (b): Schematische Darstellung. Die beiden benachbarten Wirbel wurden braun eingefärbt. Die Nadel ist grün dargestellt. Eine fiktive Linie durch die Processus uncinati ist rosa eingezeichnet. Diese Linie darf mit der Nadel nicht überschritten werden, da die Nadel ansonsten im Spinalkanal liegt.

7.2.3 Intervention dorsal

An Materialien wird empfohlen:
– Nadel: 25 G Spinalnadel (Quincke)
– Doppelverbindungsröhrchen (damit kann eine getrennte Applikation der Medikation erreicht werden)
– Kontrastmittel
– Lokalanästhetikum
– Cortison

1. Patient in Bauchlage, Rotation vermeiden, etwas Anteroflexion.

2. Zunächst ap Strahlengang.

3. Dann deutliche kaudale Kippung, bis der Gelenkspalt orthograde dargestellt ist.

4. Zielpunkt: direkt über dem Gelenkspalt (Abb. 7.10).

5. Nadelinsertion, intermittierende Kontrolle mittels Bildwandler.

6. Weiters Vorschieben, bis die Gelenkkapsel erreicht ist, das Eindringen in das Gelenk ist spürbar (Abb. 7.11).

7. Beurteilung der Nadelposition zusätzlich im lateralen Bild (7.12).

8. Injektion von Kontrastmittel.

9. Beurteilung des Arthrogramms.

10. Injektion der Medikamente.

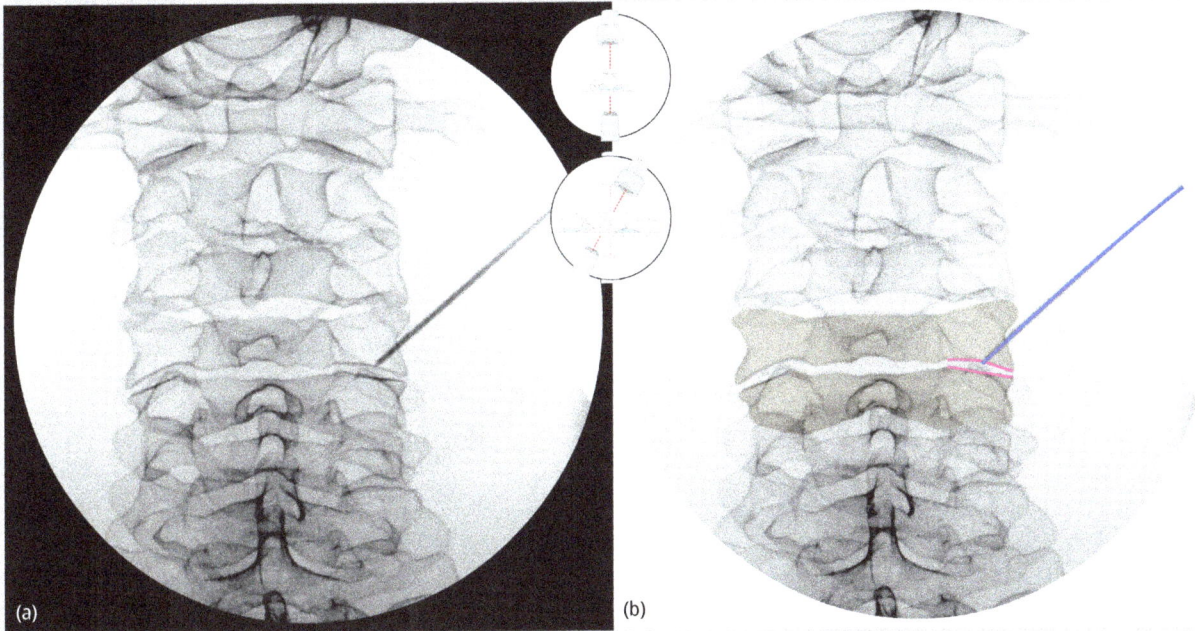

Abb. 7.10: (a): ap-Bild. Die Hauteinstichstelle über dem Gelenkspalt Hw5/6 wurde mit einem Zeigestab markiert. (b): Schematische Darstellung. Die beiden benachbarten Laminae wurden braun eingefärbt, die Begrenzung des Gelenkspalts wurde rosa markiert. Der Zeigestab zur Markierung der Hauteinstichstelle ist blau dargestellt.

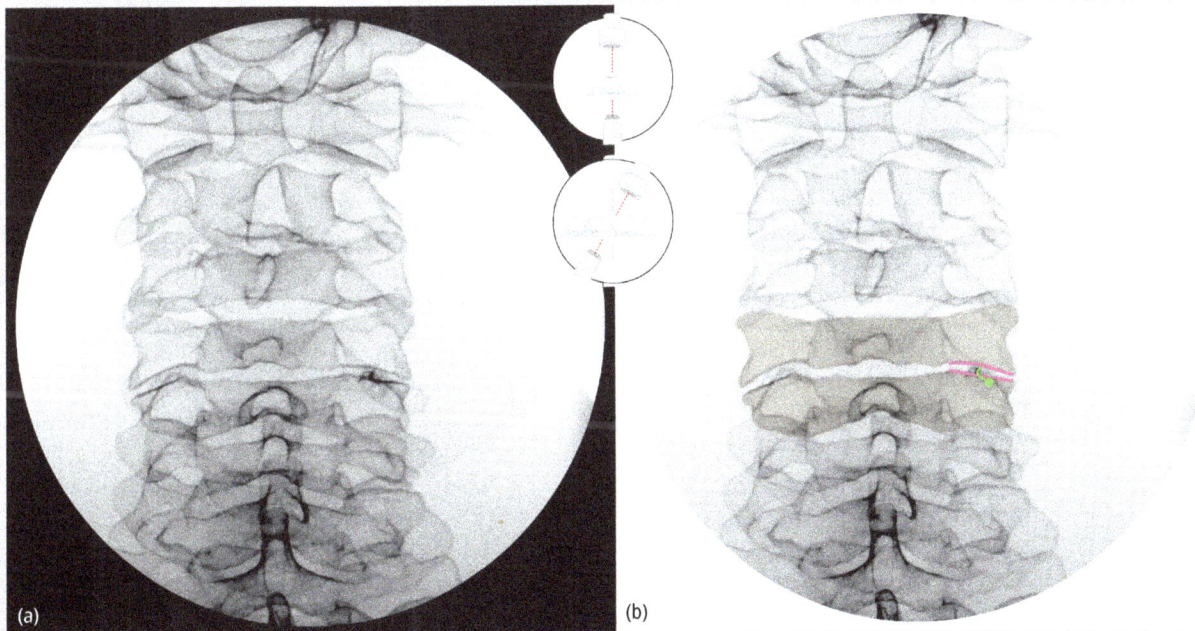

Abb. 7.11: (a): ap-Bild. Die Nadelspitze liegt nun im Gelenk. (b): Schematische Darstellung. Die beiden benachbarten Laminae wurden braun eingefärbt, die Begrenzung des Gelenkspalts wurde rosa markiert. Die Nadel ist grün dargestellt.

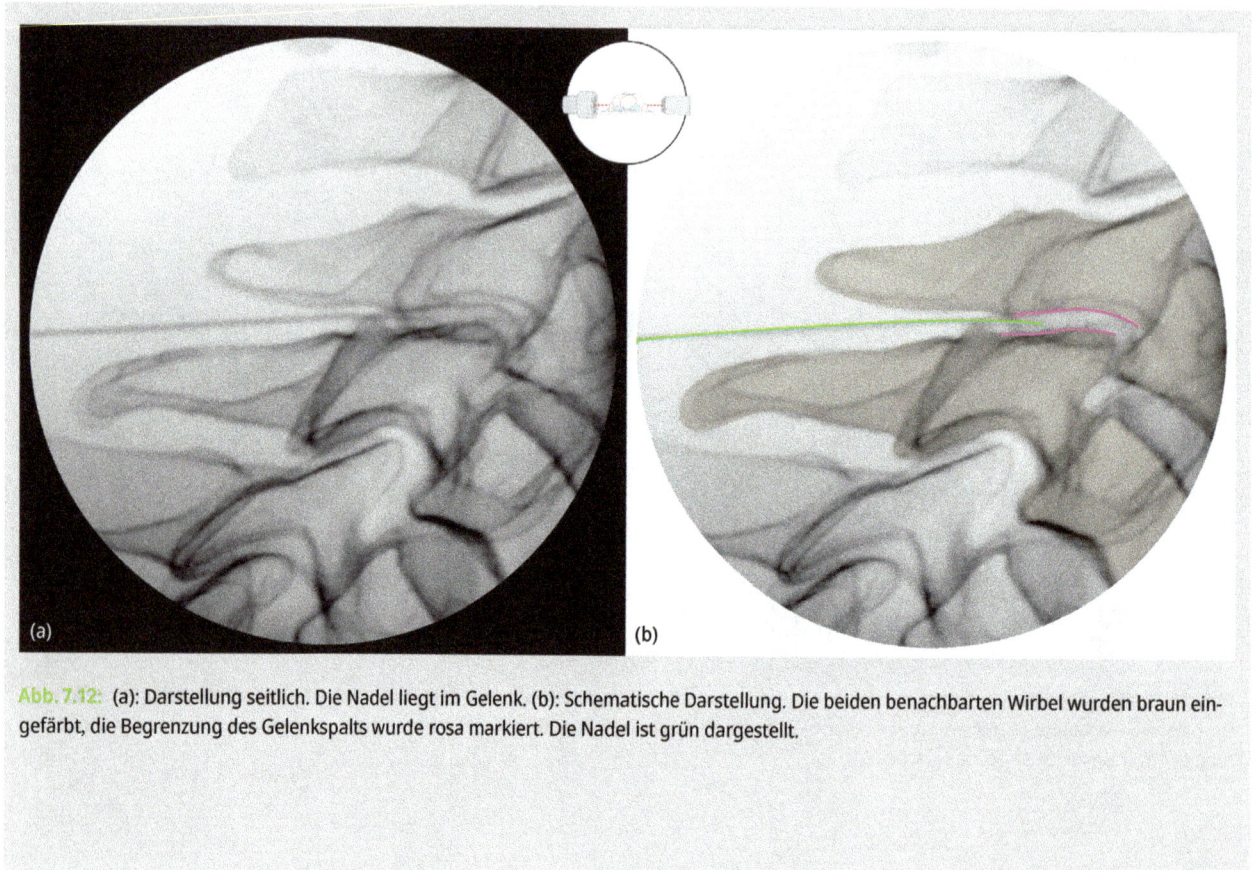

Abb. 7.12: (a): Darstellung seitlich. Die Nadel liegt im Gelenk. (b): Schematische Darstellung. Die beiden benachbarten Wirbel wurden braun eingefärbt, die Begrenzung des Gelenkspalts wurde rosa markiert. Die Nadel ist grün dargestellt.

7.2.4 Evidenz

Zur Diagnostik insbesondere vor einer Radiofrequenztherapie sind intraartikuläre Injektionen nicht geeignet [11,12]. Die Evidenz für intraartikuläre Injektionen von Cortison ist sehr limitiert. Es existieren zwei ältere randomisierte Studien: Einmal wurde 2012 die Injektion von Cortison mit Lokalanästhesie mit einer Injektion von Lokalanästhesie allein verglichen [13], ohne dass signifikante Unterschiede auftraten. Die andere Studie aus dem Jahr 1994 [14] hat intraartikuläre Injektionen mit alleiniger konservativer Therapie verglichen und einen positiven Effekt bezüglich der Beweglichkeit der HWS und der Schmerzreduktion gefunden.

7.3 Medial Branch Block und Third Occipital Nerve Block

Mittels einer sogenannten diagnostischen Blockade des Medial Branch (MBB) kann eine Aussage getroffen werden, ob das jeweilig betroffene Facettengelenk eine Schmerzursache ist. Ein MBB ist die Testblockade vor einer Radiofrequenz-Denervation. In der Leitlinie zur Radiofrequenz-Denervation (2023) wird die zweimalige Durchführung gefordert, dabei sollte ein Schmerzreduktion von mindestens 50 % erreicht werden [12].

Die Spinalnerven C1 bis C8 zweigen sich auf in einen Ramus meningeus, einen Ramus anterior, der den Plexus cervicobrachialis bildet und in einen Ramus posterior. Der Ramus posterior C1 ist rein motorisch, deshalb existiert kein Dermatom C1. Der Ramus posterior aus C2 bildet den N. occipitalis major. Der Ramus posterior C3 bildet zwei Rami mediales, einen tief liegenden, der entsprechend den Rami mediales der weiter kaudal liegenden Level verläuft, und einen oberflächlichen Ast, der das Facettengelenk Hw2/3 inneriviert und als „Third occipital nerve" (TON) die Musculi semispinales capiti versorgt und die Haut über der Subokzipitalregion. Die Rami posteriores C4 bis C8 verzweigen in einen Ramus lateralis und einen Ramus medialis (Medial Branch). Der Ramus medialis versorgt die Nackenmuskulatur aber auch die Facettengelenke mit jeweils einem aufsteigenden und einem absteigenden Ast, so dass jedes Facettengelenk von zwei Rami mediales versorgt wird (das Facettengelenk Hw5/6 z. B. vom Ramus medialis C5 und vom Ramus medialis C6). Bei einer diagnostischen Testblockade muss in Höhe Hw2/3 lediglich der TON adressiert werden, an den Gelenken Hw3/4 bis Hw7/Bw1 müssen jeweils zwei Rami mediales blockiert werden.

7.3.1 Röntgenanatomie

Mit einer direkten seitlichen Einstellung der betreffenden Wirbel wird erreicht, dass sich die Silhouetten der jeweiligen Massa lateralis direkt überlagern und die Form eines Trapezes bilden.

Der TON ist im Verlauf des Gelenkspaltes Hw2/3 lokalisiert. Dabei kann er einen variablen Verlauf haben. So konnte er in anatomischen Präparaten kranial des Processus superius von Hw3, aber auch in der Höhe des unteren Neuroforamens Hw2/3 gefunden werden. Die MBs laufen quer diagonal über die Massa lateralis. Während sie dies für Hw3 und Hw7 im jeweiligen kranialen Anteil tun, verlaufen sie für Hw4–6 im mittleren Anteil. (Abb. 7.13).

Damit liegt der Zielpunkt für die MBs C4 bis C6 im Zentrum des Trapezes. Für den das Facettengelenk Hw7/Bw1 versorgenden MB C7 wird dieser im vorderen oberen Quadranten des Trapezes aufgesucht. Das Gleiche gilt für den MB C3. Für den TON wird im lateralen Zugang die Verbindungslinie, welche das Gelenk Hw2/3 senkrecht in der Mitte schneidet, aufgesucht und an 3 Punkten infiltriert.

7.3.2 Intervention

An Materialien wird empfohlen:
- Nadel: 25 G Spinalnadel (Quincke)
- Lokalanästhetikum
- Kontrastmittel

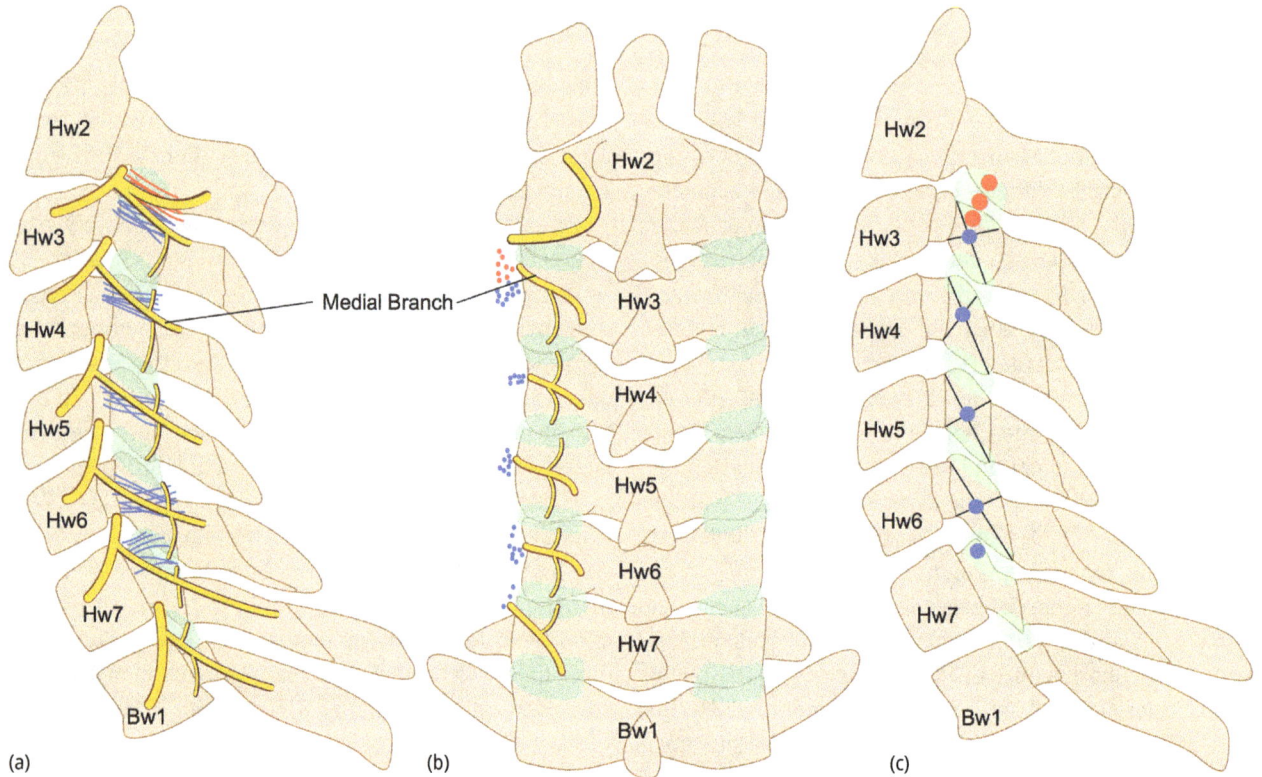

Abb. 7.13: Schematische Darstellung des Verlaufs der Medial Branches (a): seitliches Bild. In blau sind mögliche variable Verläufe des MB eingezeichnet, in rot mögliche variable Verläufe des TON. Der typische MB verläuft in der Mitte des Gelenkfortsatzes. Der MB C7 findet sich meist an der kranialen Spitze des Gelenkfortsatzes von Hw7. Der TON liegt direkt über dem Gelenkspale Hw2/3 (b): Verlauf der MBs im ap *view*. Die MBs sind überwiegend in den Tälern zwischen den Facettengelenken lokalisiert, dies gilt insbesondere für Hw4–6. (c): Die Zielpunkte für einen MBB sind markiert. Der TON benötigt mehrere Zielpunkte kranial vom Gelenkspalt, über dem Gelenkspalt und kaudal vom Gelenkspalt (rot). Die Zielpunkte Hw3-6 findet man, indem ein Kreuz durch das Trapez des Gelenkfortsatzes gelegt wird, der Schnittpunkt ist das Ziel. Bei Hw7 liegt das Ziel an der kranialen Spitze des Gelenkfortsatzes.

1. Patient in Bauchlage, Seitneigung oder Rotation vermeiden. Auch Seitenlage ist möglich.

2. Lateraler Strahlengang, Massa lateralis des betreffenden Levels orthograd.

3. Zielpunkte:
   - TON: in Mitte des Gelenkspalts Hw2/3 sowie 2 mm darüber und 2 mm darunter (Abb. 7.14).
   - Zielpunkt C4–6: Mitte der Massa lateralis/Trapez (Abb. 7.16).
   - Zielpunkt C7: vorderer oberer Quadrant des Trapezes (Abb. 7.18).

4. Nadelinsertion, Kontrolle mittels Bildwandler.

5. Bei Knochenkontakt ap-Kontrolle (Abb. 7.15, Abb. 7.17, Abb. 7.19)

6. Injektion von < 0,5 ml Kontrastmittel (Abb. 7.20).

7. Beurteilung, ob das Kontrastmittel den MB erreicht.

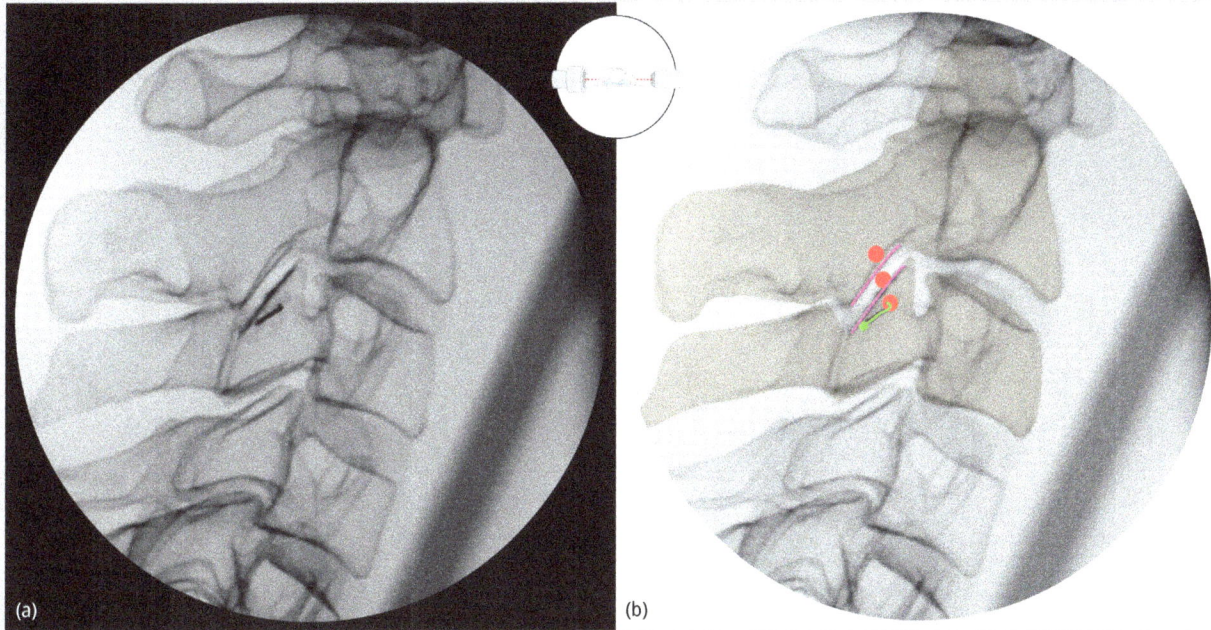

Abb. 7.14: (a): *Target view* von lateral für die diagnostische Blockade des TON kaudal des Gelenkspaltes Hw2/3. (b): Schematische Darstellung. Hw2 und Hw3 sind braun eingefärbt, die Nadel, die den unteren Zielpunkt erreichen soll, ist grün dargestellt, die Begrenzung des Gelenkspalts wurde rosa markiert. Die 3 Zielpunkte, die blockiert werden sollten, sind rot markiert.

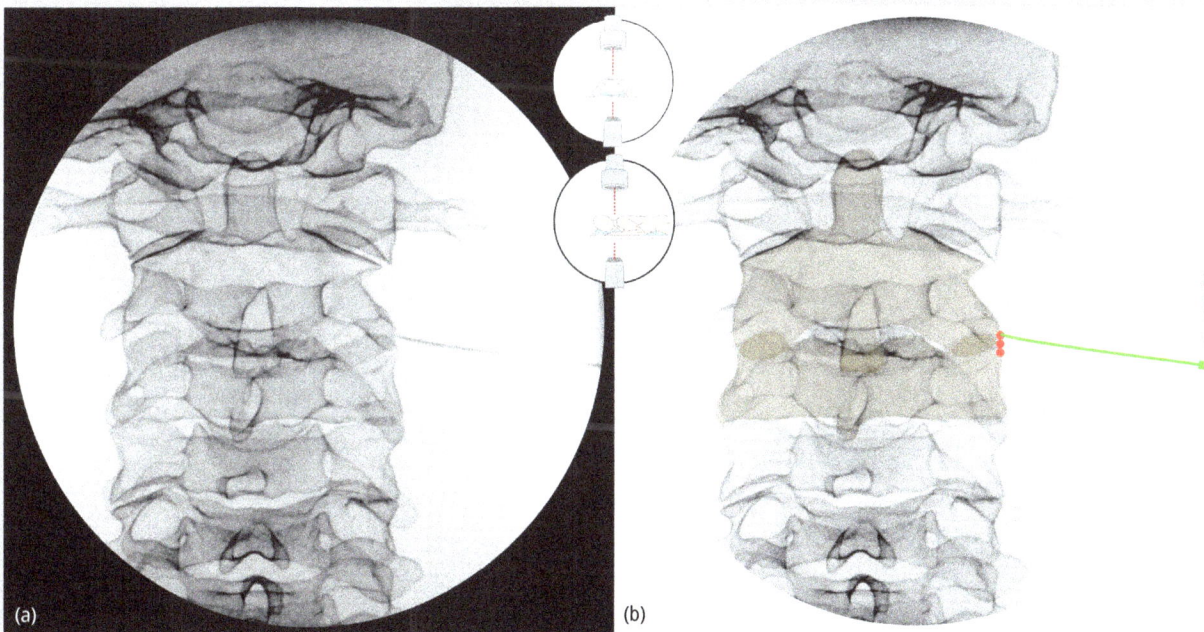

Abb. 7.15: (a): Kontrolle der Nadellage ap für die diagnostische Blockade des TON kaudal des Gelenkspaltes Hw2/3. (b): Schematische Darstellung. Hw2 und Hw3 sind braun eingefärbt, die Nadel ist grün dargestellt. Die 3 Zielpunkte, die blockiert werden sollten, sind rot markiert.

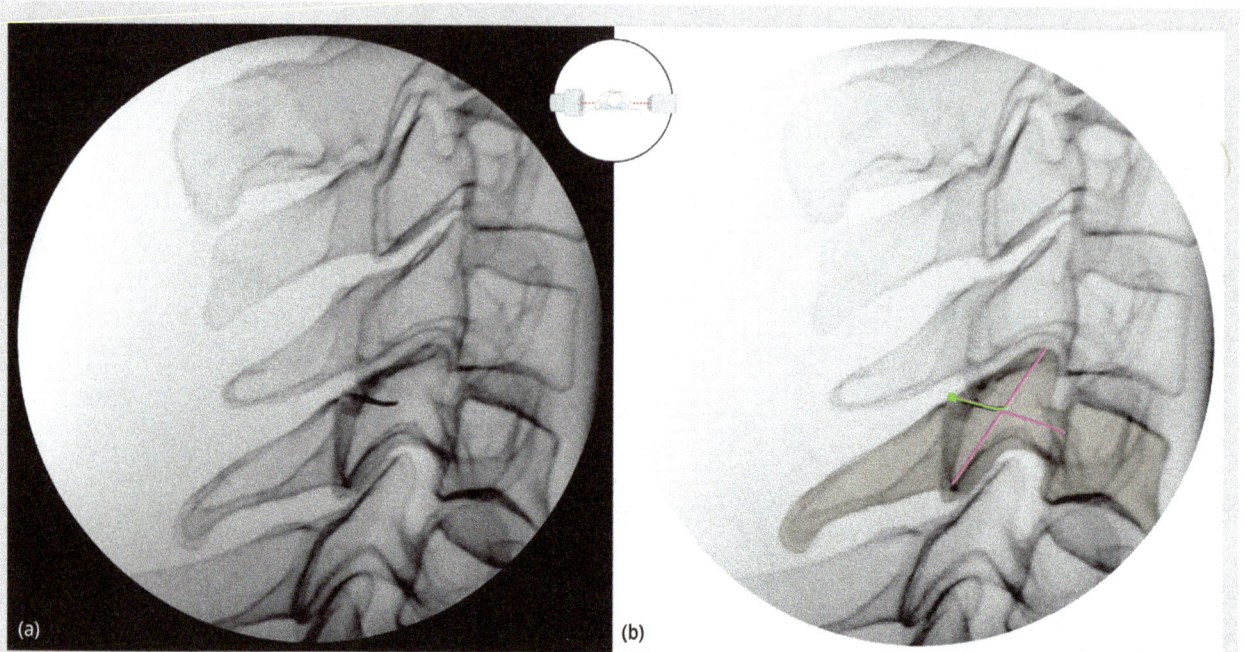

Abb. 7.16: (a): *Target view* von lateral für die diagnostische Blockade des MBB C5. (b): Schematische Darstellung. Hw5 ist braun eingefärbt, die Nadel ist grün dargestellt. Der Zielpunkte ist durch den Schnittpunkt der Diagonalen des Trapezes (Massa lateralis) definiert (rosa Linien).

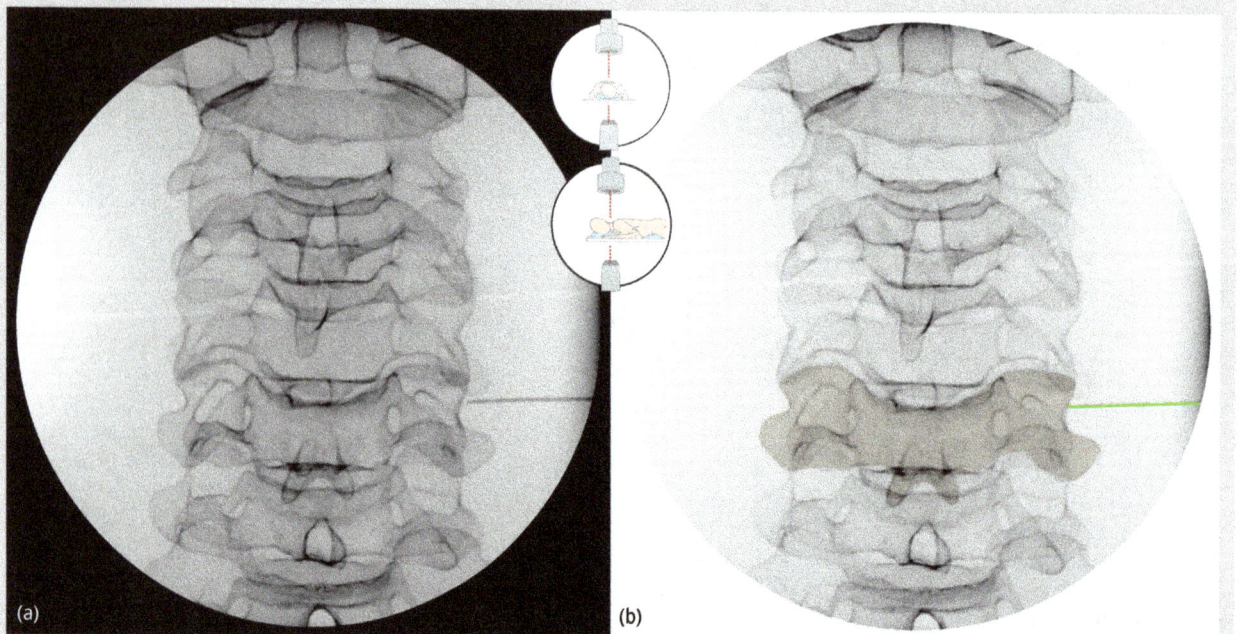

Abb. 7.17: (a): Kontrolle der Nadellage ap für die diagnostische Blockade des MBB C5. (b): Schematische Darstellung. Hw5 ist braun eingefärbt, die Nadel ist grün dargestellt.

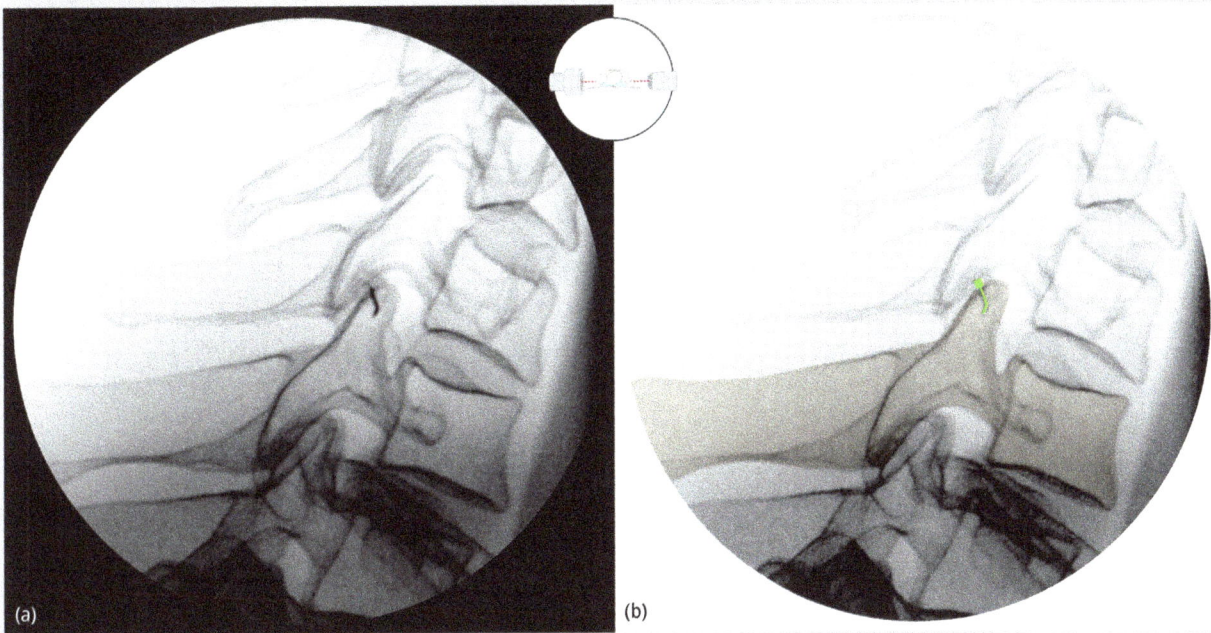

Abb. 7.18: (a): *Target view* von lateral für die diagnostische Blockade des MBB C7. (b): Schematische Darstellung. Hw7 ist braun eingefärbt, die Nadel ist grün dargestellt.

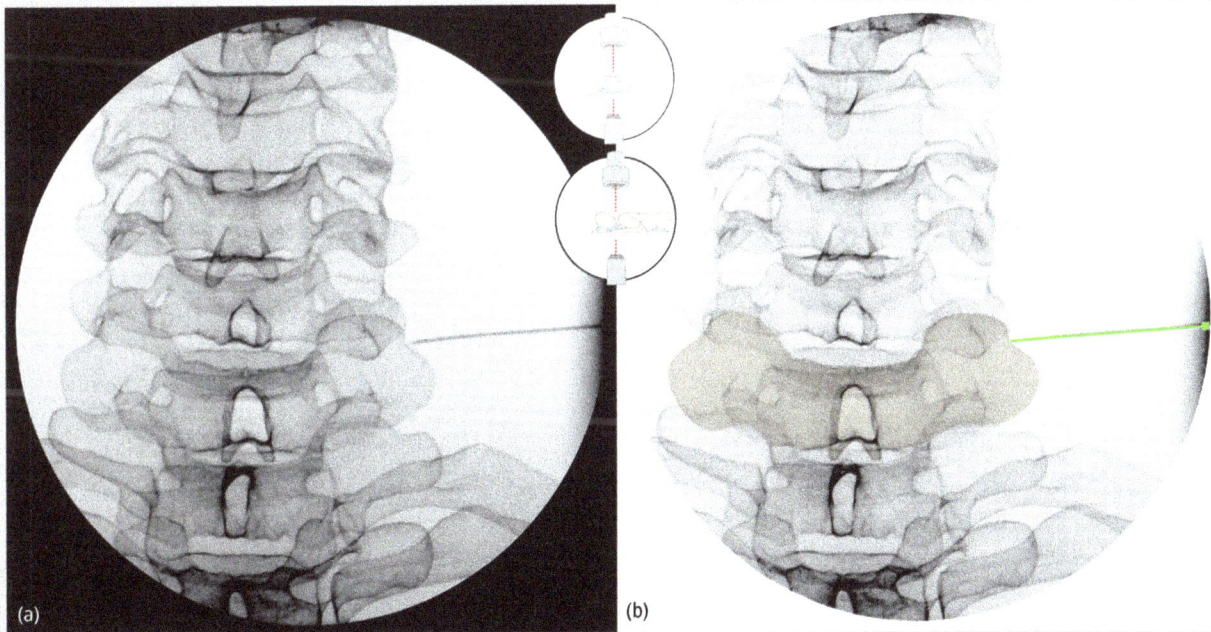

Abb. 7.19: (a): Kontrolle der Nadellage ap für die diagnostische Blockade des MBB C7. (b): Schematische Darstellung. Hw7 ist braun eingefärbt, die Nadel ist grün dargestellt.

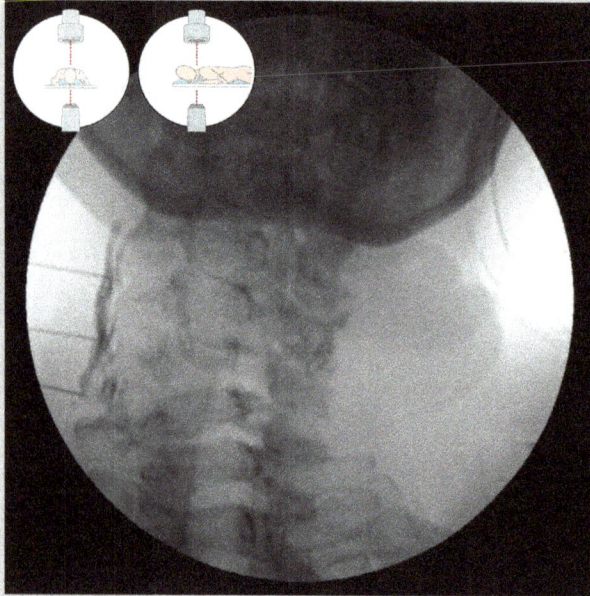

Abb. 7.20: Typische Darstellung der Kontrastmittelanreicherung im ap *view* lateral der Massa lateralis.

7.3.3 Evidenz

Zur Diagnostik und Prognostik sind sogenannte kontrollierte Blockaden, also mindestens zweimalige Injektionen am MB notwendig, um eine Aussage treffen zu können [12].

Unter diesen Kriterien haben diese Injektionen (konkordant und komparativ) eine hohe Spezifität von 88 %, aber eine relativ niedrige Sensitivität von 54 %. Berücksichtigt man die Wirkdauer des Lokalanästhetikums nicht (diskordant), erhöht sich die Sensitivität (100 %) zu Lasten der Spezifität (65 %).

7.4 Radiofrequenz-Denervation

Die Denervation der Facettengelenke mittels Radiofrequenz ist die direkte therapeutische Konsequenz, wenn die Facettengelenke durch kontrollierte (vergleichende) MBBs als Schmerzursache identifiziert wurden und somit die Diagnose eines Facettengelenkschmerzes gesichert ist. Im Kapitel 3 wurden die Grundprinzipen der Radiofrequenz dargestellt.

7.4.1 Röntgenanatomie

Die Lage der Medial Branches wurde bereits im Kapitel 7.3 über die MBBs ausführlich beschrieben. Bei der Denervation des MB ist es entscheidend, dass eine lange Strecke des Nerven verödet wird. Dies ist an der HWS nicht so einfach, da der Nerv um den rundlichen Gelenkpfeiler herumzieht. Validiert ist eine Technik, bei der deshalb für jeden MB sowohl Läsionen mit sagittalem Zugang als auch mit schrägem Zugang durchführt werden (Abb. 7.21a). Wird zunächst der proximale Nervenanteil (schräger Zugang) ver-

ödet, sind die Läsionen des distalen Anteils (sagittaler Zugang) weniger schmerzhaft. Daher sollte mit dem schrägen Zugang begonnen werden. Auch möglich ist ein pragmatischer einzelner Zugang mit einer gebogenen Nadel (aktive Spitze 10 mm), die einen ähnlich langen Bereich des MB abdeckt (Abb. 7.21b). Dieses Vorgehen mit nur einem Zugang hat sich in der Praxis durchgesetzt. Radiofrequenz-Kanülen können mit bereits gebogener aktiver Spitze erworben werden.

7.4.2 Intervention (gebogene Nadel)

Technische Empfehlung bei Verwendung einer konventionellen Sonde:
- 18 G Radiofrequenz-Kanüle
- Temperatur 75°–90° C
- Länge der aktiven Spitze 5 mm oder 10 mm bei gerader Nadel mit 2 Zugängen, 10 mm bei einem Zugang mit gebogener Spitze
- mehrere Läsionen pro Nerv

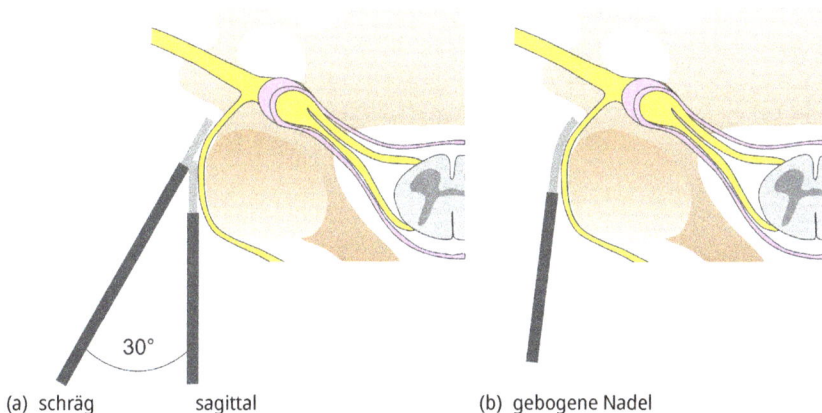

(a) schräg   sagittal   (b) gebogene Nadel

Abb. 7.21: Schematische Darstellung einer axialen Schicht durch die HWS. Die Nerven sind gelb dargestellt, die Dura lila. (a): Validierte Technik: Damit eine möglichst lange Strecke des Medial Branch denerviert wird, werden Läsionen sowohl mit einem sagittalen Zugang als auch mit einem schrägen Zugang durchgeführt. (b): Pragmatische Technik: es wird nur ein Zugang mit einer Nadel mit gebogener aktiver Spitze mit 10 mm Länge durchgeführt.

1. Patient in Bauchlage, Kopf gerade, abgepolstert.

2. Es kann zunächst eine dünne Nadel wie beim MBB im lateralen Strahlengang an den MB gebracht werden (Abb. 7.14, 7.16, 7.18). Über diese Nadel kann eine tiefe Lokalanästhesie verabreicht werden. Wird die Nadel belassen, kann sie als Markierung für den Zielpunkt während der folgenden Schritte dienen.

3. ap-Strahlengang, Massa lateralis des betreffenden Levels orthograd.

4. Rotation ipsilateral (10°–20°).

5. Kippen nach kaudal, bis die Taille des Gelenkpfeilers gut eingestellt ist und der Zentralstrahl der Richtung des Verlaufs des MB entspricht (kann auch im seitlichen Bild kontrolliert werden).

6. Zielpunkte:
   - TON: in Mitte des Gelenkspalts Hw2/3 sowie 2 mm darüber und 2 mm darunter (Abb. 7.22);
   - Hw4–6: Mitte der Massa lateralis/Trapez (Abb. 7.27).
   - Hw7: vorderer oberer Quadrant des Trapezes (Abb. 7.30);

7. Lokalanästhesie der Haut und des Stichkanals

8. Im *tunnel view* wird die Kanüle unter intermittierender Kontrolle im C-Bogen vorgeschoben, bis Knochenkontakt am dorsalen Anteil des Gelenkpfeilers besteht (Abb. 7.23, 7.24, 7.28, 7.31).

9. Im lateralen Strahlengang weiteres Vorschieben der Nadel, bis die gewünschte Tiefe erreicht ist (Abb. 7.25, 7.29, 7.32). Es sollte immer Knochenkontakt bestehen, die gebogene Nadelspitze sollte nach medial zeigen.

10. In schräger Durchleuchtung kann die Relation der Nadel zum Foramen ggf. besser beurteilt werden.

11. Die Position der Nadel wird korrigiert, bis eine optimale Lage erreicht wurde (Abb. 7.26).

12. Motorische oder sensorische Stimulation kann durchgeführt werden.

13. Lokalanästhesie.

14. Bei korrekter Nadellage kann die Denervation mit den oben genannten Angaben gestartet werden.

15. Mehrere parallele Läsionen pro Medial Branch sind notwendig.

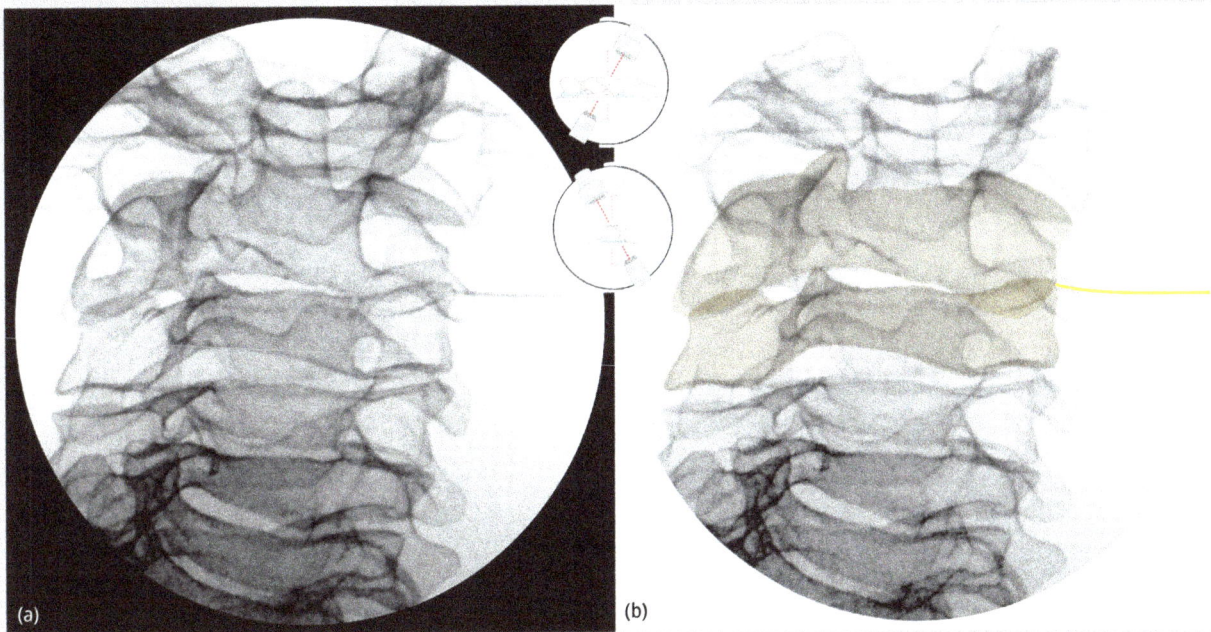

Abb. 7.22: RF TON. Durchleuchtungsbild mit ipsilateraler Rotation und Kippung nach kaudal. (a): Eine Nadel liegt in Position für einen MBB TON. (b): Schematische Darstellung. Die Laminae Hw2 und Hw3 wurden braun eingefärbt. Die MBB-Nadel ist gelb dargestellt.

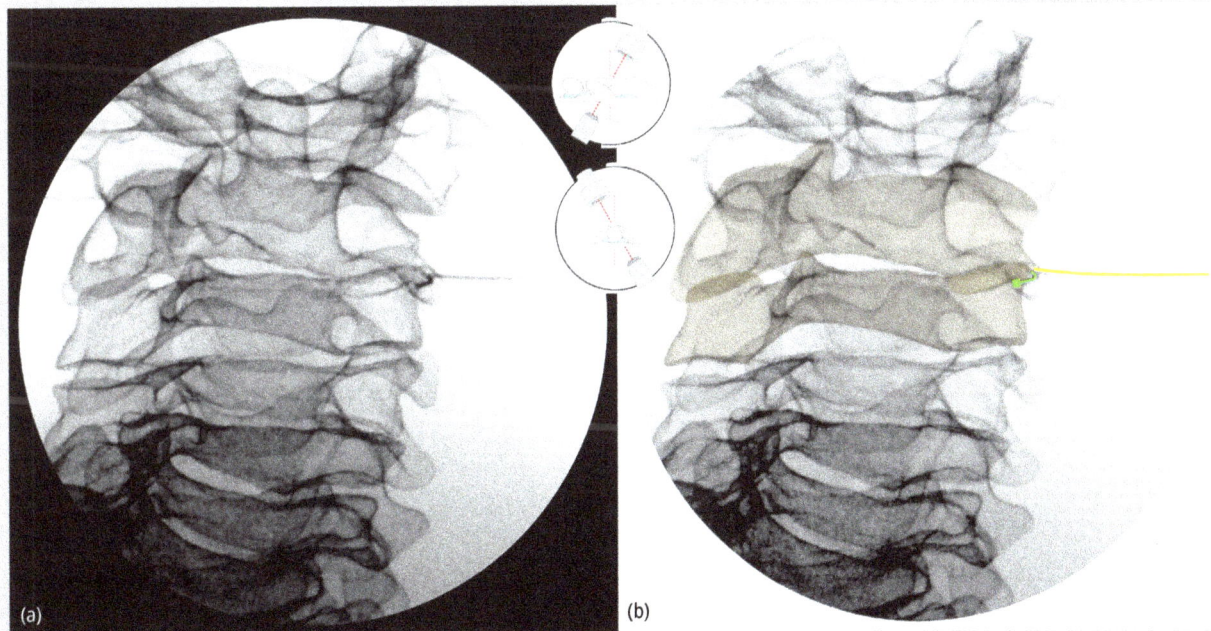

Abb. 7.23: RF TON. Durchleuchtungsbild mit ipsilateraler Rotation und Kippung nach kaudal. (a): Im *tunnel view* wurde die RF-Kanüle an den dorsalen Anteil des Gelenkpfeilers vorgeschoben. (b): Schematische Darstellung. Die Laminae Hw2 und Hw3 wurden braun eingefärbt. Die MBB-Nadel ist gelb, die RF-Kanüle grün dargestellt. In dieser Abbildung mit Modell wurde eine sehr dünne Nadel verwendet, keine original RF-Kanüle.

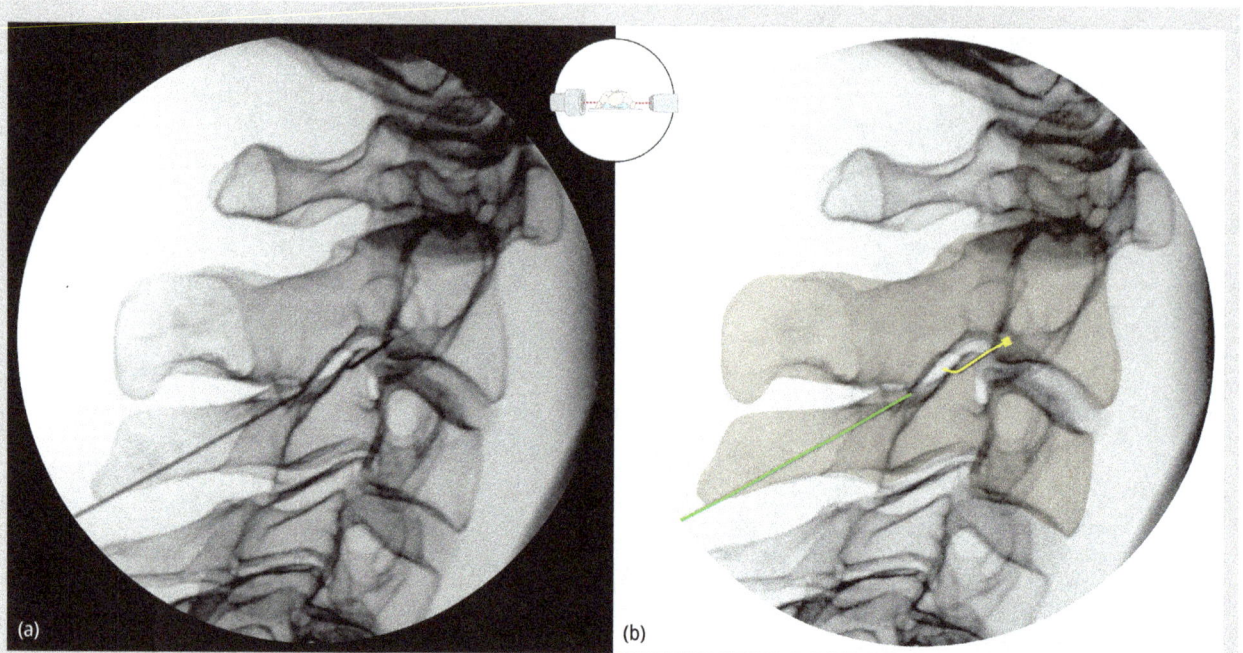

Abb. 7.24: RF TON. Lateraler Strahlengang. (a): Dieses Bild zeigt den Moment, an dem die Kanüle den ersten Knochenkontakt mit dem dorsalen Anteil des Gelenkpfeilers hat. Die MBB-Nadel ist noch vorhanden. (b): Schematische Darstellung. Hw2 und Hw3 wurden braun eingefärbt. Die RF-Kanüle ist grün, die MBB-Nadel gelb dargestellt. In dieser Abbildung mit Modell wurde eine sehr dünne Nadel verwendet, keine original RF-Kanüle.

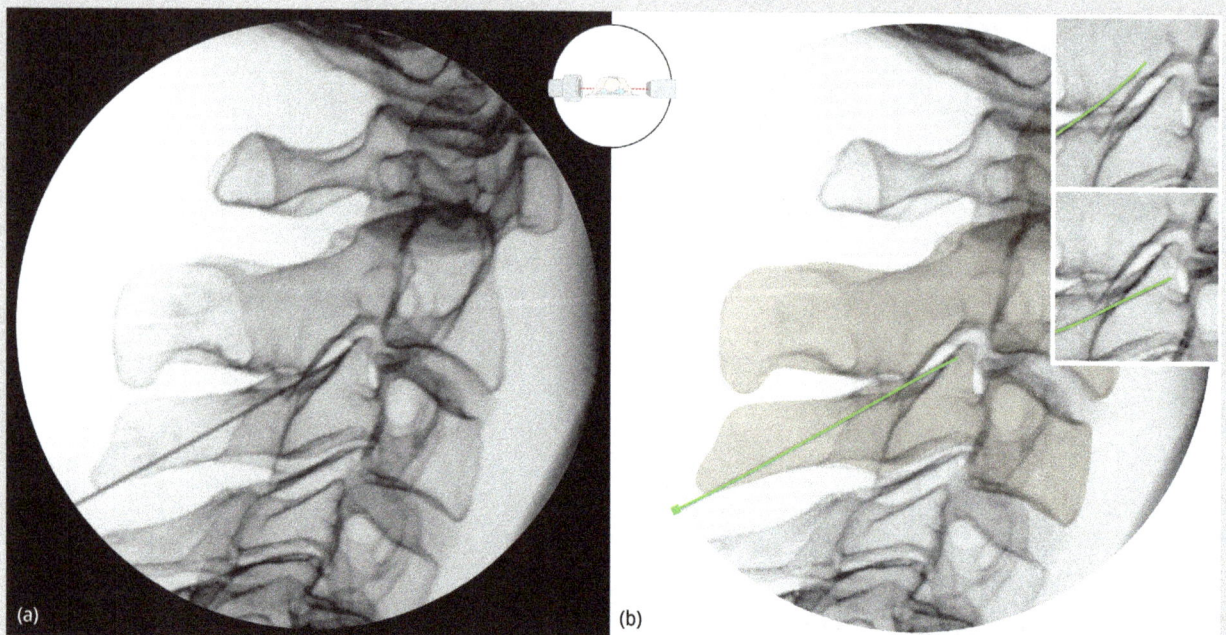

Abb. 7.25: RF TON. Lateraler Strahlengang. (a): Die RF-Kanüle wurde mit Knochenkontakt vorgeschoben bis zu einer mittleren Position über dem Gelenkspalt Hw2/3. Die MBB-Nadel wurde entfernt. (b): Schematische Darstellung. Hw2 und Hw3 wurden braun eingefärbt. Die RF-Kanüle ist grün dargestellt. In dieser Abbildung mit Modell wurde eine sehr dünne Nadel verwendet, keine original RF-Kanüle. Die kleinen Abbildungen (c) und (d) zeigen die zusätzlich notwendigen Nadelpositionen kranial und kaudal.

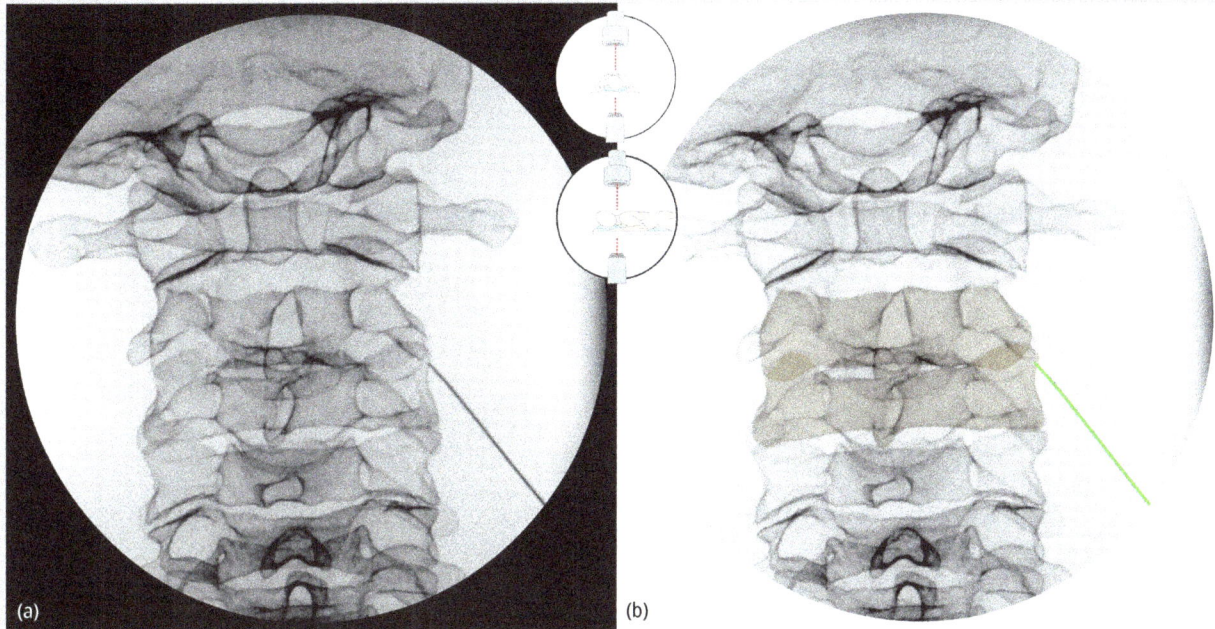

Abb. 7.26: RF TON ap-Bild (a): Darstellung der von kaudal kommenden RF-Kanüle. (b): Schematische Darstellung. Die Laminae von Hw2 und Hw3 wurden braun eingefärbt. Die RF-Kanüle ist grün dargestellt. In dieser Abbildung mit Modell wurde eine sehr dünne Nadel verwendet, keine original RF-Kanüle.

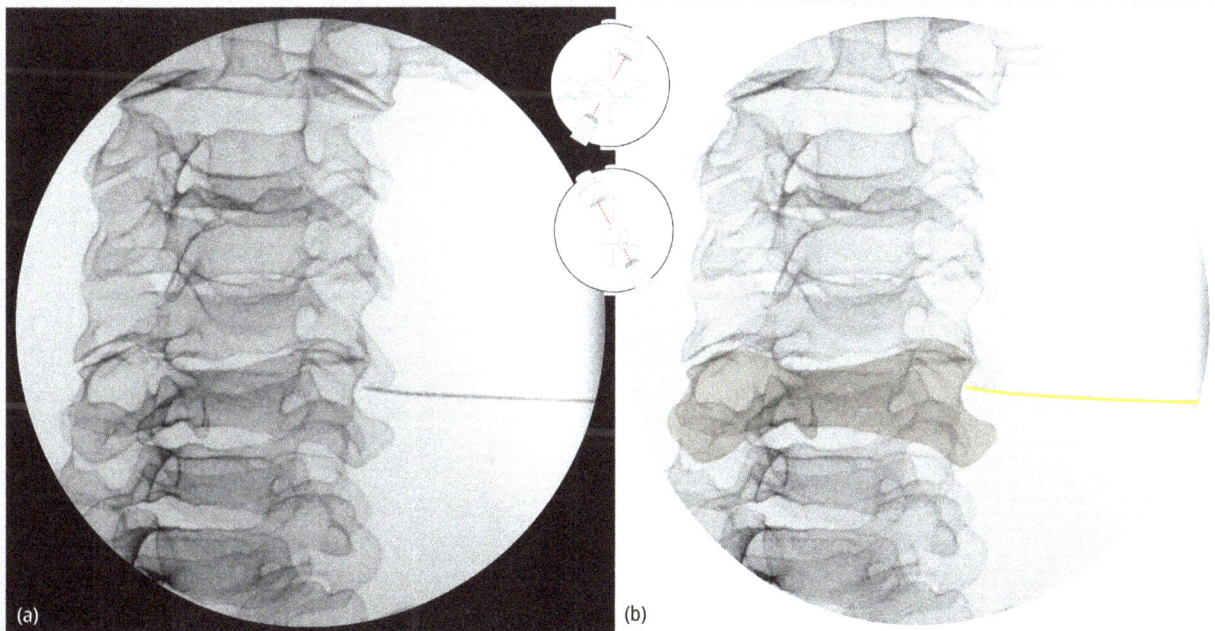

Abb. 7.27: RF C5. Durchleuchtungsbild mit ipsilateraler Rotation und Kippung nach kaudal. (a): Eine Nadel liegt in Position für einen MBB C5. (b): Schematische Darstellung. Die Lamina Hw5 wurde braun eingefärbt. Die MBB-Nadel ist gelb dargestellt.

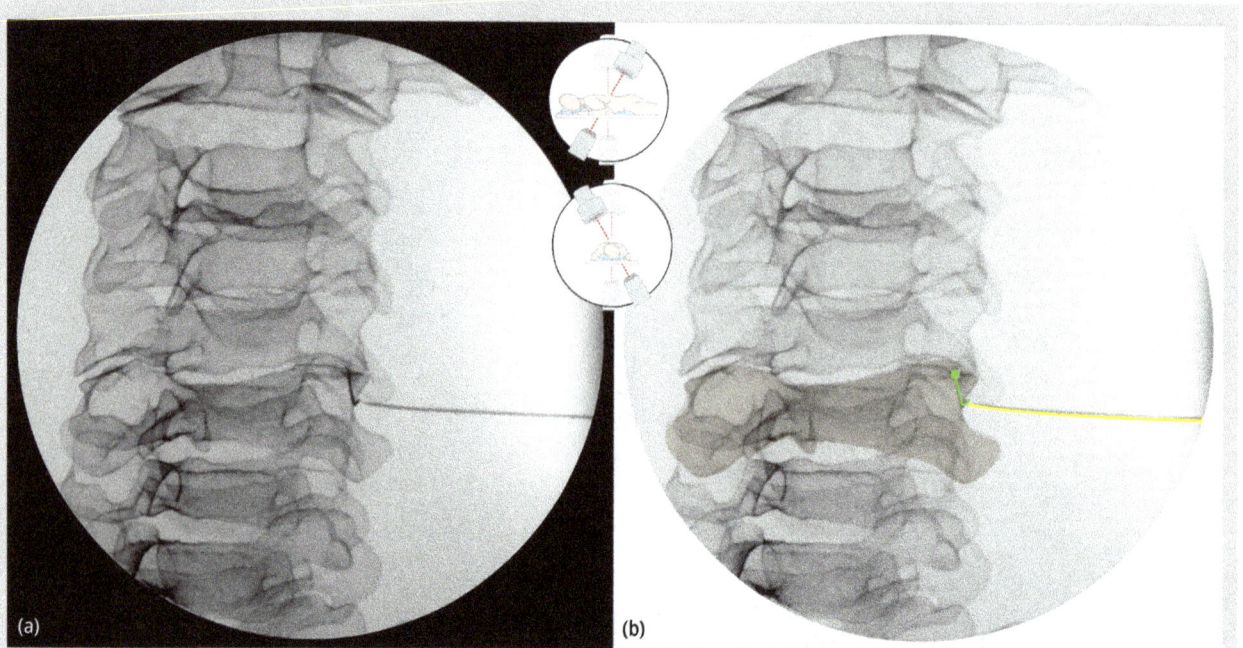

Abb. 7.28: RF C5. Durchleuchtungsbild mit ipsilateraler Rotation und Kippung nach kaudal. (a): Im *tunnel view* wurde die RF-Kanüle an den dorsalen Anteil des Gelenkpfeilers vorgeschoben. (b): Schematische Darstellung. Die Lamina Hw5 wurde braun eingefärbt. Die MBB-Nadel ist gelb, die RF-Kanüle grün dargestellt. In dieser Abbildung mit Modell wurde eine sehr dünne Nadel verwendet, keine original RF-Kanüle.

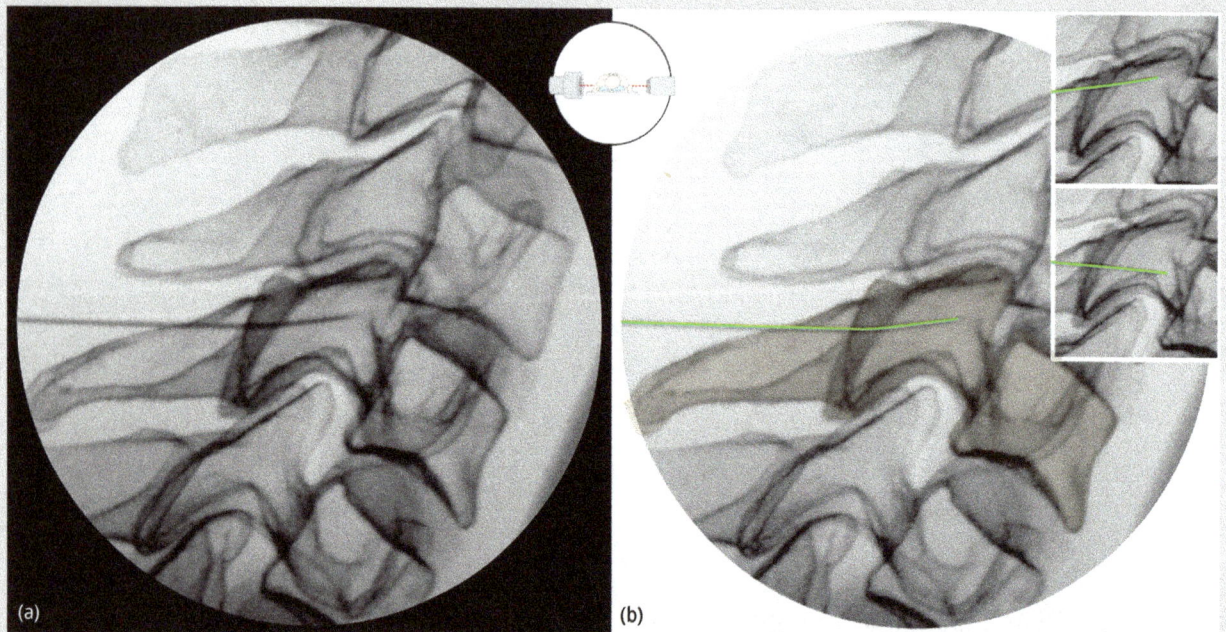

Abb. 7.29: RF C5. Lateraler Strahlengang. (a): Die RF-Kanüle wurde mit Knochenkontakt vorgeschoben bis zu einer mittleren Position über dem Gelenkpfeiler Hw5. Die MBB-Nadel wurde entfernt. (b): Schematische Darstellung. Hw5 wurde braun eingefärbt. Die RF-Kanüle ist grün dargestellt. In dieser Abbildung mit Modell wurde eine sehr dünne Nadel verwendet, keine original RF-Kanüle. Die kleinen Abbildungen (c) und (d) zeigen die zusätzlich notwendigen Nadelpositionen kranial und kaudal.

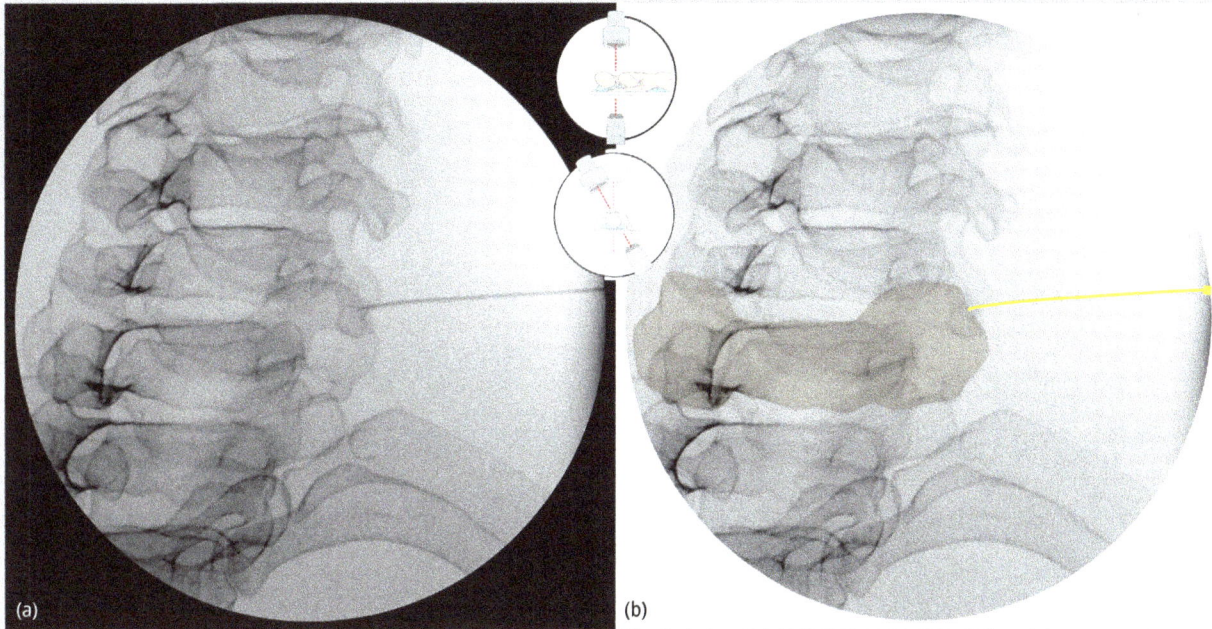

Abb. 7.30: RF C7. Durchleuchtungsbild mit ipsilateraler Rotation und Kippung nach kaudal. (a): Eine Nadel liegt in Position für einen MBB C7. (b): Schematische Darstellung. Die Lamina Hw7 wurde braun eingefärbt. Die MBB-Nadel ist gelb dargestellt.

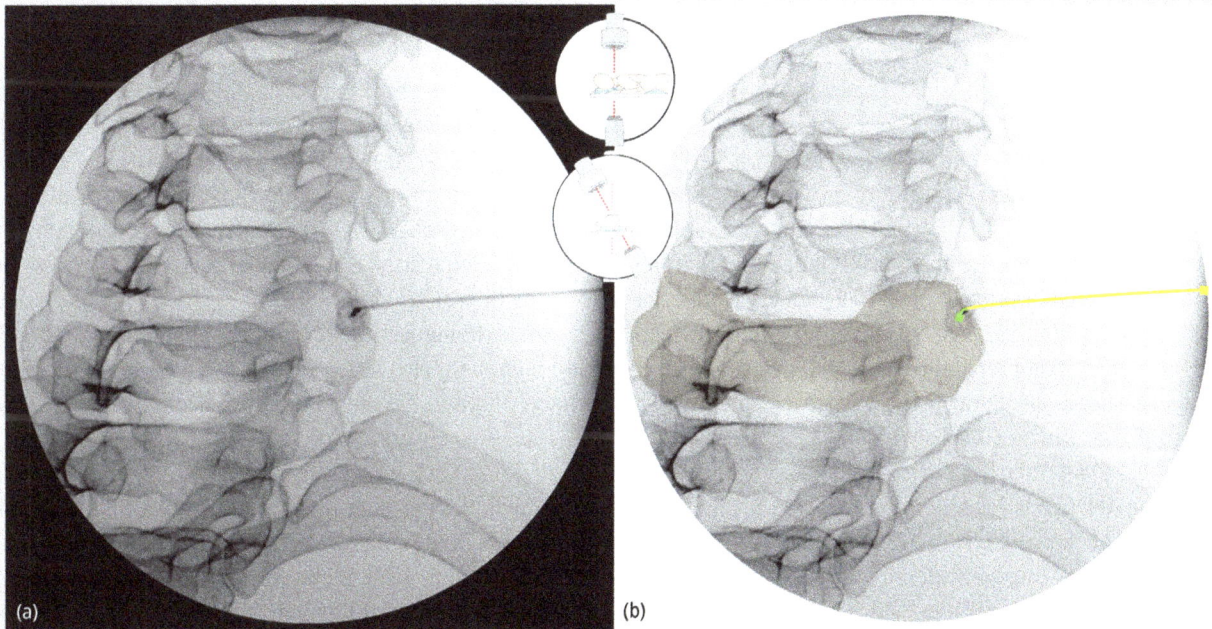

Abb. 7.31: RF C7. Durchleuchtungsbild mit ipsilateraler Rotation und Kippung nach kaudal. (a): Im *tunnel view* wurde die RF-Kanüle an den dorsalen Anteil des Gelenkpfeilers vorgeschoben. (b): Schematische Darstellung. Die Lamina Hw7 wurde braun eingefärbt. Die MBB-Nadel ist gelb, die RF-Kanüle grün dargestellt. In dieser Abbildung mit Modell wurde eine sehr dünne Nadel verwendet, keine original RF-Kanüle.

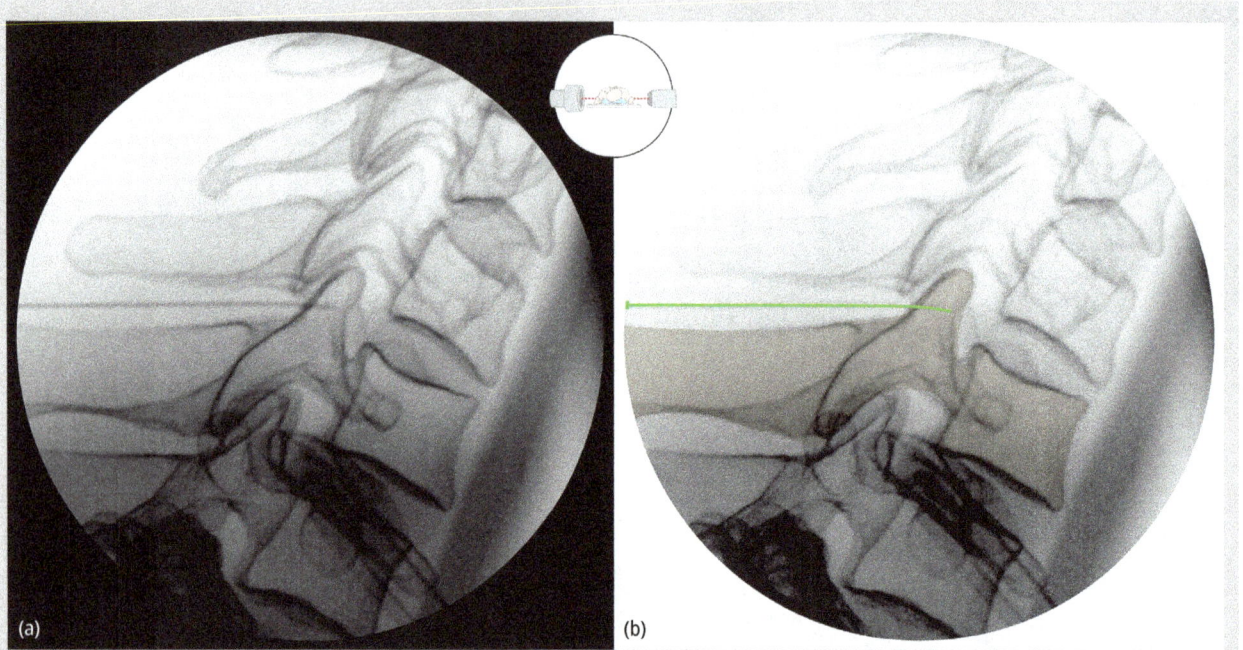

Abb. 7.32: RF C7. Lateraler Strahlengang. (a): Die RF-Kanüle wurde mit Knochenkontakt vorgeschoben bis zu einer mittleren Position über dem kranialen Anteil des Gelenkpfeilers Hw7. Die MBB-Nadel wurde entfernt. (b): Schematische Darstellung. Hw7 wurde braun eingefärbt. Die RF-Kanüle ist grün dargestellt. In dieser Abbildung mit Modell wurde eine sehr dünne Nadel verwendet, keine original RF-Kanüle.

7.4.3 Evidenz

Nur vier Studien haben die RF-Denervation im Vergleich zu Sham randomisiert kontrolliert an der HWS untersucht. Lord et al. 1996 [15] haben 24 Patienten nach einem Schleudertrauma eingeschlossen. Doppelblind-placebokontrollierte Medial Branch Blocks wurden als Testblockade genutzt. Es fand sich ein signifikanter Unterschied in der Dauer der Schmerzreduktion. Nach 27 Wochen waren sieben Patienten der RF-Gruppe im Vergleich zu einem Patienten in der Sham-Gruppe schmerzfrei. Wallis et al. [16] haben bei 24 Patienten Schmerzfreiheit aber auch eine Verbesserung der psychologischen Komponente nach doppelblind placebo kontrollierten MBBs gefunden. Es fanden sich signifikante Unterschiede zugunsten der RF-Gruppe, allerdings konnten die Daten von 7 Patienten nicht ausgewertet werden. Stovner et al. [17] haben zervikogenen Kopfschmerz untersucht. Bezüglich Kopfschmerzen gab es in der Sham-Gruppe nach 24 Monaten mehr erfolgreich behandelte Patienten. Eine aktuelle Vergleichsstudie von van Eerd et al. aus dem Jahr 2021 [18] fand jedoch keine signifikant besseren Ergebnisse in der RF-Gruppe im Vergleich zur Sham-Gruppe. Allerdings wurden Patienten ohne diagnostischen Medial Branch Block eingeschlossen und die Nadelposition erfolgte über einen alternativen Zugang (nicht parallel zum Nerven).

Ein systematisches Review aus dem Jahr 2020 [19] fand nach vergleichenden Medial Branch Blocks mit 50 % Scherzreduktion für den Endpunkt Schmerzfreiheit eine Erfolgsrate von 59,5 %.

In der aktuellen Leitlinie zur RF-Denervation [12] wird aufgeführt, dass es eine Evidenz dafür gibt, Patienten mit mindestens 2 MBBs auszutesten. Eine große Läsion ist wichtig, weshalb eine dicke Elektrode sinnvoll ist. Sehr wichtig ist die Lage der konventionellen Sonde parallel zum Nerven (über zwei Zugänge oder eine gebogene Nadel). Eine erfolgreiche RF-Denervation kann ohne erneute Austestung wiederholt werden.

7.5 Transforaminaler Zugang

Der transforaminale Zugang bietet die Möglichkeit, Medikamente an eine spezifische Nervenwurzel in den Epiduralraum zu applizieren. Die Indikation ist somit ein radikulärer Schmerz, ggf. auch eine Radikulopathie. Diese Intervention sollte nur von fortgeschrittenen Interventionalisten durchgeführt werden, da sehr genaue Kenntnisse der Anatomie und der Risiken notwendig sind. Zu beachten ist insbesondere der teils variable Verlauf der A. vertebralis in der Nähe der Zielposition der Nadel sowie die Möglichkeit, dass Segmentalarterien und die A. radicularis, die die Nervenwurzel begleiten und Richtung Rückenmark ziehen, in der Zielposition liegen können. Eine intraarterielle Injektion mit der Möglichkeit einer Embolisation von Rückenmark oder Kleinhirn ist zu vermeiden, daher sollte Kontrastmittel unter live Fluoroskopie gegeben werden. Eine digitale Subtraktions-Angiographie (DSA) lässt eine Gefäßverteilung noch besser erkennen. Kristalline Steroide sollten nicht verwendet werden. Zu den Risiken siehe auch Kap. 3.

7.5.1 Röntgenanatomie

Für eine transforaminale Injektion sind vier Aspekte wichtig: Die Rotation des C-Bogens, die Nadellage dorsal im Foramen, die Nadellage kaudal im Foramen und die Einstichtiefe der Nadel.

Zunächst erfolgt eine pa-Fluoroskopie der HWS. Dabei wird das betreffende Segment identifiziert und die betreffenden Deck- und Grundplatten werden orthograd eingestellt. Nun wird ipsilateral rotiert (ca. 50°–70°). Es kann sehr hilfreich sein, ein axiales MRT-Bild zur Bestimmung des idealen Winkels heranzuziehen (Abb. 7.33). Ansonsten wird rotiert, bis das Foramen in maximaler Weite zu erkennen ist.

Die A. vertebralis liegt ventral der Nervenwurzeln, so dass die Nadel unbedingt im dorsalen Anteil des Foramens platziert werden muss (Abb. 7.33).

Zudem ist das Spinalganglion eher im kranialen Anteil des Foramens zu finden (Abb. 7.34), so dass die Nadel so weit wie möglich dorsal zu liegen kommen sollte. Es ergibt sich somit ein Zielpunkt im dorsalen, kaudalen Anteil des Neuroforamens.

Die Tiefe der Nadel wird dadurch kontrolliert, dass zunächst Knochenkontakt außerhalb des Foramens am Processus articularis superior gesucht wird. Die weitere Tiefenkontrolle findet dann im pa-Bild statt. Die Nadel sollte im Eingang zum Foramen liegen, niemals medial einer gedachten Linie durch die Processus uncinati (Abb. 7.33).

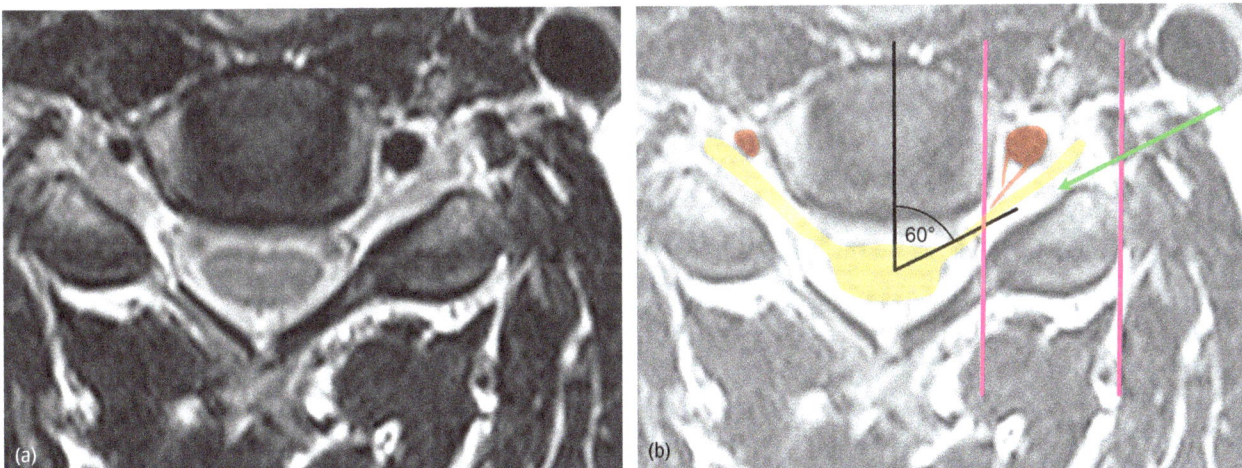

Abb. 7.33: (a): Axiales T2 MRT-Bild in Höhe des Neuroforamens. (b): Gelb eingezeichnet sind Rückenmark, Nervenwurzeln und Spinalnerven. Die A. vertebralis und kleinere Arterien wurden rot eingefärbt. Der Punktionswinkel (schwarze Linien) und somit auch die Rotation des C-Bogens beträgt hier 60°. Die Nadel im dorsalen Anteil des Foramens wurde grün eingezeichnet. Die Spitze der Nadel sollte zwischen den beiden rosa Linien liegen (lateral: Begrenzung des Gelenkfortsatzes, medial: Processus uncinatus).

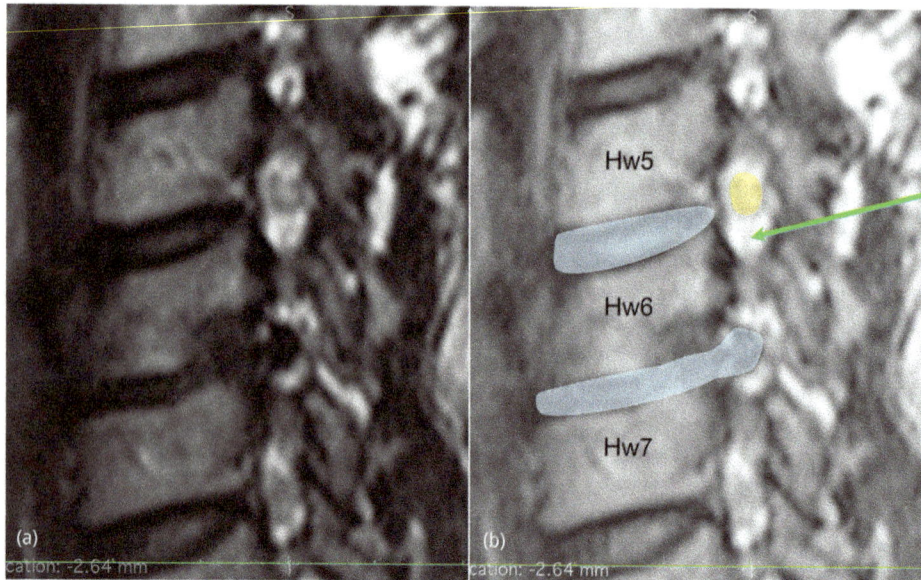

Abb. 7.34: (a): Sagittal-obliques T2 MRT-Bild (Foramenaufnahme). (b): Gelb eingezeichnet ist das Spinalganglion im Foramen in Höhe Hw5/6. Blau eingefärbt wurden die Bandscheiben, in Höhe Hw6/7 zeigt sich ein foraminaler Vorfall. Grün ist eine fiktive Nadelposition im kaudalen Anteil des Foramens Hw5/6 markiert, da hier die Nervenwurzel gut erkennbar ist. Bei einer Behandlung der symptomatischen Etage Hw6/7 ist die veränderte Anatomie durch den raumfordernden Vorfall im Foramen zu berücksichtigen.

7.5.2 Intervention

An Materialien wird empfohlen:
– 25 G Spinalnadel (Quincke)
– Doppelverbindungsröhrchen (damit kann eine getrennte Applikation der Medikation erreicht werden)
– Kontrastmittel
– Lokalanästhetikum
– nicht-kristallines Cortison (Dexamethason)

1. Patient in Rückenlage, leichte Reklination. Auch eine Seitenlage des Patienten ist möglich.

2. pa-Strahlengang, Grund- und Deckplatte des betroffenen Segments orthograd.

3. Rotation nach ipsilateral um ca. 50°–70°, bis das Neuroforamen rund und maximal weit dargestellt ist (Abb. 7.35).

4. Zielpunkt: benachbart zum hinteren, unteren Neuroforamen direkt auf dem Processus articularis superior des unteren Wirbels (Abb. 7.35).

5. Punktion im *tunnel view*, intermittierende Kontrolle mittels Bildwandler.

6. Bei Knochenkontakt (Abb. 7.36) kein weiteres Vorschieben der Nadel. Wechsel zu pa-Strahlengang.

7. pa *view*: Beurteilung der Nadellage in Bezug auf den Gelenkfortsatz und insbesondere in Bezug zum Processus uncinatus (7.37). Die Nadel sollte im Formen über der Mitte des Gelenkfortsatzes liegen, niemals medial des Processus uncinatus.

8. Injektion von Kontrastmittel mit live Fluoroskopie (ggf. DSA).

9. Ausschluss einer intravasalen (insbesondere intraarteriellen KM-Ausbreitung). Beurteilung der Ausbreitung Richtung Nervenwurzel (Abb. 7.38).

10. Bei Zweifeln bezüglich der Nadellage oder der KM-Verteilung: Abbruch der Intervention.

11. Applikation der Medikation.

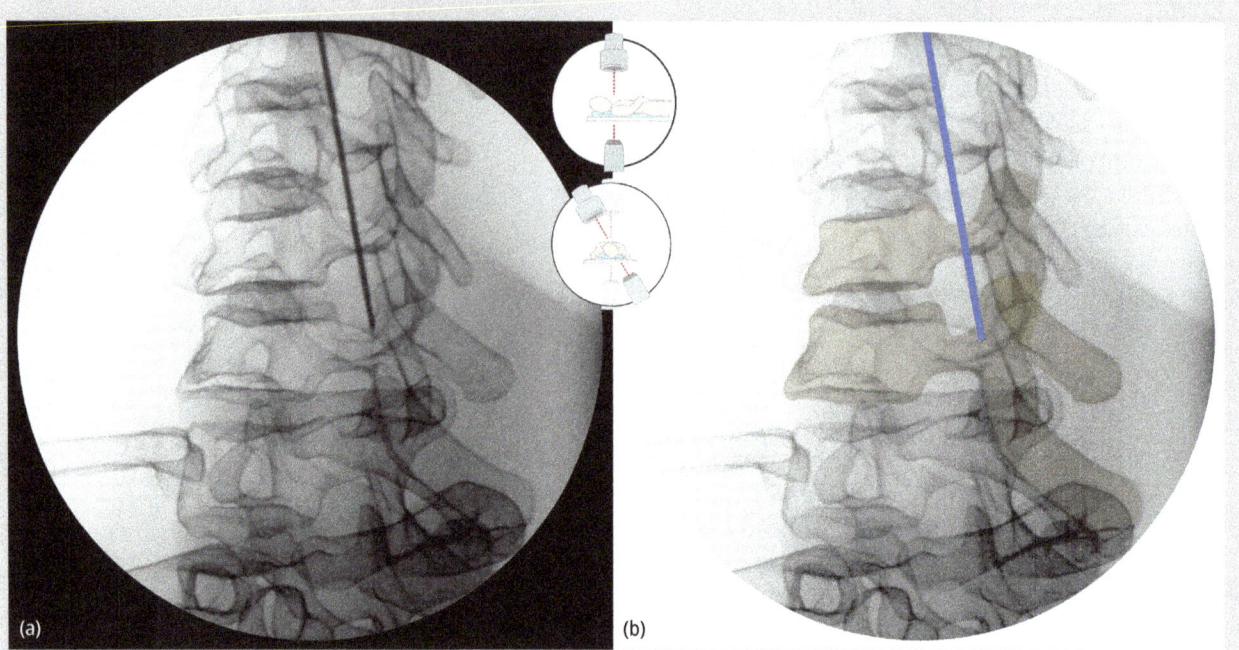

Abb. 7.35: (a): Ipsilaterale Rotation. Das Neuroforamen Hw6/7 ist in maximaler Größe darzustellen. Das Ziel ist der Processus articularis superior des unteren Wirbels, benachbart zur kaudalen, dorsalen Ecke des Foramens. (b): Schematische Darstellung. Hwk6 und Hwk7 sind braun eingefärbt. Der Zeigestab zur Identifizierung der Hauteinstichstelle ist blau dargestellt.

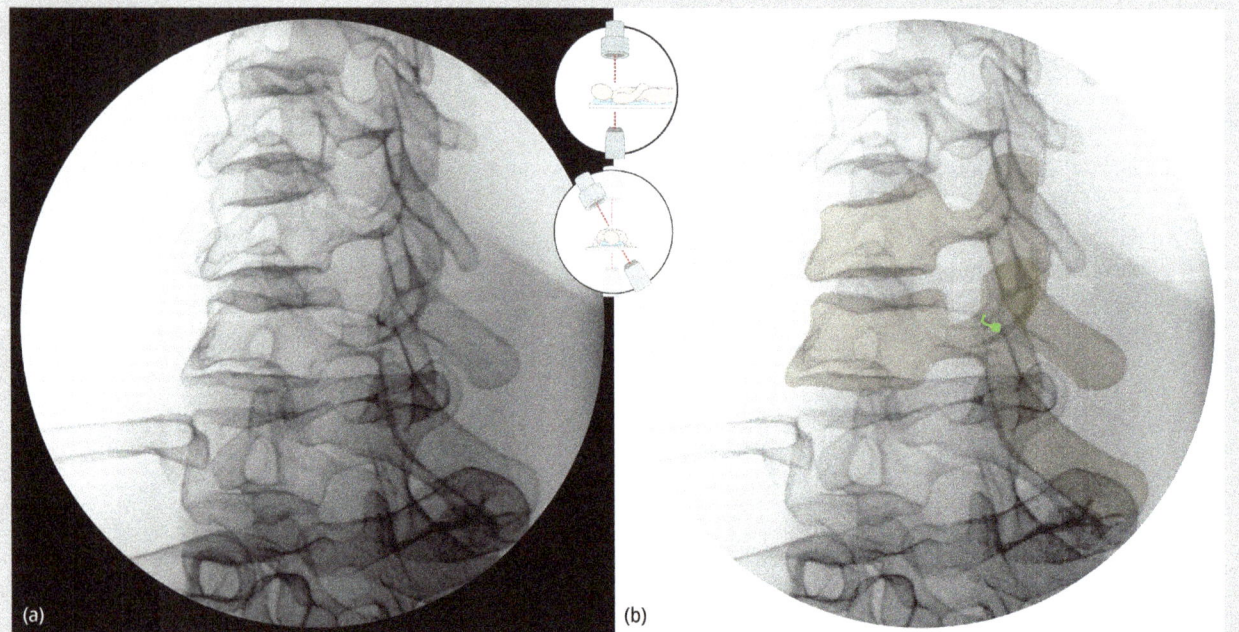

Abb. 7.36: Ipsilaterale Rotation. Nadelvorschub im *tunnel view* in Richtung Processus articularis superior im Bereich des dorsalen, kaudalen Foramens. (b): Schematische Darstellung. Hwk6 und Hwk7 sind braun eingefärbt. Die Nadel ist grün dargestellt.

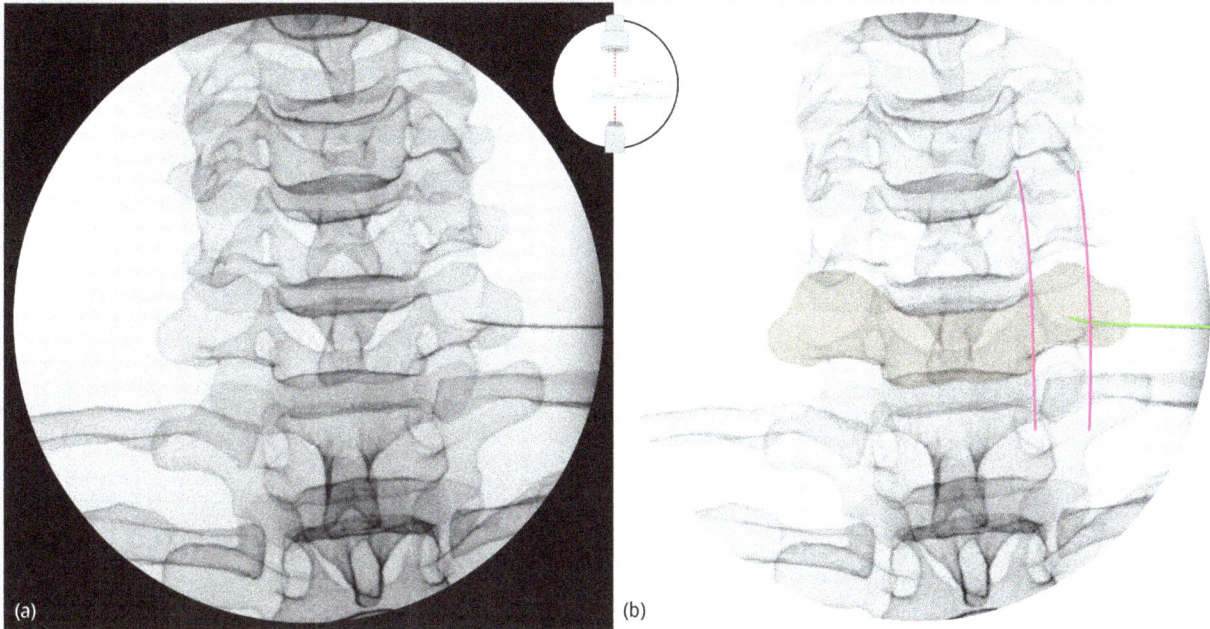

Abb. 7.37: pa-Bild. (a) Die Nadel liegt im Foramen in korrekter Tiefe. (b): Hwk7 ist braun eingefärbt. Die Nadel ist grün dargestellt. Die beiden rosa Linien markieren die mediale Begrenzung (Linie durch die Processus uncinati) und die laterale Begrenzung (laterale Grenze des Gelenkfortsatzes) zwischen denen die Nadel liegen sollte.

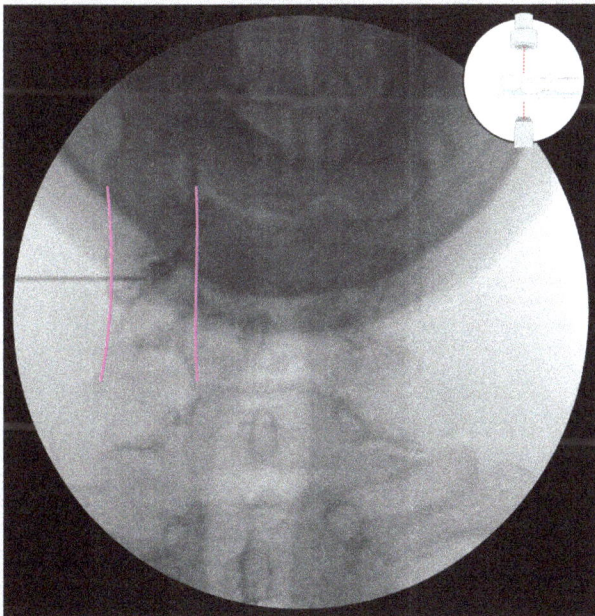

Abb. 7.38: pa-Bild nach Kontrastmittelgabe transforaminal (Foramen Hw5/6, Nervenwurzel C6). Rosa markiert ist die laterale Begrenzung der Gelenksäule und eine Linie durch die Processus uncinati.

7.5.3 Evidenz

Ein systematisches Review von Engel et al. aus dem Jahr 2014 [20] hat 16 Studien eingeschlossen und nach GRADE ausgewertet. Der primäre Endpunkt war die Reduktion der radikulären Schmerzen nach 4 Wochen. Zusammenfassend lässt sich sagen, dass ca. 50 % der Patienten 50 % Schmerzreduktion nach 4 Wochen erfahren haben. Die Evidenz ist von niedriger Qualität. Eine Metaanalyse aus dem Jahr 2020 [21] fand keine kontrolliert randomisierte Studie. Erfolg (mehr als 50 % Schmerzreduktion und auch OP-Vermeidung) fand sich bei 48 % der Patienten nach 4 Wochen und bei 55 % der Patienten nach 3 Monaten.

7.6 Interlaminärer Zugang

Über den interlaminären Zugang können Medikamente in den Epiduralraum appliziert werden. Die Indikation besteht somit vor allem bei radikulären und neuropathischen Beschwerden.

An der Halswirbelsäule ist der Epiduralraum sehr schmal, nach kaudal hin wird der Raum größer. Damit die Injektion sicher durchgeführt werden kann, muss ein Level gefunden werden, bei dem im sagittalen T1 gewichteten MRT epidurales Fettgewebe sichtbar ist. Typischerweise ist dies nach kaudal ab Hw6/7 oder auch erst Hw7/Bw1 der Fall (Abb. 7.39), sodass Hw6/7 oder eher noch Hw7/Bw1 geeignete Level sind. Kranial von Hw6/7 sollten keine interlaminären Injektionen erfolgen. Das bedeutet, dass es Patienten gibt, bei denen die Intervention nicht in dem gleichen Level stattfinden kann, in dem die Pathologie lokalisiert ist (Abb. 7.39).

7.6.1 Röntgenanatomie

Der Patient befindet sich in Bauchlage, es wird zunächst eine ap-Fluoroskopie des zervikothorakalen Übergangs durchgeführt. Das ausgewählte Segment (in der Regel Hw7/Bw1) wird identifiziert. Die Grundplatte von Hwk7 und die Deckplatte von Bwk1 werden orthograd eingestellt.

An der HWS ist die Kontrolle der Einstichtiefe ganz entscheidend, da der Epiduralraum schmal ist und eine Punktion von Dura bzw. Rückenmark unbedingt vermieden werden muss. Eine Tiefenkontrolle lässt sich erreichen, indem zunächst Knochenkontakt mit der Lamina des kaudalen Wirbels (Bw1) gesucht wird. Dazu ist eine Injektion etwas paramedian notwendig. Damit der Dornfortsatz nicht im Weg ist, kann eine geringe ipsilaterale Rotation hilfreich sein. Es wird eine gebogene Nadel verwendet, deren Spitze bis zum Knochenkontakt nach kaudal gerichtet ist. Ab diesem Zeitpunkt sollte die Nadeltiefe in einer zweiten Durchleuchtungsebene kontrolliert werden, entweder im seitlichen Bild oder besser mit einem *contralateral oblique view* [22]. In dieser Einstellung kann die Tiefe der Nadel in Relation zur Lamina ideal beurteilt werden (Abb. 7.40). Durch Rotation der Nadel kann mit nach kranial gerichte-

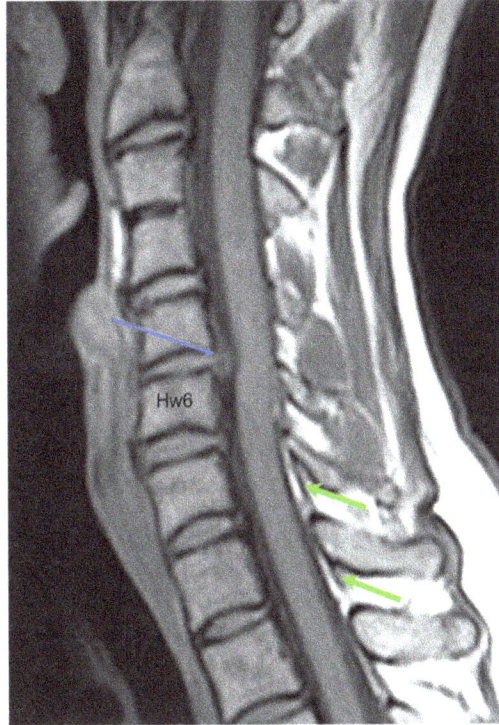

Abb. 7.39: sagittales T1 gewichtetes MRT der HWS. In Höhe Hw5/6 findet sich ein Bandscheibenvorfall (blauer Pfeil). Epidurales Fettgewebe findet sich aber erst gut erkennbar in Höhe Hw7/Bw1 und weiter kaudal (grüne Pfeile).

ter Spitze die Nadel über die Kante der Lamina manövriert werden. Das weitere Vorschieben der Nadel erfolgt nun mit Hilfe der Loss of Resistance-Technik (siehe auch Kap. 9.5.1).

7.6.2 Intervention

An Materialien wird empfohlen:
- Tuohy-Kanüle 18 G, Länge 90 mm
- LOR (Loss of Resistance) Spritze
- Verbindungsröhrchen, um eine immobile Lage der Nadel zu gewährleisten
- Kontrastmittel
- Lokalanästhetikum
- Cortison

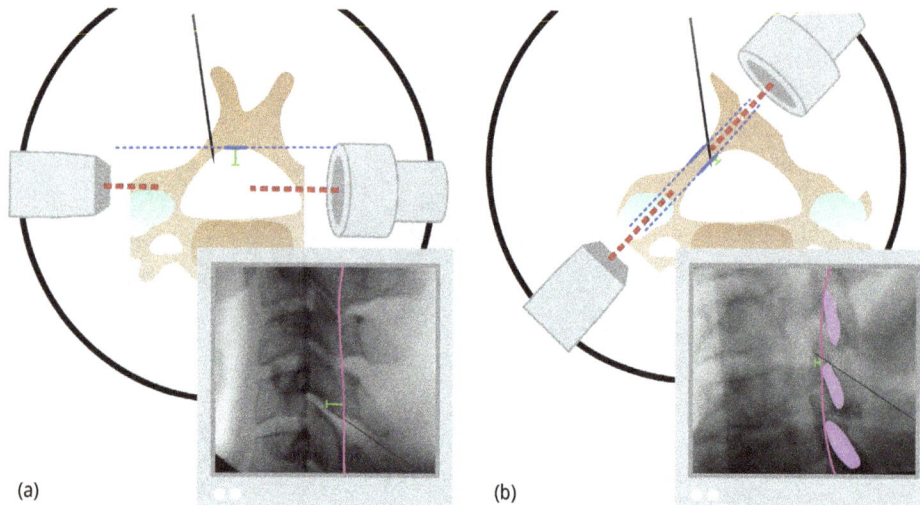

Abb. 7.40: Schematische Darstellung der Tiefenkontrolle der Nadel im lateralen Bild (a) und im *contralateral oblique view* (b). Im lateralen Bild ist es manchmal schwierig, die dorsale Begrenzung des Spinalkanals zu erkennen (rosa Linie). Zudem kann es passieren, dass der Eindruck entsteht, dass die Nadelspitze weiter im Spinalkanal liegt, als es tatsächlich der Fall ist, weil die Kortikalis des Processus spinalis am besten sichtbar ist, da diese parallel zum Röntgenstrahl verläuft (blaue Linie, [a]). Das Ziel im *contralateral oblique view* ist es daher, den C-Bogen so weit nach kontralateral zu rotieren, dass der Röntgenstrahl parallel zu der Lamina verläuft, die der Nadel am nächsten ist (blaue Linie, [b]). Dann bildet eine gedachte Linie (Interlaminär-Linie, rosa), die die Laminae (lila) verbindet, die dorsale Begrenzung des Spinalkanals. Die genaue Tiefe der Nadel ist sichtbar. Vgl. auch mit Abb. 7.43.

1. Patient in Bauchlage, leichte Inklination.

2. ap-Strahlengang, Grund- und Deckplatte des betreffenden Segments (in der Regel Hw7/Bw1) orthograd.

3. Geringe ispilaterale Rotation möglich, damit der Dornfortsatz nicht im Weg ist.

4. Zielpunkt: oberer Laminarand der ipsilateralen Seite Bw1, (Abb. 7.41).

5. Nadelinsertion, intermittierende Kontrolle mittels Bildwandler. Gebogene Nadel, Spitze zeigt nach kaudal.

6. Bei Knochenkontakt Drehen der Nadel, so dass die Spitze nach kranial zeigt.

7. Aufsetzen der Loss of Resistance-Spritze.

8. Weiteres Vorschieben im *lateral view* (Abb. 7.42), oder besser im *contralateral oblique view* zunächst über die Kante der Lamina (Abb. 7.43), dann bis Widerstandsverlust spürbar ist.

9. Injektion von Kontrastmittel.

10. Beurteilung der Kontrastmittelverteilung (dorsaler oder auch ventraler Epiduralraum, subdural, intrathekal).

11. *Bei Zweifeln bezüglich der Nadellage oder der KM-Verteilung: Abbruch der Intervention.*

12. Bei typischer epiduraler Kontrastmittelverteilung Applikation der Medikation (kein Lokalanästhetikum).

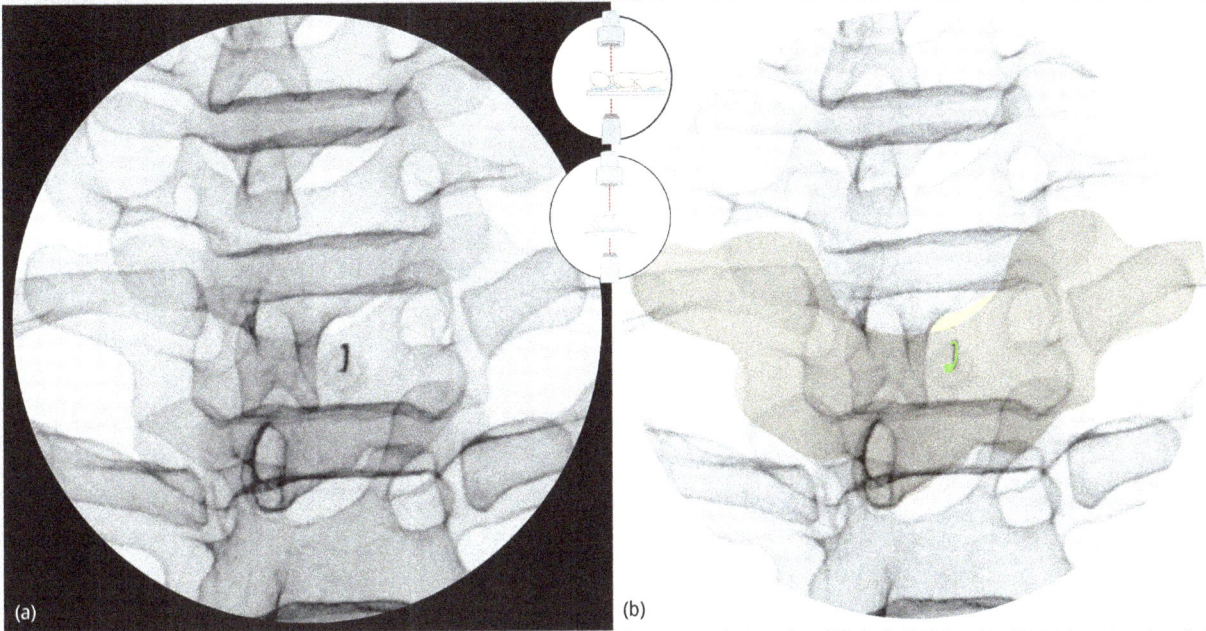

Abb. 7.41: (a): Die Nadel wurde vorgeschoben bis zum Knochenkontakt auf der Lamina. Nun kann die Nadel rotiert werden, so dass die gebogene Spitze nach kranial zeigt. (b): Schematische Darstellung. Die Lamina von Bw1 wurde braun eingefärbt, die Nadel ist grün dargestellt. Der Interlaminärraum ist gelb dargestellt.

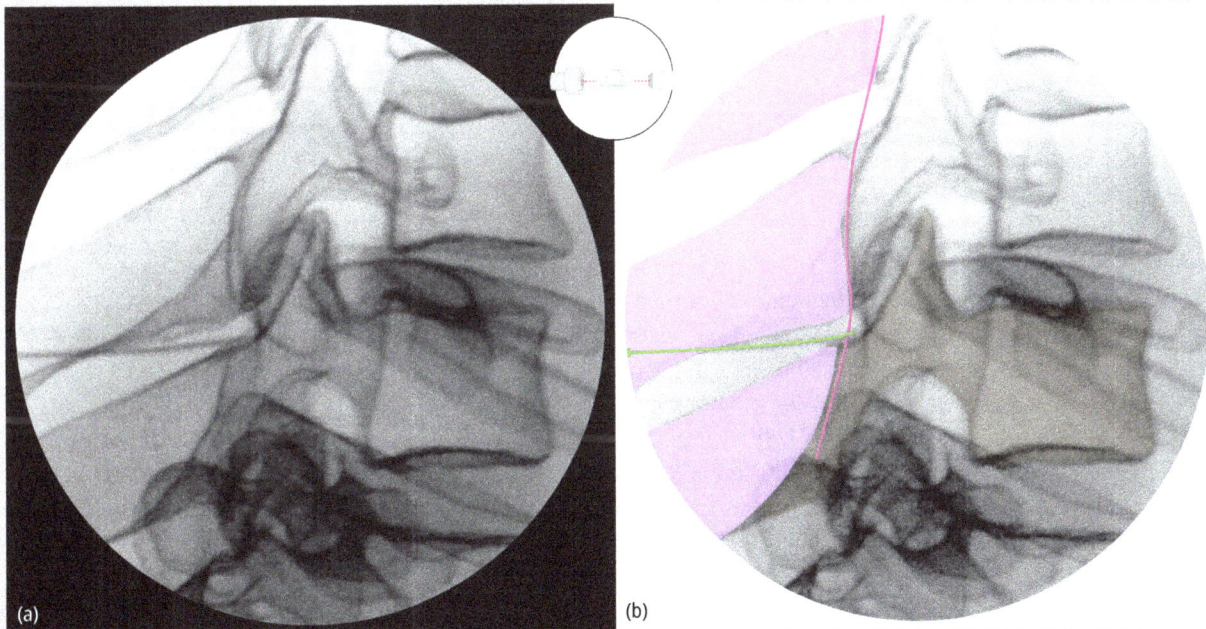

Abb. 7.42: (a): Tiefenkontrolle im lateralen Bild. Die Nadel hat soeben den Spinalkanal erreicht. (b): Schematische Darstellung. Bwk1 wurde braun eingefärbt, die Nadel ist grün dargestellt. Die Processus spinosi wurden lila markiert, die dorsale Begrenzung des Spinalkanals wurde mit einer rosa Linie (Spinolaminär-Linie) veranschaulicht.

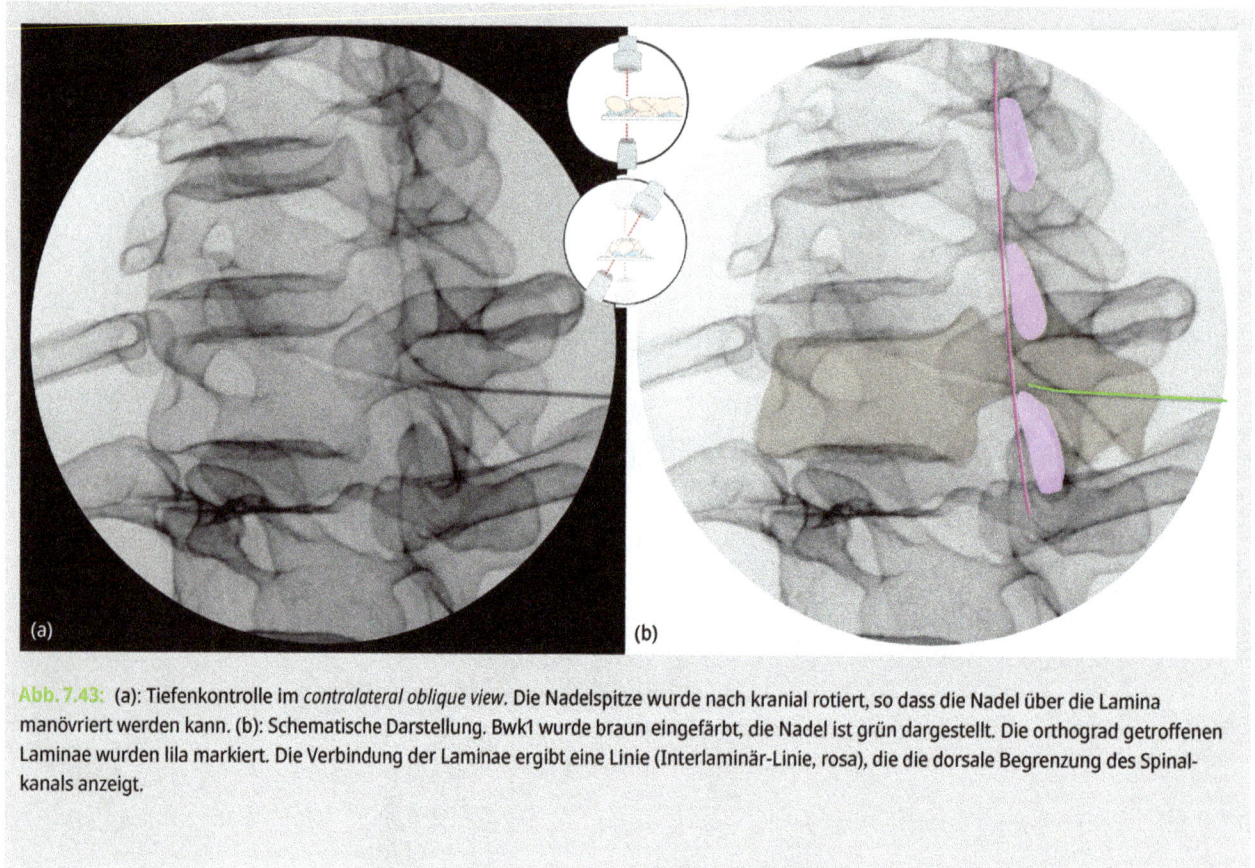

Abb. 7.43: (a): Tiefenkontrolle im *contralateral oblique view*. Die Nadelspitze wurde nach kranial rotiert, so dass die Nadel über die Lamina manövriert werden kann. (b): Schematische Darstellung. Bwk1 wurde braun eingefärbt, die Nadel ist grün dargestellt. Die orthograd getroffenen Laminae wurden lila markiert. Die Verbindung der Laminae ergibt eine Linie (Interlaminär-Linie, rosa), die die dorsale Begrenzung des Spinalkanals anzeigt.

7.6.3 Evidenz

Es gibt eine Reihe von Studien aus den 90er Jahren, die durchaus gute Ergebnisse präsentieren. Aus den letzten 10 Jahren sind zwei Beobachtungsstudien [23,24] zu erwähnen mit Patienten, bei denen eine OP in Frage kam. Es konnte bei 80 bzw. 90 % der Patienten eine OP vermieden werden. Eine weitere Beobachtungsstudie [25] zeigte mindestens 50 % Schmerzreduktion bei 80 % der Patienten mit einem Bandscheibenvorfall und 38 % der Patienten mit einer Stenose. Eine randomisierte Studie [26] hat interlaminäre Injektionen mit Lokalanästhesie allein und in Kombination mit Cortison untersucht. Mit mehreren Injektionen konnten nach 2 Jahren in beiden Gruppen bei ca. 70 % der Patienten mehr als 50 % Schmerzreduktion erreicht werden. Eine aktuelle Beobachtungstudie aus dem Jahr 2023 [27] fand gute Ergebnisse nach 6 Monaten bei 59 % der Patienten, wobei eine knöcherne Stenose ein negativer prädiktiver Faktor war.

Literatur

[1] Bogduk N (ed). Practice Guidelines for Spinal Diagnostic and Treatment Procedures, 2nd edn. International Spine Intervention Society, San Francisco 2013.

[2] Lee JH, Lee Y, Park HS, Lee JH. Comparison of Clinical Efficacy of Transforaminal and Interlaminar Epidural Steroid Injection in Radicular Pain due to Cervical Diseases: A Systematic Review and Meta-analysis. Pain Physician. 2022;25(9): E1351–E1366.

[3] Govind J, King Wbailey B, Bogduk N. Radiofrequency neurotomy for chronic neck pain. J Neurol Neurosurg Psychiat. 2003;74:88–93.

[4] Windsor RE, Strom S, et al. Cervical transforaminal injection: review of the literature, complications, and a suggested technique. Pain Physician. 2003;6:457–465.

[5] Pobiel RS, et al. Selective cervical nerve root blockade prospective study of intermediate and longer term complications. AM J Neuroradiol. 2009;30:507–511.

[6] Malhotra G, Abbasi A, Rhee M. Complications of transforaminal cervical epidural steroid injections. Spine. 2009;34:731–739.

[7] Narouze SN, Casanova J, Mekhail N. The longitudinal effectiveness of lateral atlanto-axial intra-articular steroid injection in the treatment of cervicogenic headache. Pain Med. 2007;8:184–188.

[8] Aiudi CM, Hooten WM, Sanders RA, et al. Outcomes of C1-2 joint injections. J Pain Res. 2017;10:2263–2269.

[9] Glémarec J, Guillot P, Laborie Y, et al. Intraarticular glucocorticosteroid injection into the lateral atlantoaxial joint under fluoroscopic control. A retrospective comparative study in patients

with mechanical and inflammatory disorders. Joint Bone Spine. 2000;67(1):54–61.

[10] Hetta DF, Elawamy AM, Hassanein MM, et al. Efficacy of Atlantoaxial Joint Glucocorticoid Injection in Patients with Rheumatoid Arthritis: A Randomized Trial. Pain Physician. 2019;22(4):E295–E302.

[11] Bogduk N. Principles of diagnostic blocks. Interventional spine. An algorithmic approach. Saunders, Philadelphia, 2008, pp 187–191.

[12] Klessinger S, Wiechert K, Deutsche Wirbelsäulengesellschaft. S3-Leitlinie Radiofrequenz-Denervation der Facettengelenke und des ISG. Version 01, 2023. Verfügbar unter: https:www.awmf.org/leitlinien/detail/ll/004-151.html.

[13] Park SC, Kim KH. Effect of adding cervical facet joint injections in a multimodal treatment program for long-standing cervical myofascial pain syndrome with referral pain patterns of cervical facet joint syndrome. J Anesth. 2012;26(5):738–45.

[14] Barnsley L, Lord SM, Wallis BJ, Bogduk N. Lack of effect of intraarticular corti- costeroids for chronic pain in the cervical zygapophyseal joints. N Engl J Med 1994;330:1047–1050.

[15] Lord SM, Barnsley L, Wallis BJ, McDonald G, Bogduk N. Percutaneous Radio-Frequency Neurotomy for Chronic Cervical Zygapophyseal-Joint Pain. N Engl J Med. 1996;335(23):1721–1726.

[16] Wallis BJ, Lord SM, Bogduk N. Resolution of psychological distress of whiplash patients following treatment by radiofrequency neurotomy: A ort heed, double-blind, placebo-controlled trial. Pain. 1997;73(1):15–22.

[17] Stovner LJ, Kolstad F, Helde G. Radiofrequency denervation of facet joints C2-C6 in cervicogenic headache: A randomized, double-blind, sham-controlled study. Cephalalgia. 2004;24(10):821–830.

[18] van Eerd M, de Meij N, Kessels A, et al. Efficacy and long-term effect of radiofrequency denervation in patients with clinically diagnosed cervical facet joint pain: A double-blind randomized controlled trial. Spine (Phila Pa 1976). 2021;46(5):285–93.

[19] Engel A, King W, Schneider BJ, Duszynski B, Bogduk N. The Effectiveness of Cervical Medial Branch Thermal Radiofrequency Neurotomy Stratified by Selection Criteria: A Systematic Review of the Literature. Pain Med. 2020;21(11):2726–2737.

[20] Engel A, King W. MacVicar J. The effectiveness and risks of fluoroscopically-guided cervical transforaminal injections of steroid: A systematic review with comprehensive analysis of the published data. Pain Medicine. 2014;15:386–402.

[21] Conger A, Cushman DM, Speckman RA, et al. The Effectiveness of Fluoroscopically Guided Cervical Transforaminal Epidural Steroid Injection ort he Treatment of Radicular Pain; a Systematic Review and Meta-analysis. Pain Med. 2020;21(1):41–54.

[22] Gill JS, Aner M, Jyotsna N, Keel JC, Simopoulos TT. Contralateral oblique view is superior to lateral view for interlaminar cervical and cervicothoracic epidural access. Pain Med. 2015;16(1):68–80.

[23] Lee SH, Kim KT, Kim DH, et al. Clinical outcomes of cervical radiculopathy following epidural steroid injection: a prospective study with follow-up for more than 2 years. Spine (Phila Pa 1976). 2012;37(12):1041–7.

[24] Beyaz SG, Eman A. Fluoroscopy guided cervical interlaminar steroid injections in patients with cervical pain syndromes: a retrospective study. J Back Musculoskelet Rehabil. 2013;26(1):85–91.

[25] Choi JW, Lim HW, Lee JY, et al. Effect of Cervical Interlaminar Epidural Steroid Injection: Analysis According to the Neck Pain Patterns and MRI Findings. Korean J Pain. 2016;29(2):96–102. doi: 10.3344/kjp.2016.29.2.96. Epub 2016 Apr 1. Erratum in: Korean J Pain. 2017;30(1):73.

[26] Manchikanti L, Cash KA, Pampati V, Wargo BW, Malla Y. A randomized, double-blind, active control trial of fluoroscopic cervical interlaminar epidural injections in chronic pain of cervical disc herniation: results of a 2-year follow-up. Pain Physician. 2013;16(5):465–78.

[27] Celenlioglu AE, Solmaz I, Eksert S, et al. Factors Associated with Treatment Success After Interlaminar Epidural Steroid Injection for Cervical Radicular Pain. Turk Neurosurg. 2023;33(2):326–333.

8 Interventionen an der BWS

Stephan Klessinger

Die Brustwirbelsäule (BWS) unterscheidet sich in vielerlei Hinsicht von der Hals- und Lendenwirbelsäule. Die Anatomie zeichnet sich dadurch aus, dass in jedem Segment auf beiden Seiten Rippen hinzukommen, die jeweils ein Gelenk mit dem Wirbelkörper und ein Gelenk mit dem Querfortsatz ausbilden. Somit gibt es in jeder Etage 4 Gelenke zusätzlich zu den Facettengelenken und der Bandscheibe. Dennoch ist die BWS deutlich weniger beweglich als die anderen Wirbelsäulenabschnitte. Es gibt 12 Spinalnervenpaare, deren Zählung der der Lendenwirbelsäule entspricht (also Austritt des ersten Paares zwischen 1. und 2. Brustwirbel). Der Ramus dorsalis der Spinalnerven verzweigt, wie in den anderen Bereichen auch, in einen medialen und einen lateralen Ast. Beide versorgen die autochthone Rückenmuskulatur. Die Rami ventrales verlaufen als Nervi intercostales zwischen den Rippen bzw. entlang der Rippen nach ventral. Ausnahmen bilden die oberen thorakalen Spinalnerven, die am Plexus cervicalis beteiligt sind bzw. Äste in den Arm abgeben und somit als Einzige für Extremitäten verantwortlich sind, und der letzte Interkostalnerv (Nervus subcostalis), welcher unter der 12. Rippe schräg abwärts über die Darmbeinkante verläuft.

Beschwerden ausgehend von der Brustwirbelsäule inklusive der angrenzenden Gewebe sind viel seltener als an der Hals- und Lendenwirbelsäule (Abb. 8.1). Nur 3–22 % der Patienten mit Wirbelsäulenschmerzen haben diese im Bereich der BWS [1]. Nur 0,15–4 % aller symptomatischen Bandscheibenvorfälle sind thorakal [2]. Dementsprechend werden auch Injektionen an der Brustwirbelsäule eher selten durchgeführt. Diese Injektionen sollten erfahrenen Interventionalisten vorbehalten sein. Zudem bieten sich nicht unerhebliche Gefahren durch den Verlauf der Nerven, durch variable Verläufe der Blutgefäße (z. B. Arteria radicularis magna [Adamkiewicz], meist 9. oder 10. Brustwirbel, zu 73 % linksseitig) und durch die enge Lagebeziehung zu Pleura und Lunge.

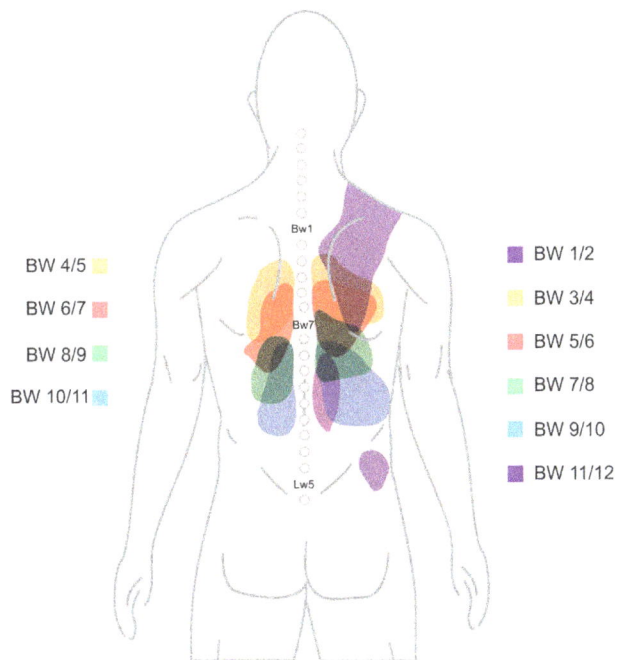

Abb. 8.1: Darstellung einer Pain Map mit den schmerzhaften Arealen, die den unterschiedlichen Leveln zugeordnet wurden.

Die Anatomie der Brustwirbelsäule ist bis heute nicht eindeutig geklärt, so ist z. B. die Innervation der Gelenke nicht abschließend bekannt [3]. Auch die genauen Schmerzursachen der Brustwirbelsäule (Bandscheibe, Facettengelenke, Rippengelenke, Bänder und andere Strukturen) sind nicht geklärt [3]. Bisher konnte keine interventionelle diagnostische oder therapeutische Maßnahme validiert werden. Überhaupt ist die Literatur zu thorakalen Schmerzen sehr limitiert. Thorakaler Schmerz ist daher bis heute ein Mysterium. In diesem Kapitel wurde zusammengestellt, was momentan an Techniken und Evidenz bekannt und bewährt ist.

https://doi.org/10.1515/9783111171746-008

8.1 Intraartikulärer Zugang

Der intraartikuläre Zugang ist notwendig, um ein Medikament zu diagnostischen Zwecken (Injektion von Kontrastmittel zur Erstellung eines Arthrogramms, Injektion eines Lokalanästhetikums) oder therapeutischen Zwecken (Injektion von Cortison) in den Gelenkspalt zu injizieren.

8.1.1 Röntgenanatomie

Die Orientierung der Facettengelenke der BWS ist annähernd koronar (Abb. 8.2). Zudem wird der Zugang teilweise von den Laminae bzw. dem Processus articularis inferior verdeckt, so dass ein direkter Weg zum Gelenk von dorsal erschwert ist [4].

Unter Durchleuchtung ist der Gelenkspalt in ap-Aufnahmen meist nicht zu erkennen [5]. Sichtbar wird der Gelenkspalt in lateraler bzw. leicht kontralateral-schräger Durchleuchtung (Abb. 8.2). Allerdings verhindert die Lunge einen direkten lateralen Zugang. Zunächst muss im ap-Bild das gewünschte Gelenk identifiziert werden und sichergestellt sein, dass die richtige Bandscheibenetage im Durchleuchtungsbild zentriert wird (es sollte von Bw1 nach kaudal gezählt werden). Die Grund- und Deckplatte der benachbarten Wirbel müssen parallel zum Röntgenstrahl eingestellt werden. Nun sollten die Bandscheibe und der Pedikel zu identifizieren sein. Die Position des Gelenkes kann in dieser Projektion nur abgeschätzt werden.

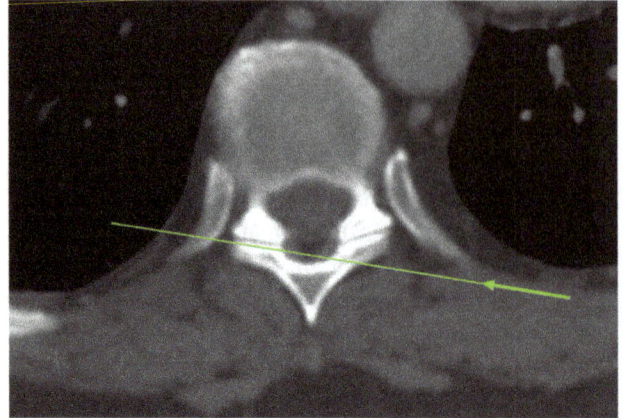

Abb. 8.2: Axiales CT. Die Orientierung der Facettengelenke ist zu erkennen. Der Pfeil zeigt die Richtung der Durchleuchtung (kontralateral schräg) an.

Im CT kann ein ähnlicher Zugang wie unter Durchleuchtung gewählt werden. Das CT kann bei dieser seltenen und auf Grund der Anatomie auch schwierigen Fragestellung von Vorteil sein [1].

8.1.2 Intervention

An Materialien wird empfohlen:
- 25 G Spinalnadel (Quincke), Länge 90 mm
- Verbindungsschlauch mit minimalem Restvolumen
- Kontrastmittel

1. Es sollte ein Punktionspunkt auf der Haut gewählt werden, der ca. einen Level weiter kaudal liegt als das Zielgelenk, da eine Punktionsrichtung schräg nach kranial notwendig ist (Abb. 8.3).

2. Nun erfolgt die Punktion, wobei die Nadel in einer Sagittalebene in der Mitte des Pedikels gehalten werden sollte. Eine Abweichung nach medial riskiert eine Punktion des Spinalkanals, eine Abweichung nach laterale riskiert eine Punktion der Pleura.

3. Ein erster Zielpunkt ist die Mitte des Pedikels. Die Nadel hat hier Knochenkontakt auf der Lamina des unteren Wirbels (Abb. 8.4).

4. Die Nadellage wird im Seitbild verifiziert (Abb. 8.5).

5. Nun gilt es einen Eingang in das Gelenk zu finden.

6. Bevor ein Medikament injiziert wird, muss die Nadellage ap und seitlich mit Kontrastmittel verifiziert werden.

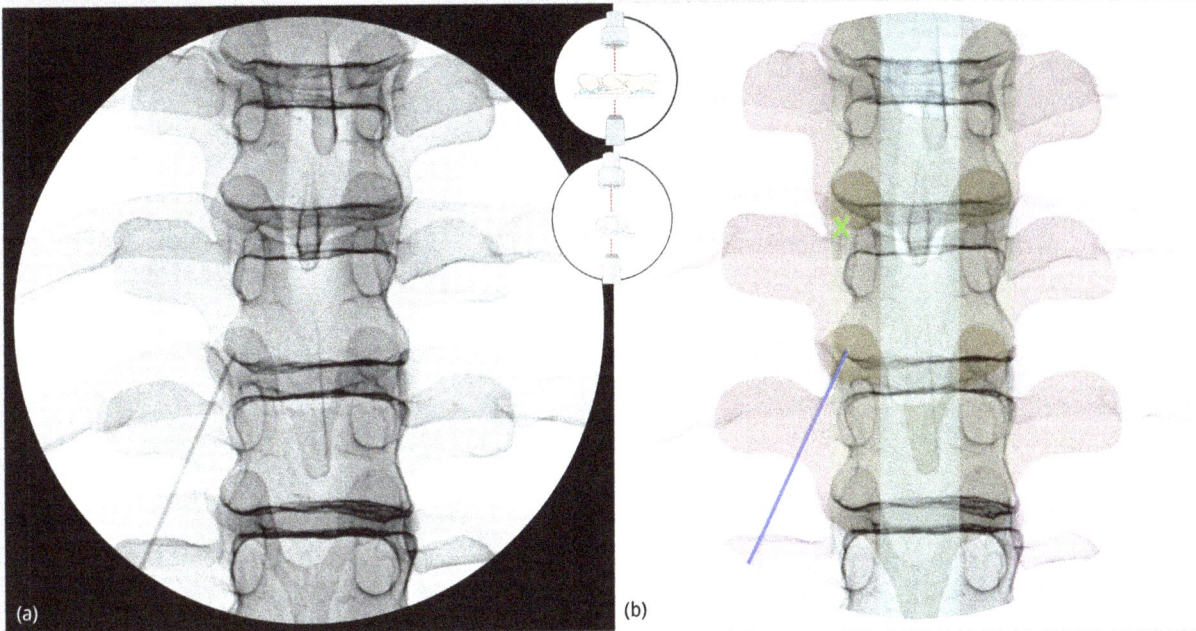

Abb. 8.3: Durchleuchtungsbild ap. (a): Die Punktionsstelle an der Haut liegt ca. einen Level unterhalb des Zielpunktes. (b): Schematische Darstellung. Drei Laminae wurden braun eingefärbt, der Zeigestab, der die Hauteinstichstelle markiert, ist blau dargestellt. Der Zielpunkt am Gelenkspalt wurde mit einem grünen Kreuz markiert. Hellblau wurde die Dura eingefärbt, die ebenso zu vermeiden ist, wie die Lunge (rosa). Die Nadel muss immer in dem schmalen Gebiet medial der Lunge und lateral der Dura liegen.

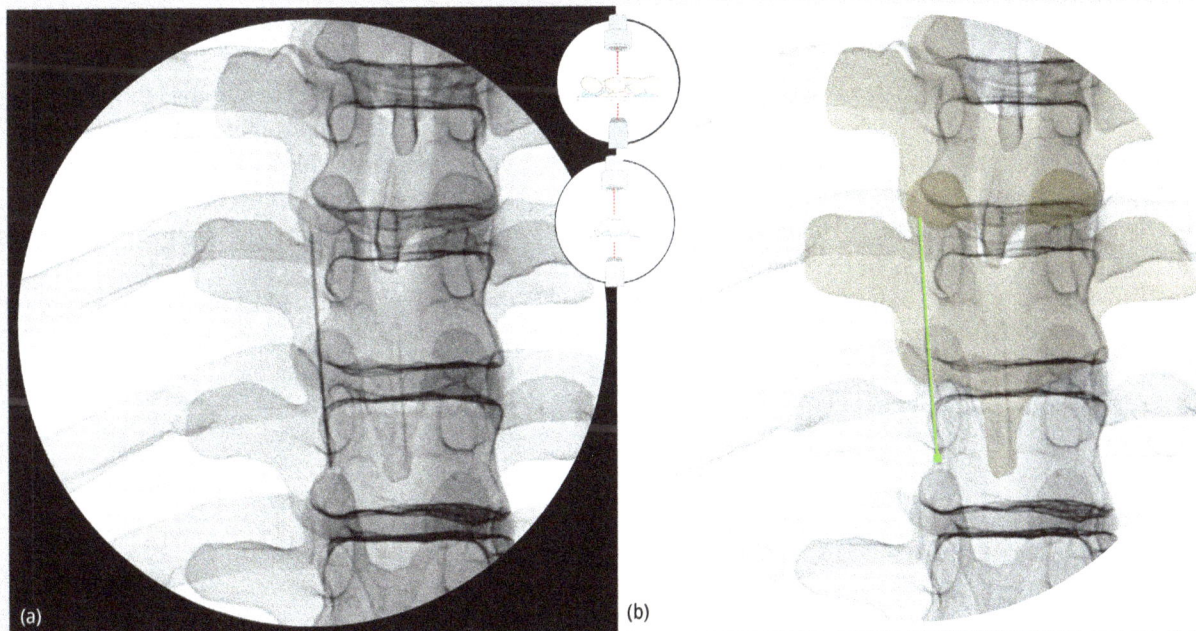

Abb. 8.4: (a): Durchleuchtungsbild ap. Die Nadel liegt auf der Lamina, kurz vor Eintritt in das Gelenk. (b): Schematische Darstellung. Zwei Laminae wurden braun eingefärbt, die Nadel ist grün dargestellt.

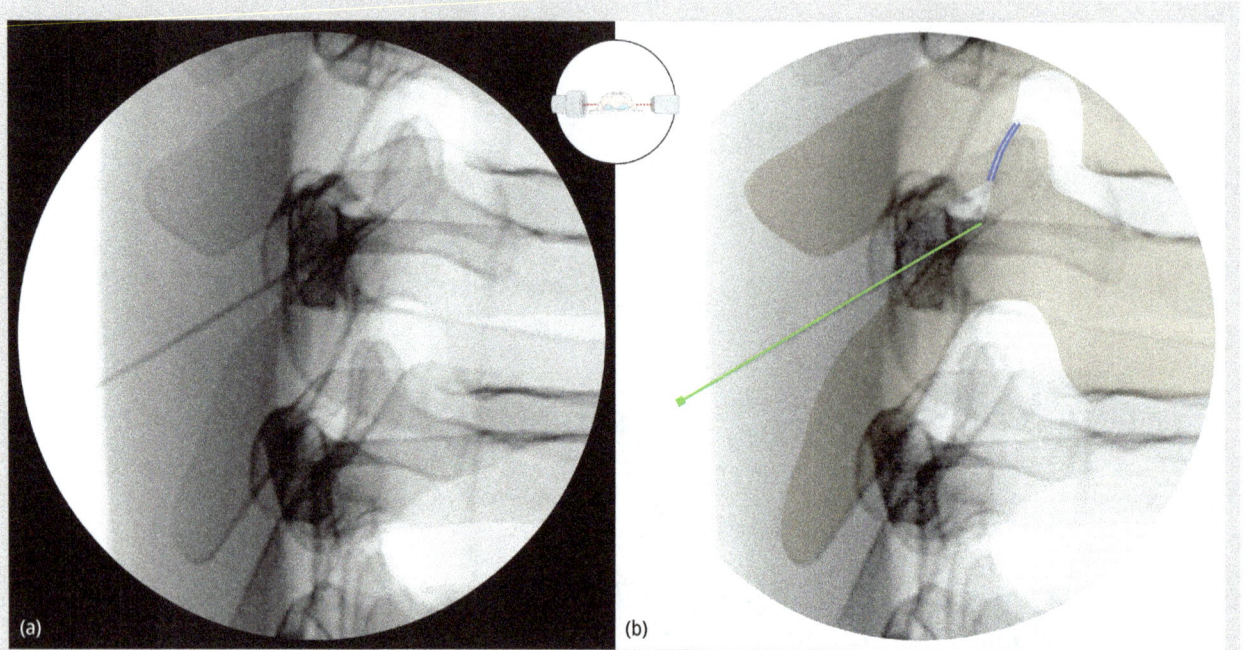

Abb. 8.5: (a): Durchleuchtungsbild lateral. Die Nadel liegt auf der Lamina, kurz vor Eintritt in das Gelenk. (b): Schematische Darstellung. Zwei Wirbel (ohne die Querfortsätze) wurden braun eingefärbt, die Nadel ist grün dargestellt, der Gelenkspalt blau.

8.1.3 Evidenz

Intraartikuläre Injektionen sind in Studien genutzt worden, um herauszufinden, ob diese Gelenke tatsächlich als Schmerzquellen in Frage kommen. Es konnte an gesunden Freiwilligen gezeigt werden, dass die Gelenke bei Injektion schmerzhaft sind. Es wurden Schmerzbereiche für jedes Gelenk erstellt (Abb. 8.1), die, wie zu erwarten, deutlich überlappen [6,7].

Zwar gibt es einzelne Berichte über thorakale diagnostische intraartikuläre Injektionen, allerdings existieren keine Studien, die solche Blockaden validieren [5]. Eine negative Antwort auf einen thorakalen intraartikulären Block kann jedoch dieses Gelenk als Schmerzursache ausschließen.

Ein therapeutischer Nutzen ist bisher in der Literatur nicht nachgewiesen worden. Es existiert lediglich ein Fallbericht über die intraartikuläre Injektion von Cortison [8].

8.2 Medial Branch Block und Radiofrequenz-Denervation

Bei einem Medial Branch Block (MBB) handelt es sich um eine diagnostische Intervention, die zum Ziel hat, den Verdacht eines Facettengelenkschmerzes zu bestätigen oder auszuschließen. Somit ist die Indikation ein unklarer thorakaler Schmerz mit der Vermutung bzw. der Hypothese, dass die Facettengelenke die Schmerzursache sind und der Schmerz somit von den Medial Branches (MBs) weitergleitet wird. Eine Blockade der MBs mit Lokalanästhesie sollte somit zu einer deutlichen Schmerzreduktion des Index-Schmerzes führen. Da eine hohe Rate falsch-positiver Ergebnisse bekannt ist, sind kontrollierte (mindestens zweimal) MBBs notwendig. Die Durchführung zweier MBBs mit zwei unterschiedlich lang wirksamen Lokalanästhetika kann die diagnostische Sicherheit erhöhen.

Wurde die Diagnose eines thorakalen Facettengelenkschmerzes mit kontrollierten MBBs gesichert, so ist die therapeutische Konsequenz eine Unterbrechung der Schmerzweiterleitung mittels Radiofrequenz-Denervation der betroffenen MBs.

Voraussetzung für eine Austestung mittels MBB und ggf. Radiofrequenz-Denervation ist ein chronischer Schmerz von mindestens drei Monaten Dauer, welcher auf konservative Therapie nicht besser geworden ist.

8.2.1 Röntgenanatomie

Einer der Hauptgründe, warum die Therapie thorakaler Schmerzen schwierig ist, liegt darin begründet, dass die Anatomie der Innervation der Gelenke unklar ist. Zunächst vergleichbar mit der Hals- und Lendenwirbelsäule ist, dass sich Radix posterior und Radix anterior zum Spinalnerven vereinigen, der sich schon sehr bald wieder aufzweigt in einen Ramus ventralis und einen Ramus dorsalis. Aus dem Ramus dorsalis entspringt der MB, welcher das Ziel für die hier dargestellte Intervention ist. Allerdings ist der Verlauf dieses Nerven nicht mit Sicherheit geklärt. Nur in der oberen und unteren BWS verlaufen die MBs an der oberen lateralen Ecke des Processus transversus [9]. In der mittleren BWS liegt der MB variabel eher im Gewebe zwischen den Querfortsätzen [9]. Es fehlt hier eine Knochenstruktur, an der man sich orientieren kann (Abb. 8.6). In den untersten Etagen der BWS ist der Verlauf vergleichbar mit der oberen LWS.

Zusätzlich gibt es an der BWS einen Nervenast, der aus dem Ramus dorsalis abzweigt, bevor dieser sich aufteilt in den MB und den lateralen Ast (Abb. 8.7). Dieser erste Nervenast wird Ramus descendens, Ramus articularis oder auch Ramus zygapophysialis genannt [10]. Es scheint, dass dieser Ast für die Innervation der Intervertebralgelenke verantwortlich ist. Neuere anatomische Studien [11] fanden einen Ramus articularis bei 50 % der untersuchten Spinalnerven. Das würde aber bedeuten, dass nicht oder nicht nur der MB Zielpunkt für die Blockade und die Denervation sein muss, sondern (auch) der Ramus articularis [12]. Solange die Anatomie nicht eindeutig geklärt ist, kann keine spezifische Technik empfohlen werden. In der Literatur findet sich sowohl eine Nadellage am Oberrand des Querfortsatzes (MB) aber auch eine Nadellage nahe dem Pedikel in der Nähe des Ramus articularis.

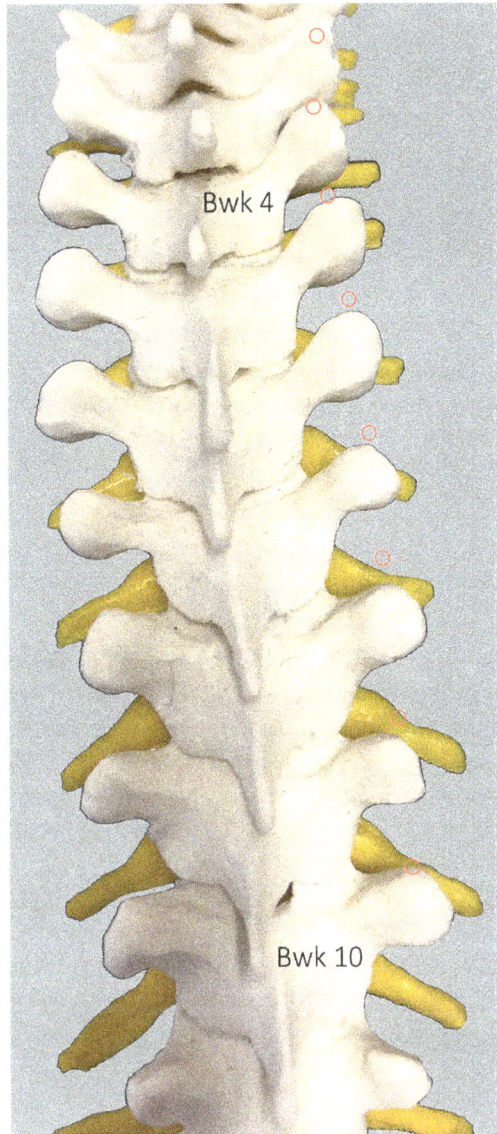

Abb. 8.6: Schematische Darstellung der oberen BWS mit Zielpunkten (rot) für den MB in unterschiedlichen Etagen (nach [9]).

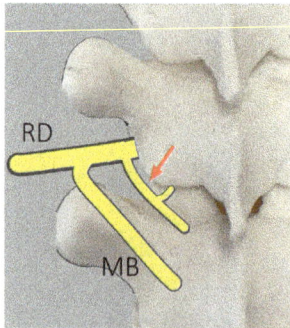

Abb. 8.7: Schematische Darstellung des Ramus dorsalis, der sich in den MB und den lateralen Ast aufzweigt. Zusätzlich gibt es thorakal wohl einen Nervenast, der noch proximal vom MB entspringt (roter Pfeil). Dieser Ast (Ramus articularis) könnte für die Innervation des Facettengelenkes (mit-)verantwortlich sein.

8.2.2 Intervention

Eine spezifische Technik, welche validierte Ergebnisse liefert, kann nicht empfohlen werden, da die Anatomie der Innervation nicht geklärt ist. Zudem müssen unterschiedliche Techniken für die verschiedenen Level an der BWS entwickelt werden. Für den diagnostischen Block (MB oder Ramus articularis) ist entscheidend, dass mit wenig Lokalanästhetikum spezifisch dieser eine Nerv blockiert wird.

Bei der Denervation muss der Nervenast über eine möglichst lange Strecke verödet werden. Dafür ist eine Nadellage parallel zum Nerven notwendig. Die Technik muss entsprechend dem gewählten Zielnerven und der gewählten Etage angepasst werden.

8.2.3 Evidenz

Es existieren drei Studien zu diagnostischen MBBs [13–15], welche in einem Review [16] zusammengefasst wurden. Zur angewendeten Technik oder den behandelten Etagen der BWS wurden keine Angaben gemacht. Die mittlere Prävalenz nach vergleichenden MBBs betrug 40 % (33–48 %). Die Falsch-positive-Rate war mit 51 % (44–59 %) hoch.

Wenige Studien berichten über Ergebnisse nach thorakaler Radiofrequenz-Denervation. Eine retrospektive Studie aus dem Jahr 1993 mit 50 Patienten, welche nach einem einmaligen MBB mit mindestens 50 % Schmerzreduktion eingeschlossen wurden, ergab mehr als 50 % Schmerzreduktion bei 83 % der Patienten [17]. Es wurde eine Nadelposition am Pedikel gewählt. Eine zweite Studie aus dem Jahr 2000 mit nur 17 Teilnehmern [18] ergab schlechte Resultate, nur 40 % der Patienten hatten mehr als 50 % Schmerzreduktion. Bilder zur Beurteilung der Nadellage wurden nicht veröffentlicht. Eine aktuellere Studie [19] mit 28 Patienten, welche nach zwei MBBs mit mehr als 80 % Schmerzreduktion eingeschlossen wurden, ergab in 68 % der Patienten mehr als 50 % Schmerzreduktion. Die neueste Studie (2017) [20] konnte zeigen, dass die Ergebnisse bezüglich „health related quality" thorakal vergleichbar sind mit Interventionen an Hals- und Lendenwirbelsäule. Die Ergebnisse werden in drei Reviews zusammengefasst [21–23], die schlussfolgern, dass eine Radiofrequenz-Denervation in Erwägung gezogen werden kann, wobei eingeschränkte Evidenz (Level III) vorliegt. Eine aktuellere Studie aus dem Jahr 2021 [24] hat 46 Denervationen untersucht. 50 % Schmerzreduktion konnte bei 63 % der Patienten nach 3 Monaten und bei 46 % der Patienten nach mindestens 6 Monaten gefunden werden. Die durchschnittliche Schmerzreduktion war von 6,7 auf 4,3. Es gab keine Unterschiede bezüglich oberer, mittlerer oder unterer BWS.

Eine Studie hat eine cooled-RF thorakal untersucht und konnte nach 6–12 Monaten eine Schmerzreduktion von 7,4 auf 4,6 feststellen [25].

8.3 Transforaminaler Zugang

8.3.1 Röntgenanatomie

Bei dieser Intervention wird eine Nadel in einem thorakalen Foramen intervertebrale platziert, um Medikamente (z. B. Lokalanästhesie oder Cortison) an die Nervenwurzeln zu injizieren. Es handelt sich hierbei um sehr anspruchsvolle Prozeduren, die nur von sehr erfahrenen Interventionalisten durchgeführt werden sollten, da es zu lebensbedrohlichen Komplikationen (Atmung, Kreislauf, Zentralnervensystem) kommen kann. Insbesondere Verletzungen von Pleura und Lunge sind zu bedenken. Intravaskuläre Injektionen können bei neurotoxischen Substanzen zu Schäden im Zentralnervensystem führen und bei kristallinem Cortison besteht die Gefahr einer Embolie, weshalb keine kristallinen Kortikoide verwendet werden sollten.

Drei verschiedene Zugangswege zum Foramen sind möglich: Ein Zugang von posterior (parasagittal, retroneural) und zwei schräge Zugänge entweder supraneural (= subpedikulär) oder infraneural.

8.3.2 Intervention: Posteriorer Zugang (parasagittal, retroneural)

An Materialien wird empfohlen:
- 21–25 G Spinalnadel (Quincke), Länge 90 mm
- Verbindungsschlauch mit minimalem Restvolumen
- Kontrastmittel
- Lokalanästhesie
- ggf. Dexamethason

1. Zunächst muss die richtige Bandscheibenetage identifiziert werden. Es sollte von Bw1 nach kaudal gezählt werden.

2. Es wird eine Einstellung streng ap gewählt, so dass die Grund- und Deckplatten der Zieletage parallel zum Röntgenstrahl sind.

3. Zielpunkt ist der inferiore, mediale Aspekt des Querfortsatzes an seiner Verbindung zur Lamina (Abb. 8.8). Die Intervention sollte nur durchgeführt werden, wenn dieser Punkt klar erkennbar ist.

4. Die Hauteinstichstelle liegt direkt über diesem Punkt, so dass eine gebogene Nadel parallel zu den Röntgenstrahlen eingeführt werden kann, bis sie Knochenkontakt hat am Übergang Querfortsatz-Lamina (Abb. 8.9).

5. Nun muss unter Ausnutzung der gebogenen Spitze (nach lateral gerichtet) die Nadel langsam und sehr vorsichtig unter ständiger Durchleuchtungskontrolle über den lateralen Rand der Lamina manövriert werden (Abb. 8.10).

6. Jetzt liegt die Nadel dorsal vom Foramen. Diese Position muss in der zweiten Ebene (streng seitlich) kontrolliert werden (Abb. 8.11).

7. Die nun nach medial gerichtete Nadelspitze kann unter ständiger Kontrolle ap und seitlich weiter in das Foramen vorgeschoben werden, bis der Zielpunkt erreicht ist (Abb. 8.11).

8. Nachdem sich weder Blut noch Liquor oder Luft aspirieren lassen, kann eine Testdosis Kontrastmittel injiziert werden. Eine unerwünschte intravasale Verteilung sollte bemerkt werden.

9. Zeigt sich die Kontur des Spinalnerven von Kontrastmittel umgeben, kann vorsichtig das Medikament injiziert werden.

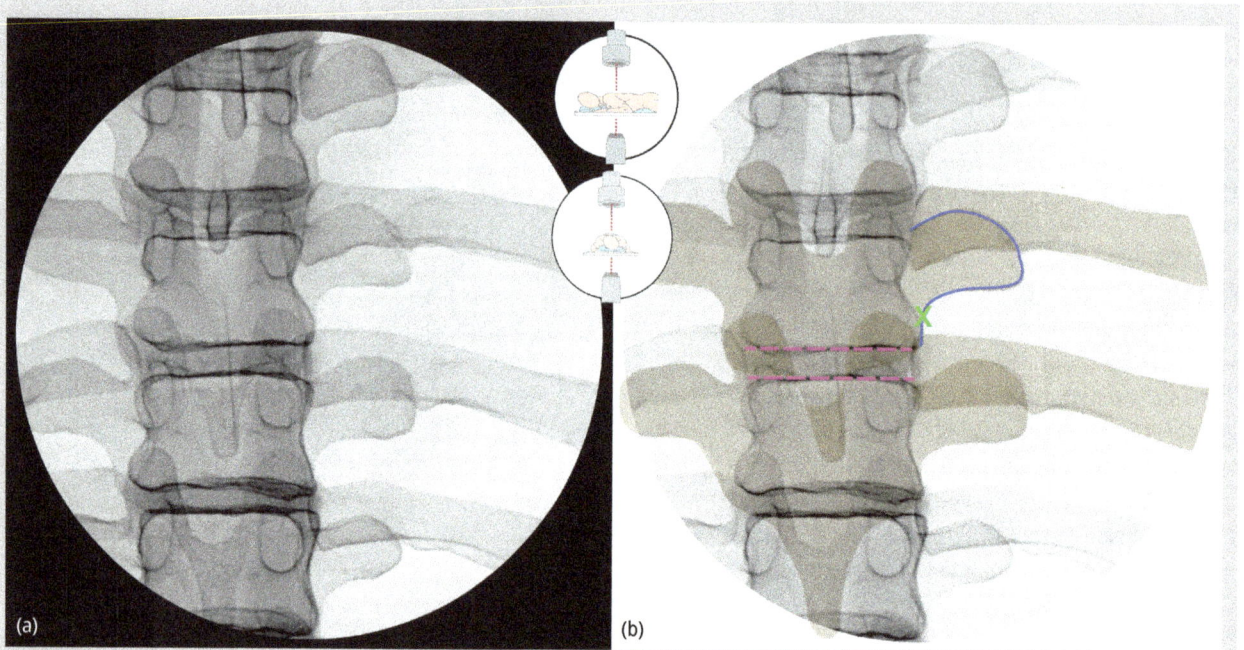

Abb. 8.8: (a) Durchleuchtung ap. Grund- und Deckplatte sind orthograd eingestellt. Rippe, Querfortsatz und die Lamina müssen zur Bestimmung des Zielpunktes identifiziert werden. (b): Schematische Darstellung. Zwei Laminae sowie zwei Rippen wurden braun eingefärbt. Die orthograd eingestellten Grund- und Deckplatten sind rosa markiert, der Umriss des Querfortsatzes blau. Der Zielpunkt (grünes Kreuz) liegt an der Verbindung des Querfortsatzes mit der Lamina.

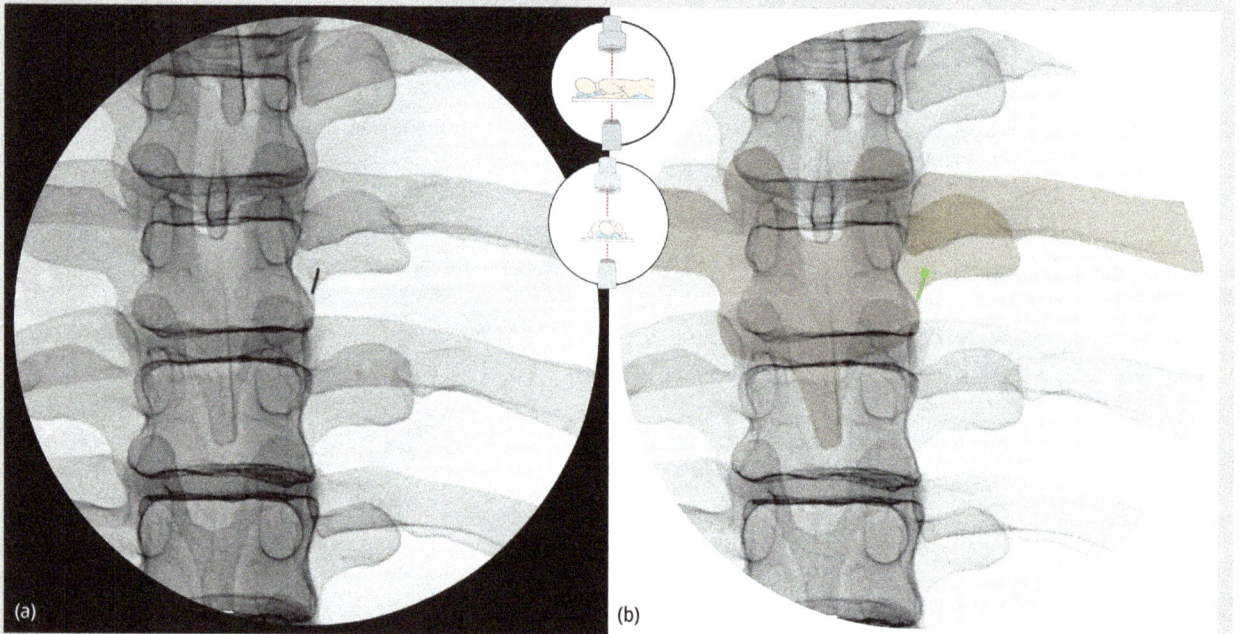

Abb. 8.9: Durchleuchtung ap. (a): Die Nadel hat Knochenkontakt an der Lamina. (b): Schematische Darstellung. Eine Laminae sowie eine Rippe wurden braun eingefärbt. Die Nadel ist grün dargestellt.

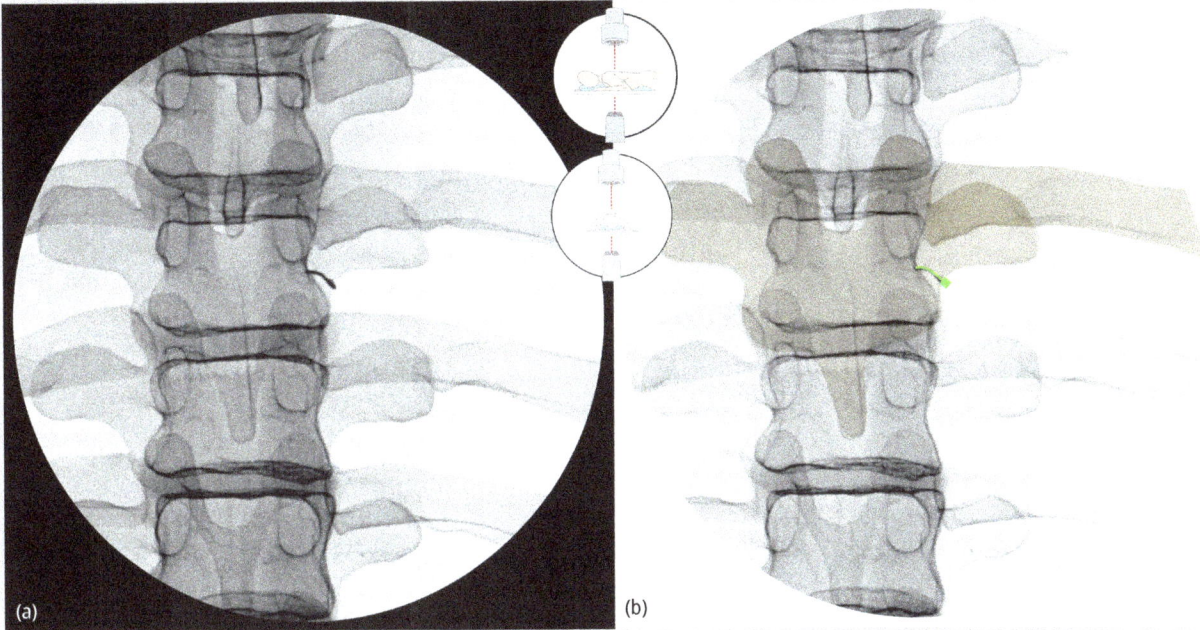

Abb. 8.10: Durchleuchtung ap. (a): Die Nadel liegt am Eingang zum Foramen. (b): Schematische Darstellung. Eine Laminae sowie eine Rippe wurden braun eingefärbt. Die Nadel ist grün dargestellt.

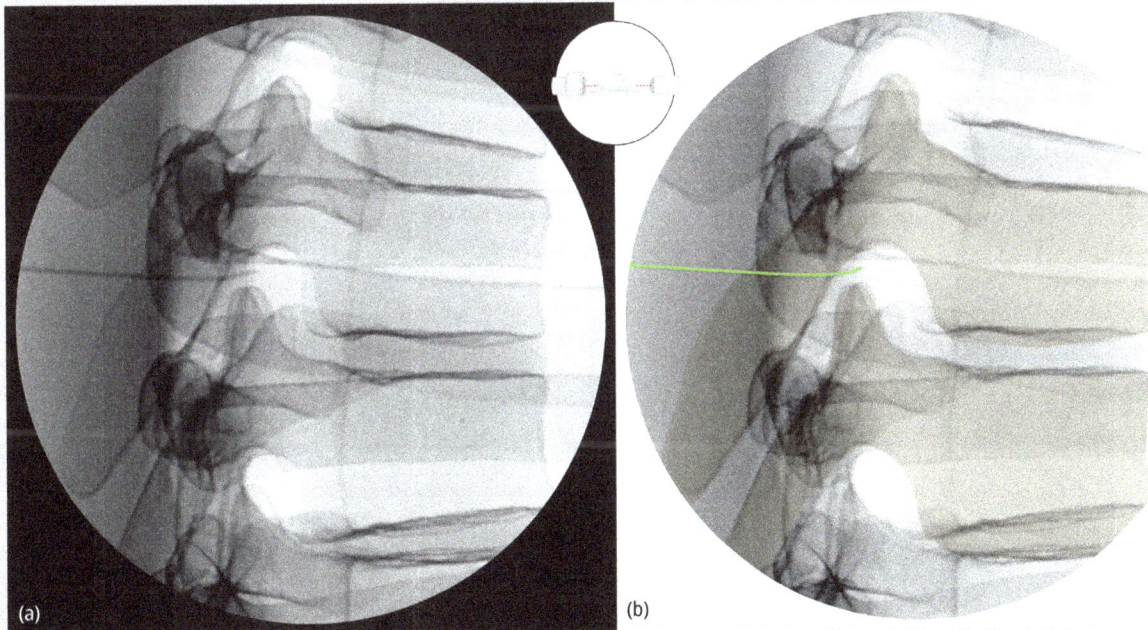

Abb. 8.11: Durchleuchtung lateral. (a): Der Zielpunkt ist erreicht. Die Nadelspitze liegt im Foramen dorsal der Nervenwurzel (retroneural). (b): Schematische Darstellung. Zwei Wirbel (ohne die Querfortsätze) wurden braun eingefärbt. Die Nadel ist grün dargestellt.

8.3.3 Intervention: Zugang infra- und supraneural

Beim schrägen Zugang werden in einem Durchleuchtungsbild mit Rotation die charakteristischen Landmarks identifiziert (Grund- und Deckplatte, Querfortsatz, Rippe). Beim infraneuralen Zugang wird ausgenutzt, dass es ein Fenster zwischen Rippe und Lamina gibt, durch welches das Foramen auf direktem Weg erreicht werden kann. Der infraneurale Zugang ähnelt dem Zugang zur Bandscheibe. Beim supraneuralen Zugang ist der Zielpunkt an der Unterkante des Querfortsatzes (Abb. 8.12).

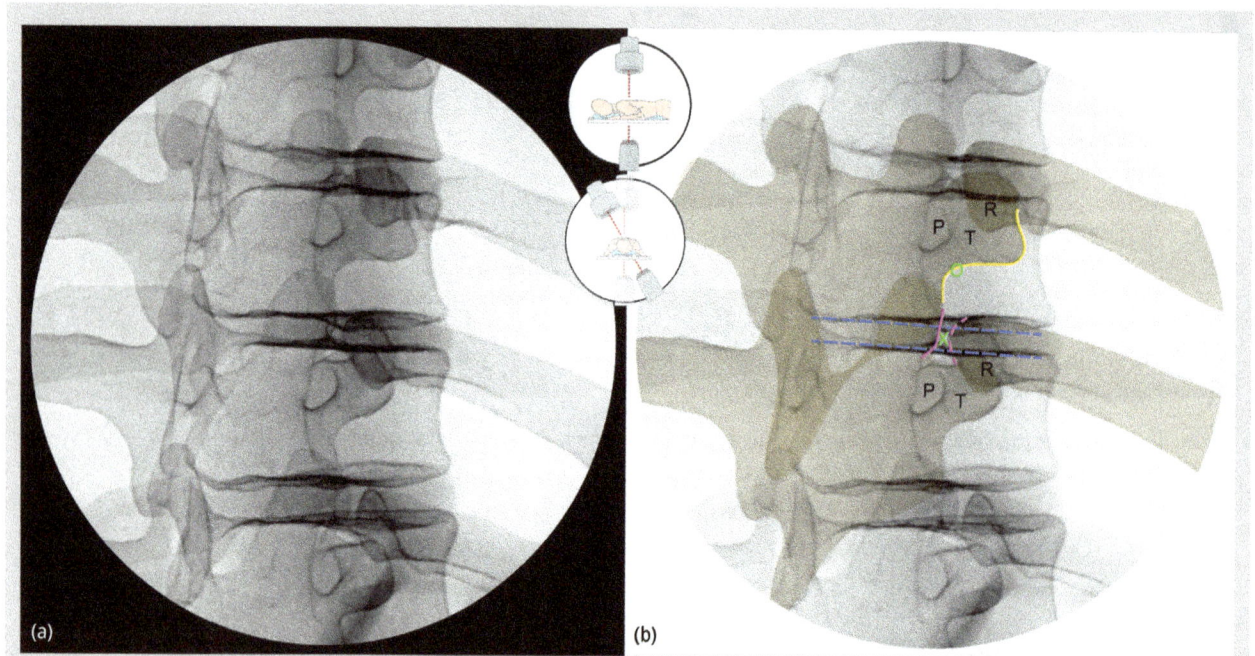

Abb. 8.12: (a): Durchleuchtungsbild schräg mit Landmarken und Zielpunkten für den supraneuralen und dem infraneuralen Zugang zum Foramen. (b): Schematische Darstellung. Zwei Laminae mit den Querfortsätzen und den 2 Rippen sind braun eingefärbt (nicht die Wirbelkörper). P: Pedikel, T: Processus transversus, R: Rippe. Die orthograd eingestellte Grund- und Deckplatte der Zieletage ist mit einer blau gestrichelten Linie gekennzeichnet. Die laterale Begrenzung der Lamina mit einer durchgezogenen rosa Linie, die mediale Begrenzung der Rippe mit einer gestrichelten rosa Linie. Dazwischen liegt der Zielpunkt (grünes Kreuz) für einen infraneuralen Zugang zum Foramen (und zur Bandscheibe). Der Zielpunkt für einen supraneuralen Zugang (grüner Kreis) liegt am Übergang der Unterkante des Querfortsatzes zur Lamina (gelbe Linie).

Zugang supraneural

An Materialien wird empfohlen:
- 21–25 G Spinalnadel (Quincke)
- Verbindungsschlauch mit minimalem Restvolumen
- Kontrastmittel
- Lokalanästhetikum
- nicht-kristallines Cortison (Dexamethason)

1. Zunächst muss der gewünschte Level identifiziert werden und ein ap-Bild mit parallelen Grund- und Deckplatten erstellt werden.

2. Nun wird der C-Bogen in eine ipsilateral-schräge Position gebracht, so dass Rippe und Pedikel gut voneinander abgegrenzt werden können. Nun sollten die typischen Landmarks identifiziert werden (Abb. 8.12).

3. Für eine supraneurale Injektion liegt der Zielpunkt am Übergang zwischen Unterkante des Querfortsatzes und der Lamina (Abb. 8.13).

4. Die Nadel wird vorgeschoben, bis sie im hinteren Drittel des Foramens liegt. Die Position wird im ap-Bild (Abb. 8.14) und seitlich (Abb. 8.15) kontrolliert.

5. Nachdem sich weder Blut noch Liquor oder Luft aspirieren lassen, kann eine Testdosis Kontrastmittel injiziert werden. Eine unerwünschte intravasale Verteilung sollte bemerkt werden.

6. Zeigt sich die Kontur des Spinalnerven von Kontrastmittel umgeben, kann vorsichtig das Medikament injiziert werden.

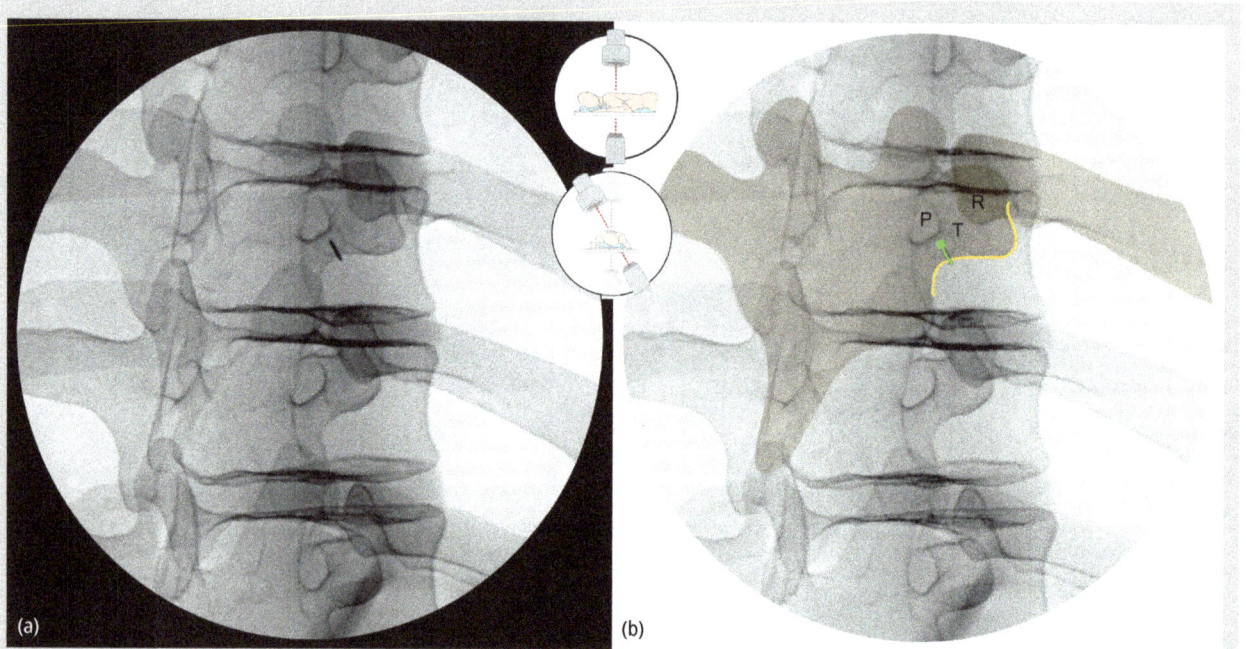

Abb. 8.13: Durchleuchtungsbild schräg. (a): Die Nadel liegt am Zielpunkt unter der Hauteinstichstelle zwischen Lamina und Unterkante des Querfortsatzes für einen supraneuralen Zugang. (b): Schematische Darstellung. Eine Lamina mit den Querfortsätzen sowie eine Rippe wurden braun eingefärbt. P: Pedikel, T: Processus transversus, R: Rippe. Die Nadel ist grün dargestellt. Die gelbe Linie zeigt die Unterkante vom Querfortsatz und den Übergang zur Lamina (s. Abb. 8.12).

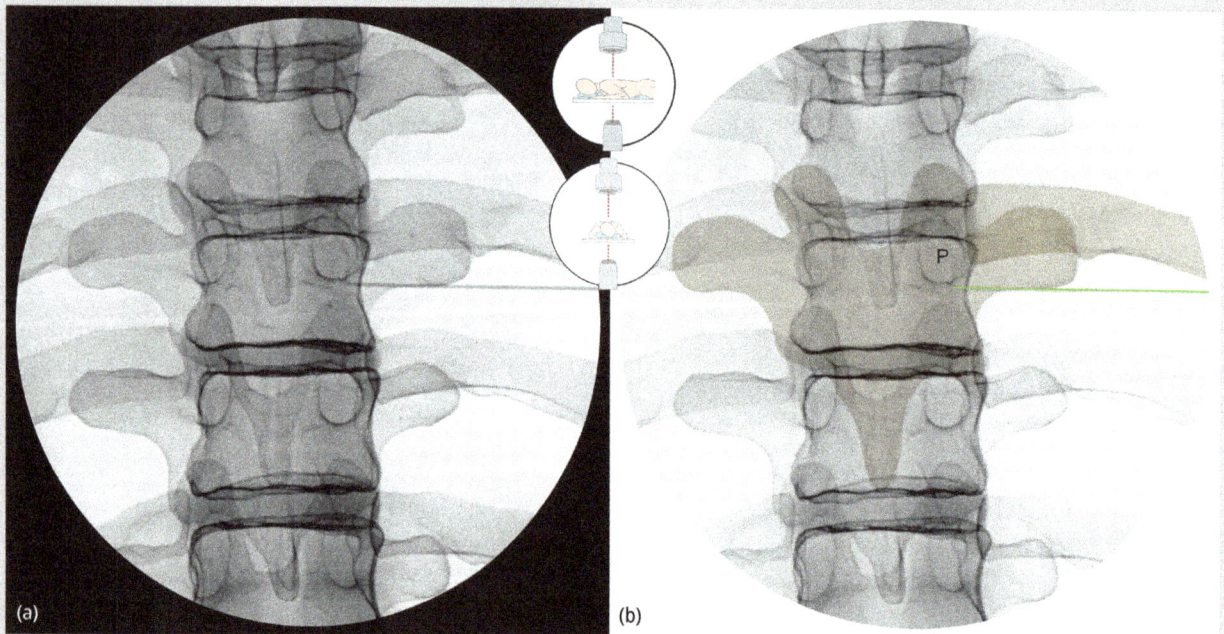

Abb. 8.14: Durchleuchtungsbild ap. (a): Korrekte Nadelposition für eine supraneurale Injektion. Die Nadel liegt im Foramen unter dem Pedikel. (b): Schematische Darstellung. Eine Lamina mit den Querfortsätzen sowie eine Rippe wurden braun eingefärbt. P: Pedikel. Die Nadel ist grün dargestellt.

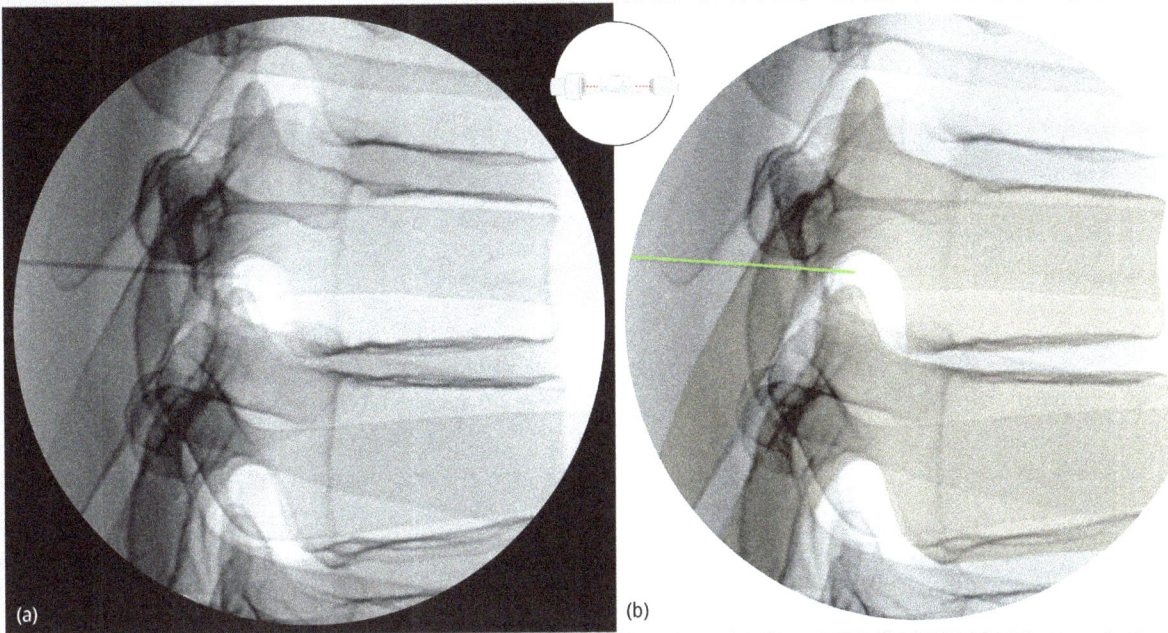

Abb. 8.15: Durchleuchtungsbild seitlich. (a): Korrekte Nadelposition für eine supraneurale Injektion. (b): Schematische Darstellung. Zwei Wirbel (ohne die Querfortsätze) wurden braun eingefärbt. Die Nadel ist grün dargestellt.

Zugang infraneural

An Materialien wird empfohlen:
– 21–25 G Spinalnadel (Quincke)
– Verbindungsschlauch mit minimalem Restvolumen
– Kontrastmittel
– Lokalanästhetikum
– nicht-kristallines Cortison (Dexamethason)

1. Zunächst muss wieder der gewünschte Level identifiziert werden und ein ap-Bild mit parallelen Grund- und Deckplatten erstellt werden.

2. Nun wird der C-Bogen in eine ipsilateral-schräge Position gebracht, so dass Rippe und Pedikel gut voneinander abgegrenzt werden können. Nun sollten die typischen Landmarks identifiziert werden (Abb. 8.12).

3. Für eine infraneurale Injektion liegt der Zielpunkt zwischen Rippenköpfchen und Lamina in Höhe der Bandscheibe (Abb. 8.16).

4. Sobald die Nadel den posterioren Rand des Foramens erreicht, sollte in ap- und seitlicher Durchleuchtung kontrolliert werden.

5. Die Nadel wird in das Foramen vorgeschoben, ohne die Bandscheibe zu punktieren (Abb. 8.17, Abb. 8.18).

6. Nachdem sich weder Blut noch Liquor oder Luft aspirieren lassen, kann eine Testdosis Kontrastmittel injiziert werden. Eine unerwünschte intravasale Verteilung sollte bemerkt werden.

7. Zeigt sich die Kontur des Spinalnerven von Kontrastmittel umgeben, kann vorsichtig das Medikament injiziert werden.

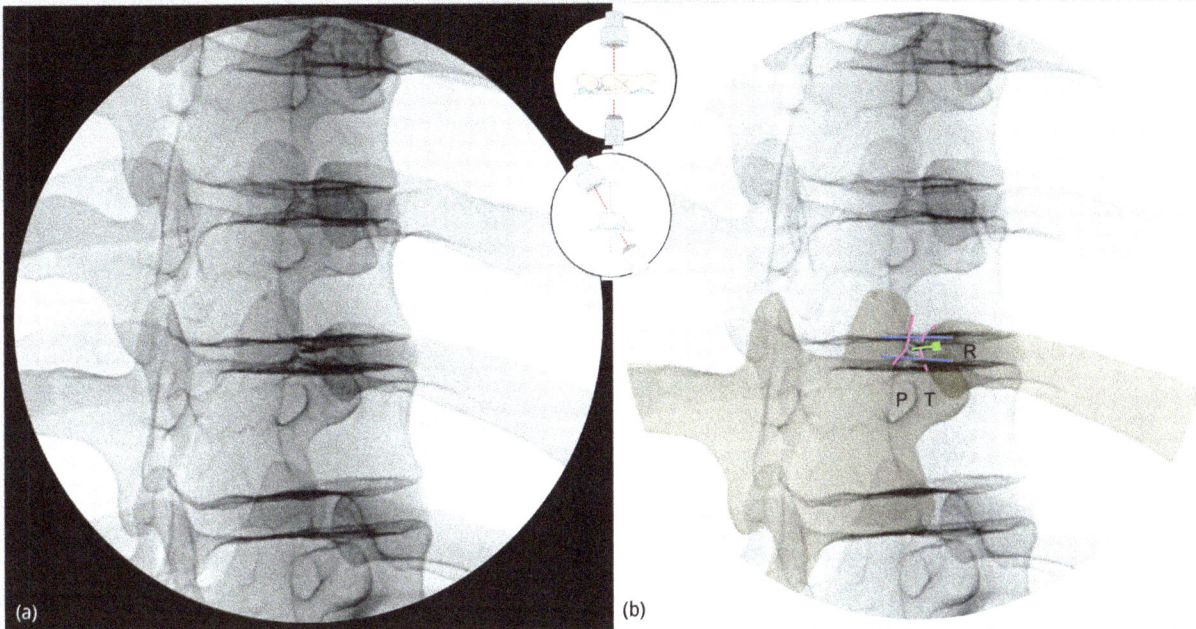

Abb. 8.16: Durchleuchtungsbild schräg. (a): Nadeleinstich in Höhe der Bandscheibe für eine infraneurale Injektion. (b): Schematische Darstellung. Eine Lamina mit den Querfortsätzen sowie eine Rippe wurden braun eingefärbt. P: Pedikel, T: Processus transversus, R: Rippe. Die Nadel ist grün dargestellt. Die blauen Linien markieren die Grund- und Deckplatte. Der Zielpunkt liegt zwischen der lateralen Begrenzung der Lamina (durchgezogenen rosa Linie) und medial der Rippe (gestrichelte rosa Linie). (s. Abb. 8.12).

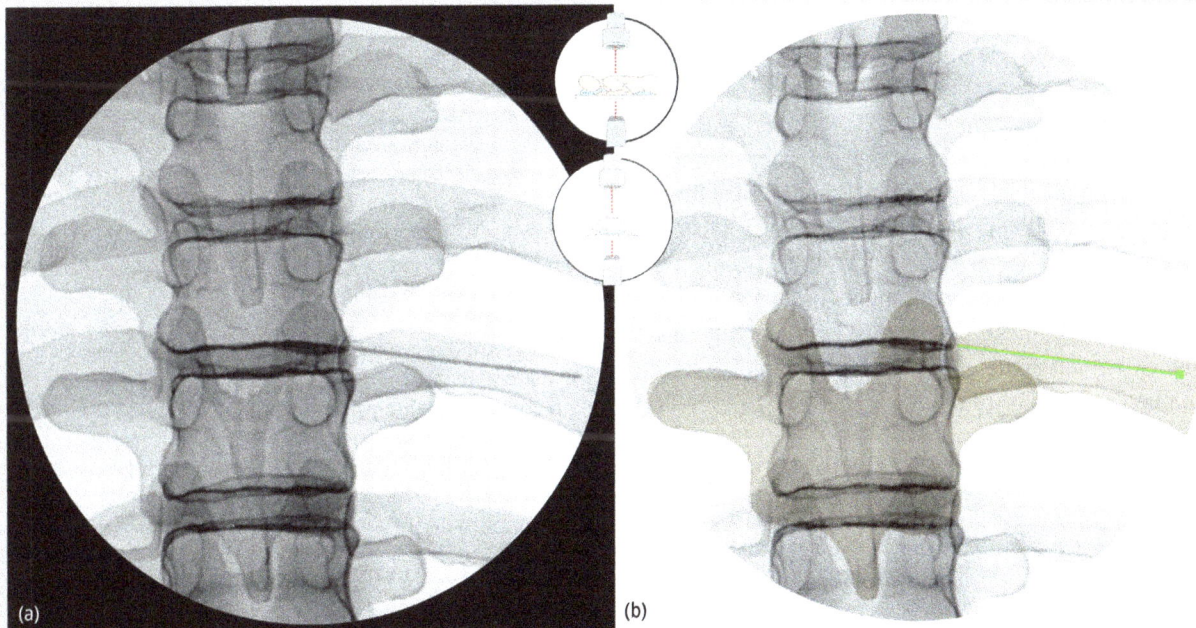

Abb. 8.17: Durchleuchtungsbild ap. (a): Nadelposition am Eingang zum Foramen für eine infraneurale Injektion. (b): Schematische Darstellung. Eine Lamina mit den Querfortsätzen sowie eine Rippe wurden braun eingefärbt. Die Nadel ist grün dargestellt.

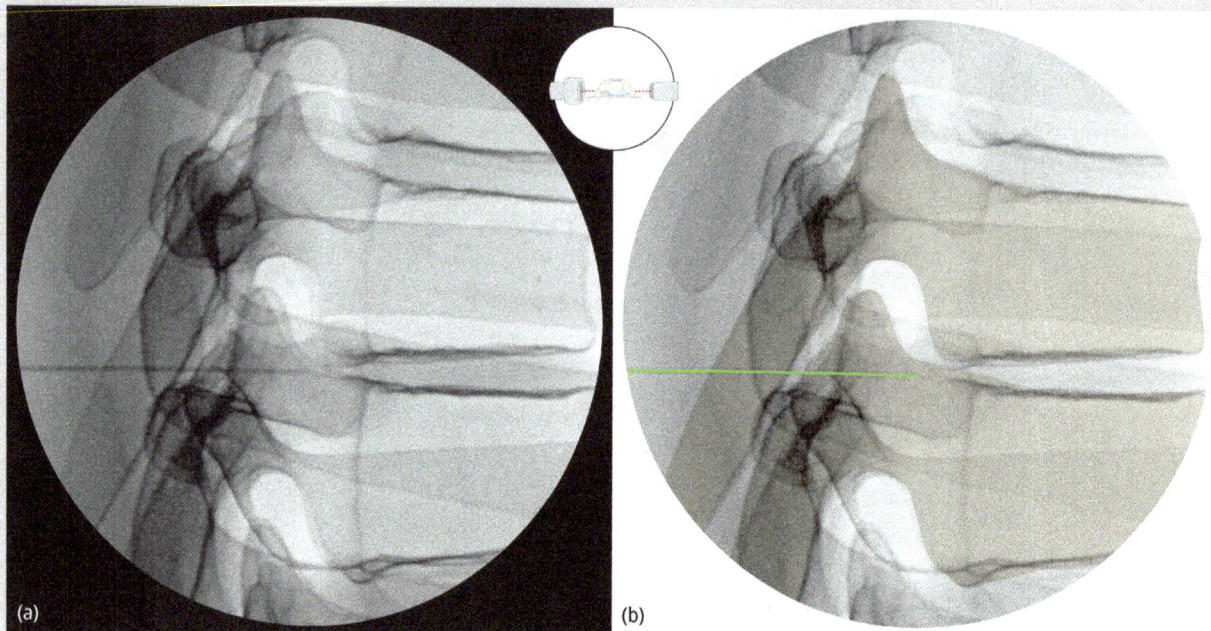

Abb. 8.18: Durchleuchtungsbild seitlich. (a): Nadelposition für eine infraneurale Injektion. (b): Schematische Darstellung. Zwei Wirbel (ohne die Querfortsätze) wurden braun eingefärbt. Die Nadel ist grün dargestellt.

8.3.4 Evidenz

Es existieren keine Studien, die zeigen würden, ob thorakale transforaminale Injektionen valide sind [5]. Bezüglich diagnostischer Injektionen liegen keine Zahlen zu falsch-positiven oder falsch-negativen Ergebnissen vor. Ebenso gibt es auch keine Ergebnisse zu therapeutischen thorakalen transforaminalen Injektionen, so dass keine Empfehlungen bezüglich zu verwendender Medikamente und deren Indikationen gegeben werden kann.

Literatur

[1] Singer KP, Edmondston SJ. In Giles GF, Singer KP (eds). Clinical Anatomy and Management of Thoracic Spine Pain. Butternorth Heineman, Boston, 2000.

[2] Börm W, Meyer F. Spinale Neurochirurgie. Operatives Management von Wirbelsäulenerkrankungen. Schattauer, Stuttgart 2009.

[3] Bogduk, N. Functional anatomy of the spine. Handb Clin Neurol. 2016;136:675–688.

[4] Fenton DS, Czervionke LF. Image-Guided Spine Intervention. Saunders, Philadelphia, 2003.

[5] Bogduk N (ed). Practice Guidelines for Spinal Diagnostic and Treatment Procedures, 2nd edn. International Spine Intervention Society, San Francisco 2013.

[6] Dreyfuss P, Tibiletti, C, Dreyer SJ. Thoracic zygapophysial joint pain patterns. A study in normal volunteers. Spine. 1994;19:807–811.

[7] Fukui S, Ohseto K. Shiotani M. patterns of pain induced by distending the thoracic zygapophysial joints. Regional Anesthesia. 1997;22:332–336.

[8] Wilson PR. Thoracic facet syndrome – a clinical entity? Pain Supp. 1987;4:87.

[9] Chua WH, Bogduk N. The surgical anatomy of thoracic facet denervation. Acta Neurochir. 1995;136:140–144.

[10] Ishizuka K1, Sakai H, Tsuzuki N, Nagashima M. Topographic anatomy of the posterior ramus of thoracic spinal nerve and surrounding structures. Spine (Phila Pa 1976). 2012;37(14):E817–22.

[11] Joshi A, Amrhein TJ, Holmes MA, et al. The Source and the Course of the Articular Branches to the T4-T8 Zygapophysial Joints. Pain Med. 2019;20(12):2371–2376.

[12] Koutp A, Sadoghi P, Petritsch J, et al. Anatomic-Topographic Investigation of the Branches of the Dorsal Ramus of Thoracic Spinal Nerves. Pain Med. 2022;23(11):1869–1874.

[13] Manchikanti L, Singh V, Pampati V, Beyer CD, Damron KS. Evaluation of the Prevalence of Facet Joint Pain in Chronic Thoracic Pain. Pain Physician. 2002;5:354–359.

[14] Manchikanti L, Boswell MV, Singh V, et al. Prevalence of Facet Joint Pain inc Chronic Spinal Pain of Cervical, Thoracic, and Lumbar Regions. BMC Musculoskeletal Disorders. 2004;5:15.

[15] Manchukonda R, Manchikanti KN, Kimmerly A, et al. Facet Joint Pain in Chronic Spinal Pain: An Evaluation of Prevalence and

False-positive Rate of Diagnostic Blocks. J Spinal Disord Tech. 2007;20:539–545.

[16] Atluri S, Datta S, Falco FJE, Lee M. Systematic review of diagnostic utility and therapeutic effectiveness of thoracic facet joint interventions. Pain Physician. 2008;11:611–629.

[17] Stolker RJ, Verveent ACM, Groen GJ. Percutaneous Facet Denervation in Chronic Thoracic Spinal Pain. Acta Neurochir. 1993;122:82–90.

[18] Tzaan WC, Tasker RR. Percutaneous Radiofrequency Facet Rhizotomy – Experience with 118 Procedures and Reappraisal of its Value. Can J Neurol Sci. 2000;27:125–130.

[19] Spedelwinde GC. Outcomes of Percutaneous Zygapophysial and Sacroiliac Joint Neurotomy in a Community Setting. Pain Medicine. 2011;12:209–218.

[20] Hambraeus J, Hambraeus KS, Persson J. Radiofrequency Denervation Improves Health-Related Quality of Life in Patients with Thoracic Zygapophysial Joint Pain. Pain Med. 2018;19(5):914–919.

[21] van Kleef M, Stolker RJ, Lataster A, et al. 10. Thoracic Pain. Pain Practice. 2010;10:327–338.

[22] Manchikanti L, Atluri S, Singh V, et al. An Update of Evaluation of Therapeutic Thoracic Facet Joint Interventions. Pain Physician. 2012;15:E463–E481.

[23] Manchikanti L, Kaye AD, Boswell MV, et al. A Systematic Review and Best Evidence Synthesis of Effectiveness of Therapeutic Facet Joint Interventions in Managing Chronic Spinal Pain. Pain Physician. 2015;18:E535–E582.

[24] Speldewinde GC. Thoracic Zygapophysial Joint Thermal Neurotomy: A Cohort Revealing Additional Outcomes by Specific Joint Groupings. Pain Med. 2021;22(2):273–281.

[25] Gungor S, Candan B. The efficacy and safety of cooled-radiofrequency neurotomy in the treatment of chronic thoracic facet (zygapophyseal) joint pain: A retrospective study. Medicine (Baltimore). 2020;99(14):e19711.

9 Interventionen an der LWS

Stephan Klessinger

Bezüglich der verschiedenen Interventionen an der Lendenwirbelsäule macht es Sinn, zwischen Rückenschmerzen (nozizeptiv, ggf. mit Ausstrahlung in das Bein) und radikulären Beschwerden (neuropathisch, mit und ohne Radikulopathie) zu unterscheiden. Interventionen an den Facettengelenken und die Radiofrequenztherapie kommen eher bei Lumbalgien in Frage, epidurale Injektionen (transforaminal und interlaminär) eher bei radikulären Beschwerden. Der Zugang zur Bandscheibe kann bei diskogenem Rückenschmerz wichtig sein, aber auch bei bandscheibenbedingten radikulären Symptomen.

Facettengelenke

Zusammen mit den Bandscheiben bilden die beiden dorsal vom Spinalkanal gelegenen Gelenke innerhalb eines Bewegungssegmentes eine funktionelle Einheit. Die Bezeichnung dieser Gelenke ist international nicht einheitlich. Obwohl sich der Begriff *Facette* auch auf Flächen anderer Gelenke anwenden lässt, hat sich im deutschsprachigen Raum die Bezeichnung Facettengelenk für die kleinen Wirbelgelenke durchgesetzt. In der englischsprachigen Literatur über Interventionen an der Wirbelsäule wird auch häufig der Begriff „zygapophysial joint" verwendet [1].

Die Facettengelenke sind echte synoviale Gelenke. Die beiden Gelenkfacetten des Processus articularis superior und inferior (Abb. 9.1) sind umgeben von einer Gelenkkapsel. Diese Kapsel ist relativ locker, so dass in Neutralpositi-

on ein Recessus superior und inferior abgrenzbar ist. Die Gelenkfacetten sind von Knorpel überzogen. Zudem gibt es eine typische synoviale Membran sowie ein Meniscoid, eine Struktur, die den freien Raum unterhalb der Kapsel ausfüllt. Ein Facettengelenk wird von Nerven (Medial Branch) aus dem gleichen Segment und dem kranial benachbarten Segment versorgt. Der Spinalnerv zweigt auf in einen ventralen und einen dorsalen Ast (Ramus dorsalis), aus welchem dann der Medial Branch (MB) entsteht, der wieder in einen aszendierenden und einen deszendierenden Ast aufzweigt. Somit wird z. B. das Gelenk zwischen 4. und 5. Lendenwirbel von den MBs aus den Nervenwurzeln L3 und L4 versorgt. Lediglich der Ramus dorsalis L5 bildet keinen MB, sondern versorgt direkt das Gelenk zwischen 5. Lendenwirbel und Os sacrum (Abb. 9.2).

Die typische Schmerzsymptomatik ausgehend von einem oder mehreren Facettengelenken ist ein nozizeptiver Schmerz, der durch Stimulation von Schmerzrezeptoren des Gelenkes (z. B. der Gelenkkapsel) entsteht. Oft strahlt der Schmerz ins Gesäß, in die Leiste oder auch ins Bein aus, dennoch handelt es sich nicht um einen radikulären oder neuropathischen Schmerz. Die Schmerzausstrahlung der einzelnen Gelenke ist deutlich überlappend. Oft kann der Patient aber den Ursprung des Schmerzes lokalisieren oder es ist ein lokaler Druckschmerz vorhanden. Typisch ist ein Schmerz zu Beginn einer Bewegung (Anlaufschmerz), also z. B. morgens beim Aufstehen oder beim Aufstehen

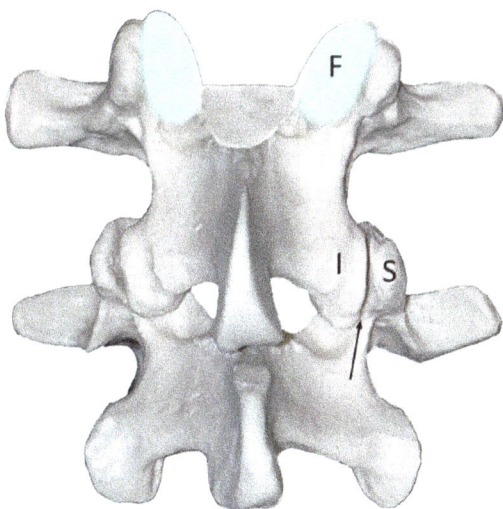

Abb. 9.1: Schematische Ansicht von dorsal auf die Facettengelenke. Pfeil: Gelenkspalt. F: Gelenkfacette. I: Processus articularis inferior. S: Processus articularis superior.

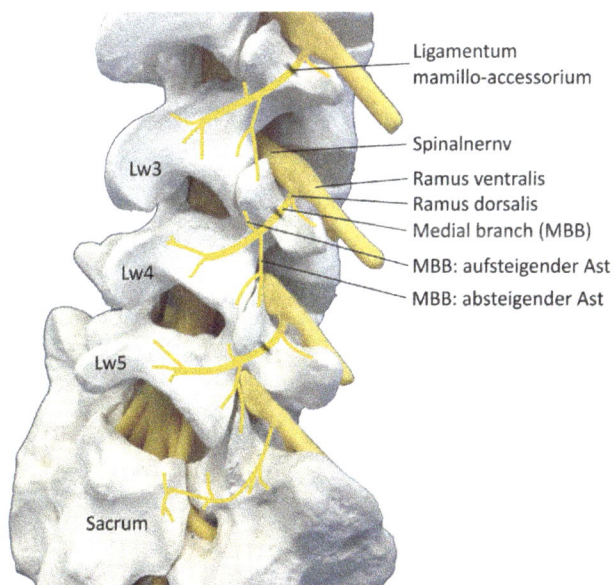

Abb. 9.2: Innervation der Facettengelenke der LWS.

https://doi.org/10.1515/9783111171746-009

nach längerem Sitzen. Rotationsbewegungen können schmerzhaft sein. Auch Sitzen mit rundem Rücken und entspannter Muskulatur (Auto) erzeugt Druck im Gelenk. Ein Facettengelenk kann auch ursächlich sein für einen akuten, immobilisierenden Schmerz („Hexenschuss"), bei dem der Meniscoid in den Recessus wandert und somit zu einer schmerzhaften Blockade des Gelenkes führt [1–3].

Facettengelenke sind eine häufige Schmerzursache bei Patienten mit chronischen Rückenschmerzen [4]. Sind bei jungen Patienten eher die Bandscheiben die Schmerzquelle, so überwiegt bei älteren Patienten der Facettengelenkschmerz. Die Prävalenz beträgt bei einem 40-Jährigen ca. 18 %, bei einem 50-Jährigen schon ca. 30 % und bei einem 65-Jährigen ca. 45 % (Abb. 9.3) [5].

Die Diagnose eines Facettengelenkschmerzes ist nicht einfach, da es weder klare anamnestische Hinweise noch klinische Tests gibt, die die Diagnose sichern [6,7]. Allerdings kann die Anamnese und die klinische Untersuchung den Verdacht auf einen Facettengelenksschmerz begründen und Hinweise auf den betroffenen Level geben. Auch die bildgebende Diagnostik (Röntgen, CT und MRT) ist nur wenig hilfreich zur Identifizierung eines schmerzhaften Gelenkes. Degenerative Veränderungen der Gelenke in der Bildgebung finden sich auch bei asymptomatischen Probanden [8]. Eine Korrelation zwischen MRT-Befund und schmerzhaftem Facettengelenk konnte nicht nachgewiesen werden [9–12]. Zur Sicherung der Diagnose sind daher MBBs notwendig. Die Bildgebung kann aber zur Auswahl des zu behandelnden Levels hilfreich sein und zum Ausschluss anderer Erkrankungen.

Radikuläre Beschwerden

Von einer radikulären Symptomatik spricht man, wenn die Schmerzausstrahlung einem Dermatom der betroffenen Nervenwurzel folgt. Besteht zusätzlich ein neurologisches Defizit, also Sensibilitätsstörungen oder eine Parese, so spricht man von einer Radikulopathie. Die Nervenwurzeln verlaufen als paarige Struktur (es gibt eine Radix anterior und eine Radix posterior) intradural. Im Neuroforamen vereinigen sich die Nervenwurzeln zum Spinalnerven, der extradural aus dem Foramen austritt (Abb. 9.2). Im Spinalganglion (Radix posterior), welches ebenfalls noch intradural lokalisiert ist, liegen die pseudounipolaren Nervenzellen der sensiblen Neurone. Es ist somit ein gut geeignetes Ziel für transforaminale Injektionen, bei denen die Medikamente in den Epiduralraum in die Nähe der Nervenwurzeln platziert werden. Eine solche transforaminale, epidurale Injektion wird auch periradikuläre Injektion (PRT) genannt.

Eine andere Möglichkeit einer Therapie bei radikulären Beschwerden ist eine interlaminäre Injektion, bei der ebenfalls Medikamente im Epiduralraum platziert werden.

Diskogener Schmerz

Die Bandscheiben sind insbesondere bei jungen Patienten eine häufige Schmerzursache (Abb. 9.3). Der diskogene Schmerz ist eine eigenständige Erkrankung und nicht mit einem Bandscheibenvorfall oder einer Degeneration im Rahmen einer Osteochondrose gleichzusetzen. Standard für die Diagnose ist eine Provokationsdiskographie. Unterschiedliche Therapieansätze stehen zur Verfügung, auch eine Reihe von intradiskalen Therapien, wobei die Evidenz eher kritisch zu beurteilen ist. Auch zur Indikationsstellung vor einer Spondylodese kann eine Diskographie Informationen liefern.

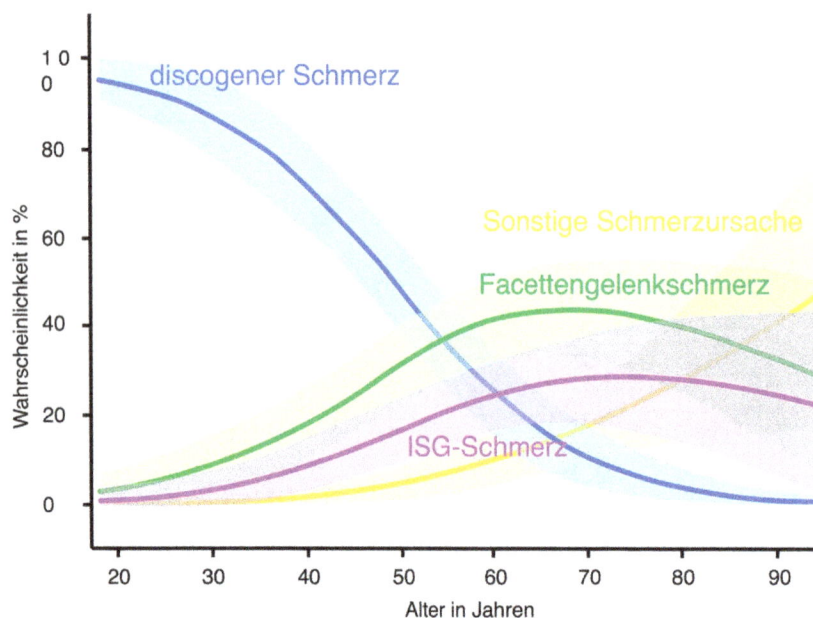

Abb. 9.3: Häufigkeiten spezifischer Rückenschmerzen in Abhängigkeit vom Alter. Modifiziert nach DePalma MJ et al. Pain Med. 2011;12(2):224–33.

9.1 Intraartikulärer Zugang

Stephan Klessinger

Ziel dieser Technik ist es, in diagnostischer oder therapeutischer Absicht ein Injektat (z. B. Kontrastmittel, ein Lokalanästhetikum oder Cortison) in das Facettengelenk zu injizieren.

Zu bedenken ist, dass es keinen validen therapeutischen oder diagnostischen Nutzen intraartikulärer Cortison-Injektionen gibt. Eine mögliche Indikation ist jedoch die Darstellung eines Arthrogramms zum Beispiel zur interventionellen Behandlung einer Gelenkzyste.

In ca. 30 % aller Gelenke ist die Kapsel durchlässig und korrekt injiziertes Kontrastmittel verteilt sich auch außerhalb des Gelenkes.

Eine intraartikuläre Injektion ist nicht geeignet, um daraus eine Indikation zur Radiofrequenz-Denervation abzuleiten.

9.1.1 Röntgen-Anatomie

Von dorsal betrachtet wirkt der Gelenkspalt als gerade Linie in longitudinaler Richtung (Abb. 9.1). Sieht man jedoch von oben auf das Gelenk, so findet sich eine große Varianz an Winkeln und Richtungen, in denen das Gelenk orientiert ist. In der Transversalebene können die Gelenke flach oder in unterschiedlicher Ausprägung gekrümmt sein. An der oberen Lendenwirbelsäule sind ca. 80 % der Gelenke gekrümmt und 20 % flach, an der unteren LWS sind die Zahlen umgekehrt (Abb. 9.4). Die Orientierung der Facettengelenke ist definiert als Winkel zwischen Gelenkspalt und Sagittalebene (Abb. 9.5). Kleine Winkel finden sich häufiger an der oberen LWS. In den Etagen Lw3/4 bis Lw5/Sw1 ist der Winkel oft zwischen 45° und 50°.

Die Orientierung des Gelenkspaltes gibt vor, wie weit der C-Bogen rotiert werden muss, damit ein Zugang zum Gelenk im *tunnel view* möglich ist. Dabei ist zu beachten, dass es zwei unterschiedliche Rotationswinkel des C-Bogens geben kann, bei denen der Gelenkspalt gut zu identifizieren ist (Abb. 9.6). Der kleinere Winkel ist korrekt, da damit der dorsale Eingang zum Gelenk dargestellt wird. Wird zu weit rotiert, so stellt sich der ventrale Anteil des gebogenen Gelenkspalts dar, welcher nicht mit der Nadel erreichbar ist (Abb. 9.7).

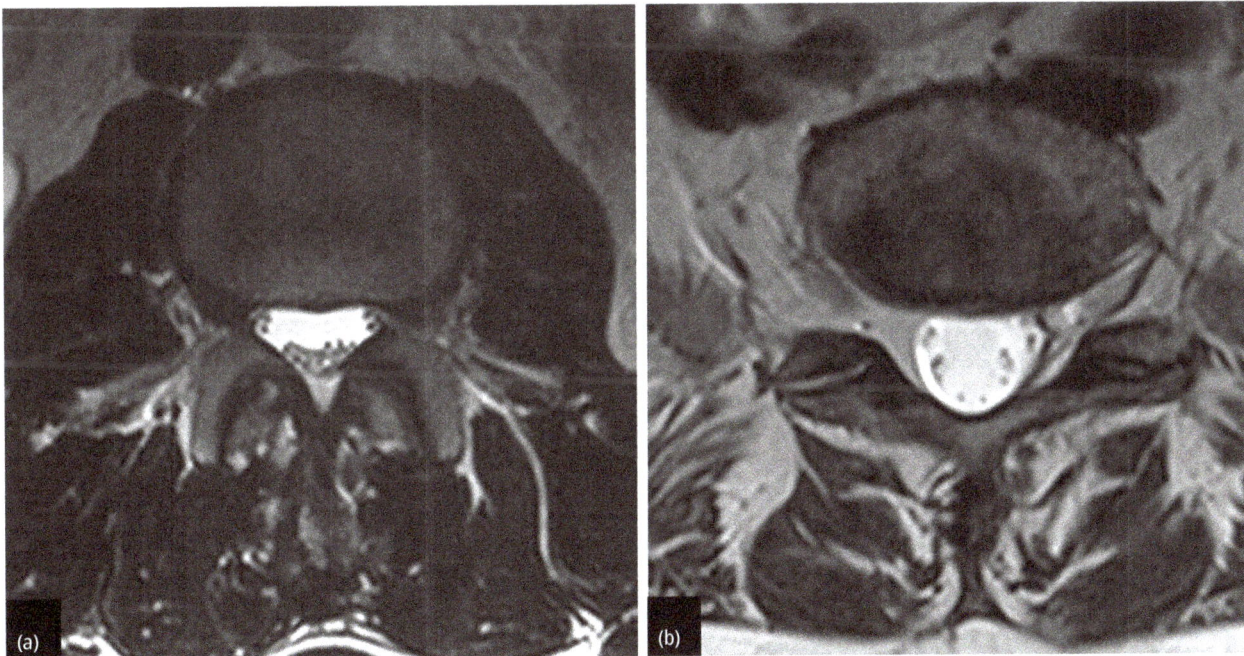

Abb. 9.4: Darstellung unterschiedlicher Gelenkformen. (a): Gekrümmter Gelenkspalt in Höhe Lw2/3. (b): Gerader Gelenkspalt in Höhe Lw5/Sw1.

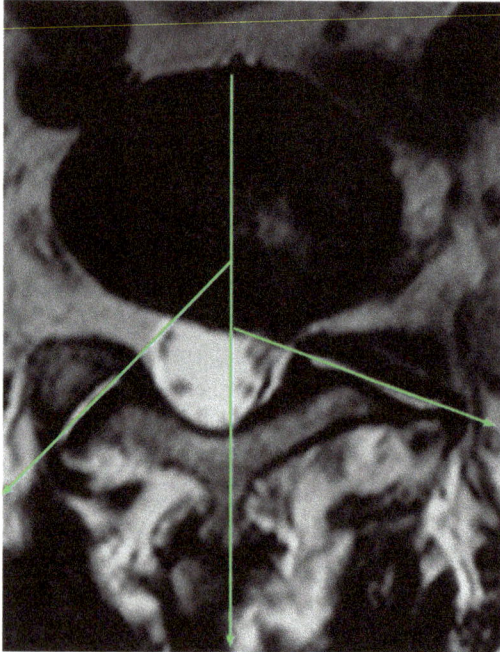

Abb. 9.5: Unterschiedliche Orientierung der Gelenke (Tropismus). Links im Bild 45°, rechts im Bild 70°.

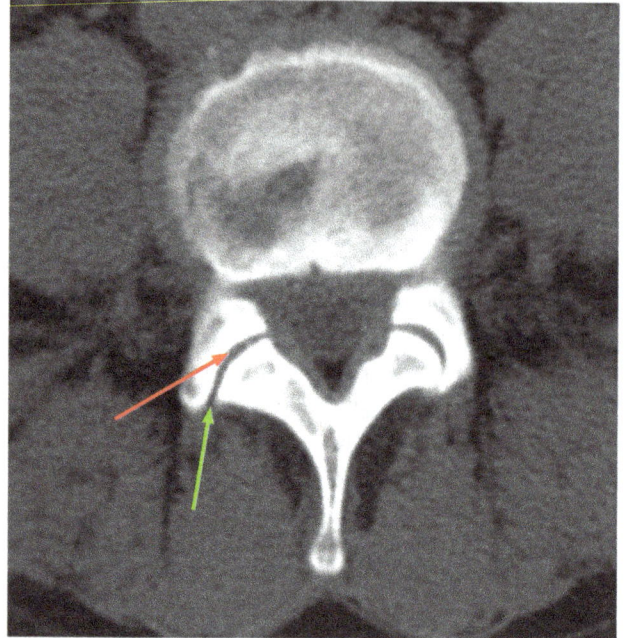

Abb. 9.6: Darstellung der Facettengelenke in der Transversalebene (CT Lw4/5). Der grüne Pfeil zeigt die korrekte Punktionsrichtung und Rotation des C-Bogens aus der Sagittalebene. Wird weiter rotiert, so kann es sein, dass erneut der Gelenkspalt sichtbar wird (roter Pfeil). Hierbei handelt es sich aber um den ventralen Anteil des gebogenen Gelenkspaltes, der mit der Nadel nicht erreichbar ist. Bei dem Gelenk im Bild rechts kann der Zugang erschwert sein.

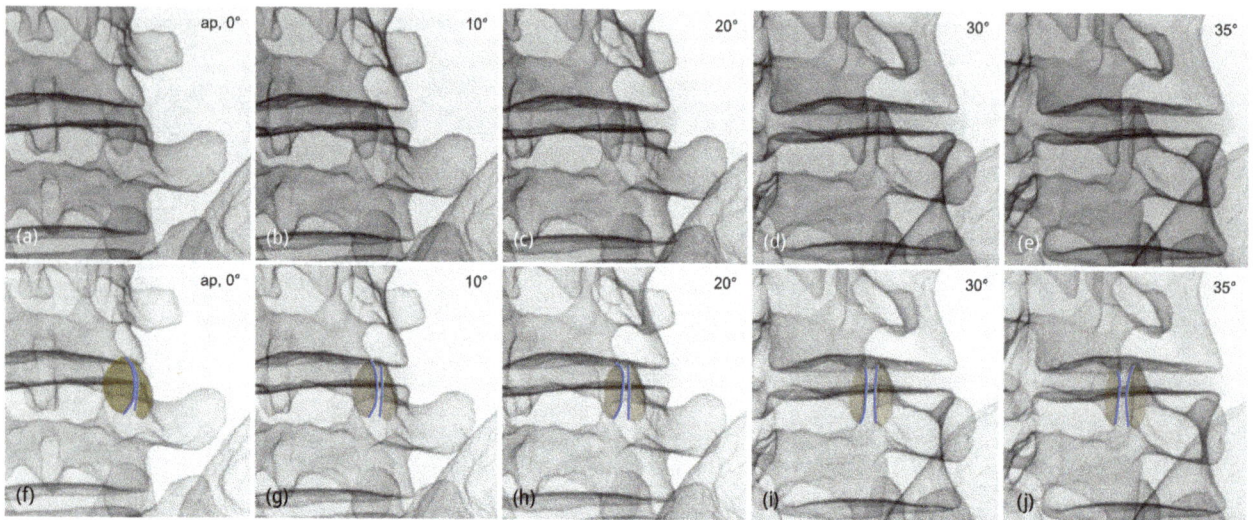

Abb. 9.7: Darstellung des Facettengelenkes Lw4/5 rechts in unterschiedlichen Rotationswinkeln (a–e). In der unteren Reihe (f–j) wurden der Processus articularis superior und inferior braun eingefärbt, der Gelenkspalt wurde blau markiert. Bei diesem Patienten wird eine optimale Einstellung des Gelenkspalts bei 30° (d, i) erreicht. Schon bei 35° (e, j) wird die Einstellung wieder schlechter.

9.1.2 Intervention

An Materialien wird empfohlen:
- 21–25 G Spinalnadel (Quincke), Länge 90–150 mm
- Verbindungsschlauch mit minimalem Restvolumen
- Kontrastmittel

1. Der Patient liegt in Bauchlage. Es wird die korrekte Höhe identifiziert.

2. Zunächst erfolgt ein Durchleuchtungsbild streng ap. Die dem Ziellevel nächstgelegene Grundplatte wird durch Kippen des C-Bogens orthograd eingestellt.

3. Der C-Bogen wird von der Mittellinie weg ipsilateral rotiert, so dass der dorsale Anteil des Gelenkspaltes (zwischen Processus articularis inferior und Processus articularis superior) maximal weit erkennbar ist (Abb. 9.7). Es darf nicht zu weit rotiert werden, da dann der nicht erreichbare ventrale Anteil des Gelenkspaltes sichtbar würde (Abb. 9.6).

4. Es wird nun der Punktionsort auf der Haut bestimmt, direkt über dem kaudalen Anteil des Gelenkspaltes (Abb. 9.8).

5. Die Nadel wird langsam unter Durchleuchtung im *tunnel view* vorgeschoben, bis die Gelenkkapsel penetriert werden kann. Eine gebogene Nadel kann zur Kontrolle der Richtung und Punktierung der Gelenkkapsel von Vorteil sein.

6. Nun wird 0,1 ml bis 0,3 ml Kontrastmittel gegeben.

7. Das Arthrogramm wird im Schrägbild, ap und seitlich beurteilt (Abb. 9.8, Abb. 9.9).

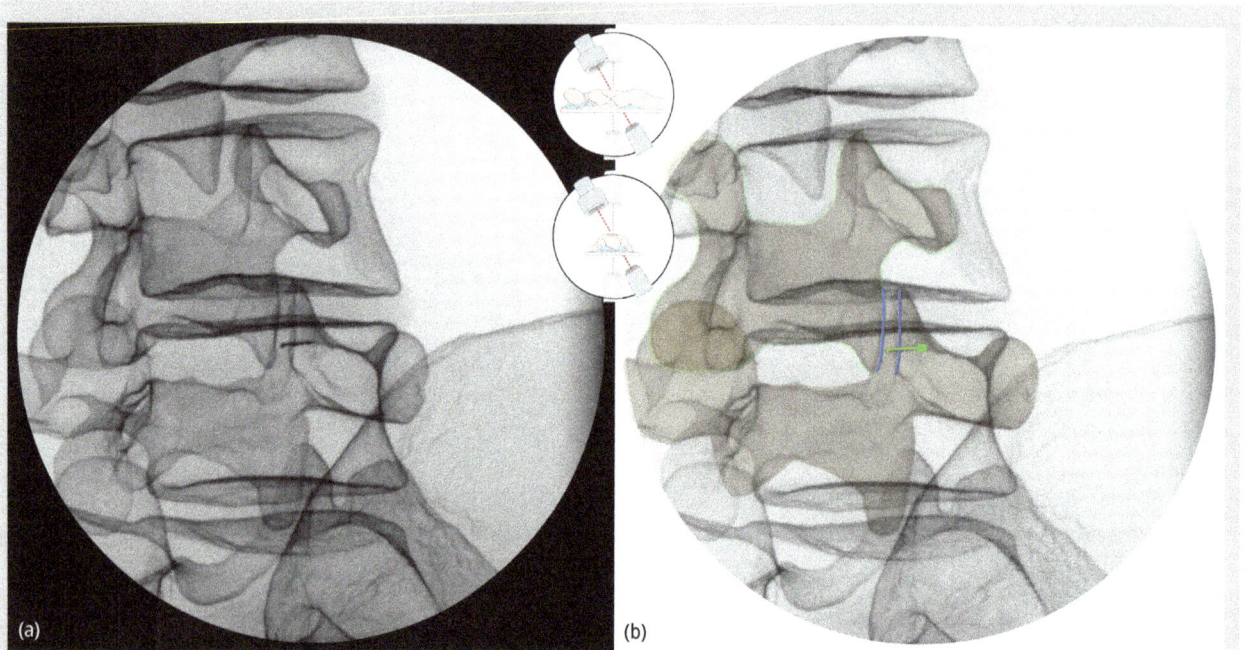

Abb. 9.8: (a): Schräges Durchleuchtungsbild mit Darstellung der Nadel im Gelenk. (b): Schematische Darstellung. Die Laminae von Lw4 und Lw5 wurden braun eingefärbt, die Nadel ist grün dargestellt, die Ränder des Gelenkspaltes blau.

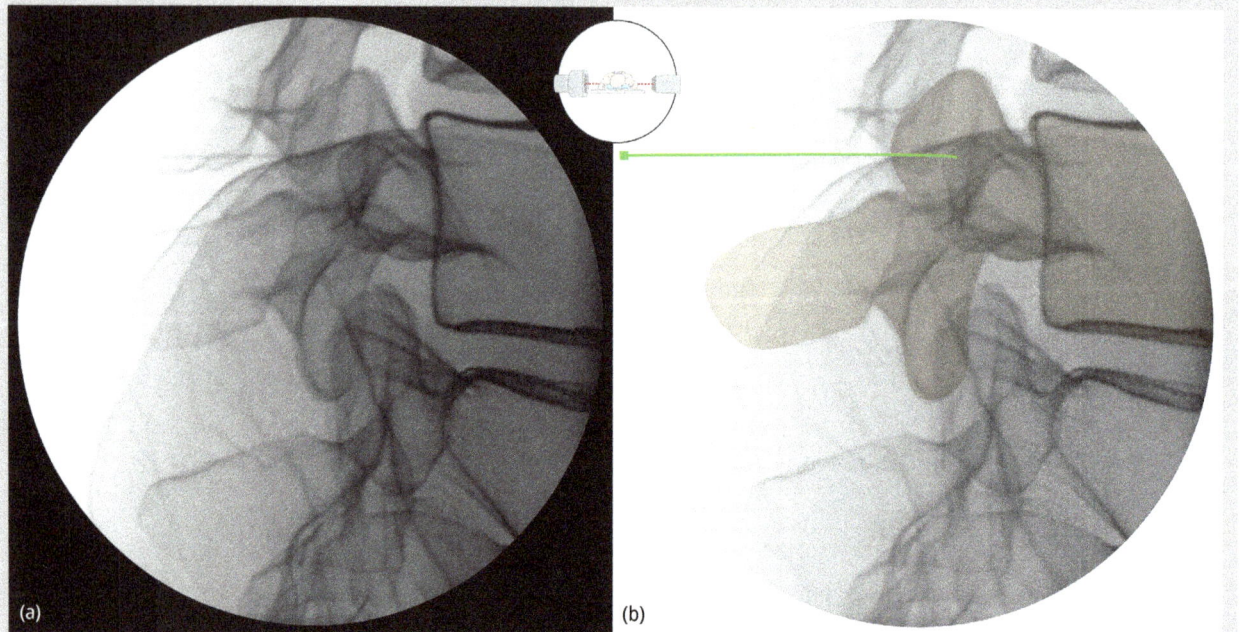

Abb. 9.9: (a): Laterals Bild mit Nadel am Gelenk. (b): Schematische Darstellung. Die Lamina von Lw5 wurde braun eingefärbt, die Nadel ist grün dargestellt.

9.1.3 Evidenz

Die vorhandenen kontrollierten Studien konnten keinen Effekt intraartikulärer Cortison-Injektionen nachweisen. Lilius et al. [13] haben 1989 in einer randomisierten, kontrollierten Studie mit 109 Patienten die intraartikuläre Injektion von Cortison und Lokalanästhesie mit der perikapsulären Injektion und der intraartikulären Injektion von Kochsalz verglichen. Es fanden sich zwar signifikante Verbesserungen in allen Gruppen, jedoch keine Unterschiede in den drei Behandlungsarmen. Ein ähnliches Ergebnis zeigt auch die randomisierte, doppelblinde Studie von Carette et al. [14], die bei 97 Patienten keinen Unterschied zwischen Injektionen mit und ohne Cortison fand. Eine aktuelle Studie von Kennedy et al. aus dem Jahr 2018 ist ebenfalls doppelblind, prospektiv, randomisiert und Placebo-kontrolliert [15]. Es wurde untersucht, ob sich durch intraartikuläre Cortison-Injektionen der Bedarf an Radio-frequenz-Denervationen verringern ließ, nachdem zuvor bei den Patienten ein Facettengelenkschmerz mit vergleichenden MBBs nachgewiesen wurde. Es fand sich kein signifikanter Unterschied in der Häufigkeit einer Denervation oder im Zeitintervall bis zur Denervation.

Über den intraartikulären Zugang zum Facettengelenk ist eine perkutane Therapie von Gelenkzysten entweder durch Aspiration, direkte Punktion oder Ruptur durch Injektion unter Druck möglich. Eine Metaanalyse mit 870 Patienten aus dem Jahr 2017 [16] zeigte eine Erfolgsrate (Auflösung der Zyste) von 58 % bei perkutanem Vorgehen und 90 % bei operativer Zystenentfernung. Ein Wiederholtes Vorgehen war bei 29 % der Perkutanen Verfahren und 1 % der Operationen notwendig. Eine aktuelle Studie aus dem Jahr 2023 zeigte eine erfolgreiche ambulante Ruptur in Lokalanästhesie bei 48 von 57 Patienten (84 %) mit 2 Jahren Nachbeobachtungszeit [17].

9.2 Medial Branch Block

Stephan Klessinger

Medial Branch Blocks (MBBs) sind ein diagnostisches Werkzeug. Sie werden verwendet, um zu testen, ob der Schmerz des Patienten seine Ursache in einem oder mehreren Facettengelenken hat, da die Schmerzweiterleitung aus den Gelenken durch die MBs erfolgt. Die Indikation zur Durchführung eines MBB ist daher das Bedürfnis, die Schmerzursache zu finden und das Gelenk als Schmerzquelle zu bestätigen oder auszuschließen. Empfohlen werden MBBs für Patienten, bei denen ein Facettengelenkschmerz vermutet wird und bei denen aus dem Ergebnis des MBB eine therapeutische Konsequenz abgeleitet wird. Die Radiofrequenz-Denervation ist die einzige validierte Behandlungsmethode bei Facettengelenkschmerz.

Da ein MBB lediglich durchgeführt wird, um Informationen zu erhalten, ist die Auswertung der Antwort des Patienten essenziell. Eine positive Antwort auf einen MBB ist definiert als komplette Schmerzreduktion des Index-Schmerzes (also des Schmerzes, der auch von dem Gelenk ausgehen kann) für die Dauer, die das verwendete Lokalanästhetikum wirken kann. Existieren bei einem Patienten mehrere Schmerzursachen (z. B. Facettengelenk und Hüftgelenk), so kann nur erwartet werden, dass der Schmerz gebessert ist, der von dem Facettengelenk ausgeht (Index-Schmerz).

Es ist zu beachten, dass in Höhe L5 kein MB existiert. In dieser Etage ist der Ramus dorsalis das Ziel!

In der Regel findet sich eine einseitige Schmerzursache, die sich auf einen Level beschränkt. Somit sind MBBs meist einseitig und selten in mehr als 2 Etagen durchzuführen.

9.2.1 Röntgenanatomie

Jedes Gelenk wird durch zwei benachbarte MBs innerviert. Das Gelenk zwischen 5. Lendenwirbel und Os sacrum also durch den MB L4 und den Ramus dorsalis L5. Dies bedeutet, dass zwei MBBs durchgeführt werden müssen, um ein Gelenk als Schmerzursache zu diagnostizieren.

Der MB findet sich an der Verbindung bzw. Innenbiegung zwischen Processus articularis superior und Processus transversus des darunterliegenden Levels. Der Ramus dorsalis L5 ist an der Verbindung zwischen Processus articularis superior und Ala sacrum zu finden. Zugang zum MB besteht in dem Bereich zwischen der Innenbiegung und dem Processus mamillaris (Abb. 9.10). Ab dort ist der MB durch das Ligamentum mamilloaccessorium verdeckt [18,19].

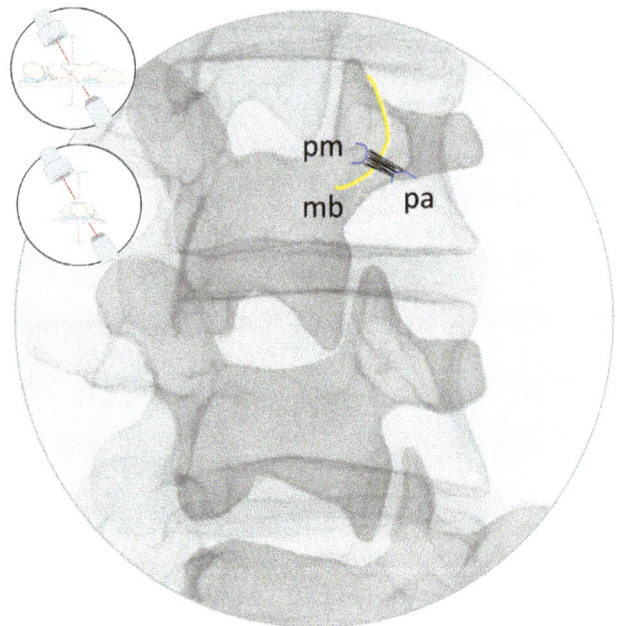

Abb. 9.10: Schräges Durchleuchtungsbild mit schematischer Markierung des Processus mamillaris (pm), des Processus accessorius (pa) mit dem dazwischenliegenden Ligamentum mamilloaccessorium. Darunter liegt der MB (mb).

9.2.2 Intervention

An Materialien wird empfohlen:
- 25 G Spinalnadel (Quincke), Länge 90–150 mm
- Verbindungsschlauch mit minimalem Restvolumen
- Kontrastmittel (< 0,5 ml)
- Kein Cortison!

L1 bis L4 MBB	L5 Ramus dorsalis Block
1. Der Patient liegt in Bauchlage. Es wird die korrekte Höhe identifiziert.	
2. Zunächst erfolgt ein Durchleuchtungsbild streng ap.	
3. Die dem Ziellevel nächstgelegene Grundplatte wird durch Kippen des C-Bogens so eingestellt, dass sie ohne Doppelkontur dargestellt ist (orthograde Einstellung der Grundplatte).	Die Grundplatte des Sakrums wird durch Kippen des C-Bogens so eingestellt, dass sie ohne Doppelkontur dargestellt ist. (orthograde Einstellung der Grundplatte).
4. Der C-Bogen wird von der Mittellinie weg ipsilateral rotiert, so dass die Innenbiegung zwischen Processus articularis superior und Processus transversus klar zu erkennen ist und der Verlauf des MB nicht durch den Processus articularis superior verdeckt wird.	Der C-Bogen wird von der Mittellinie weg ipsilateral rotiert, so dass die Innenbiegung zwischen Processus articularis superior S1 und Ala sacrum klar zu erkennen ist und der Verlauf des Ramus dorsalis L5 nicht durch den Processus articularis superior verdeckt wird. Verdeckt der Beckenkamm die Zielregion, so muss weniger rotiert werden oder Kippen nach kranial kann hilfreich sein.
5. Es wird nun der Zielpunkt identifiziert, der auf einer Linie zwischen der Innenbiegung und dem Processus mamillaris liegt (Abb. 9.10).	Es wird nun der Zielpunkt identifiziert, der an der Verbindung zwischen Processus articularis superior und Ala sacrum liegt.
6. Die Nadel wird langsam unter Durchleuchtung im Zentralstrahl vorgeschoben, bis die Nadel den Zielpunkt erreicht hat (Abb. 9.11, Abb. 9.14).	
7. Kontrolle der Nadelposition im ap-Bild (Abb. 9.12, Abb. 9.15). Die Nadel sollte auf oder direkt neben der Silhouette des Processus articularis superior sein.	
8. Der Schliff der Nadel sollte nach medial gerichtet sein.	
9. Nun wird 0,1 bis 0,3 ml Kontrastmittel injiziert (Abb. 9.16).	
10. AP und Schrägbild sowie ggf. seitliches Bild (Abb. 9.13) werden gespeichert.	
11. Injektion von 0,1 bis 0,3 ml Lokalanästhetikum.	
12. Auswertung der Schmerzreduktion 30 bis 60 Minuten nach der Injektion einschließlich Provokationsmanöver.	

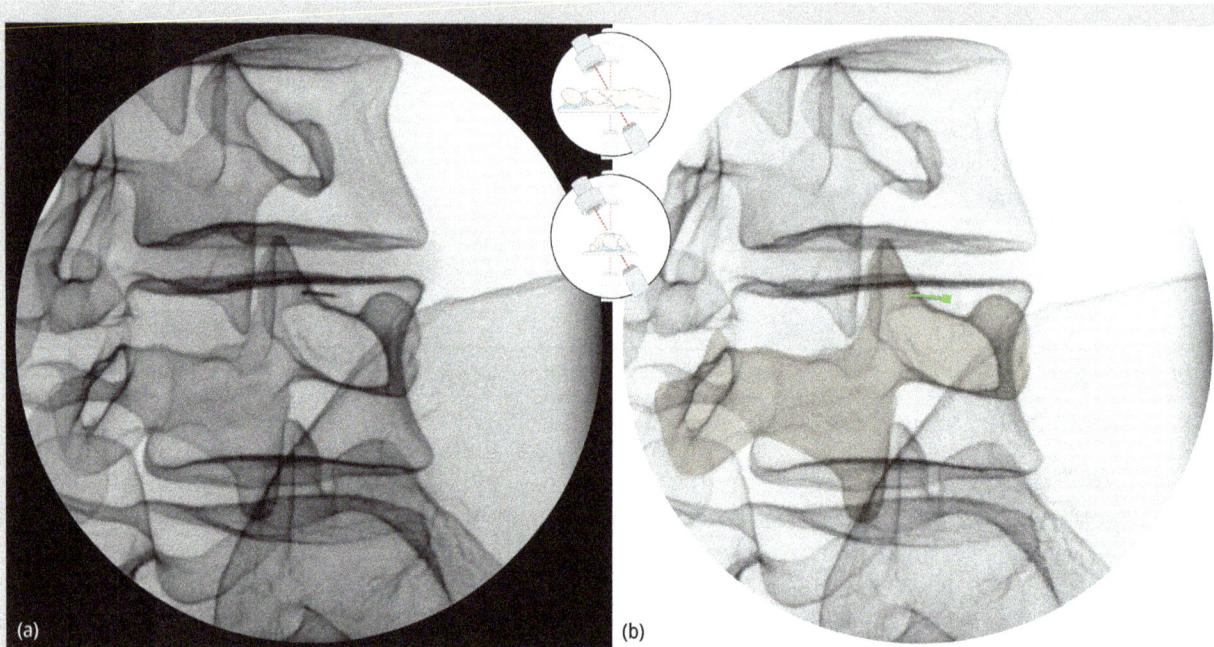

Abb. 9.11: (a): Schräges Durchleuchtungsbild mit Nadelposition für einen L4 MBB. (b): Schematische Darstellung. Die Lamina von Lw5 wurde braun eingefärbt, die Nadel ist grün dargestellt. Die Kontrastmittelverteilung müsste zeigen, ob die Nadel ggf. etwas zu weit kranial liegt.

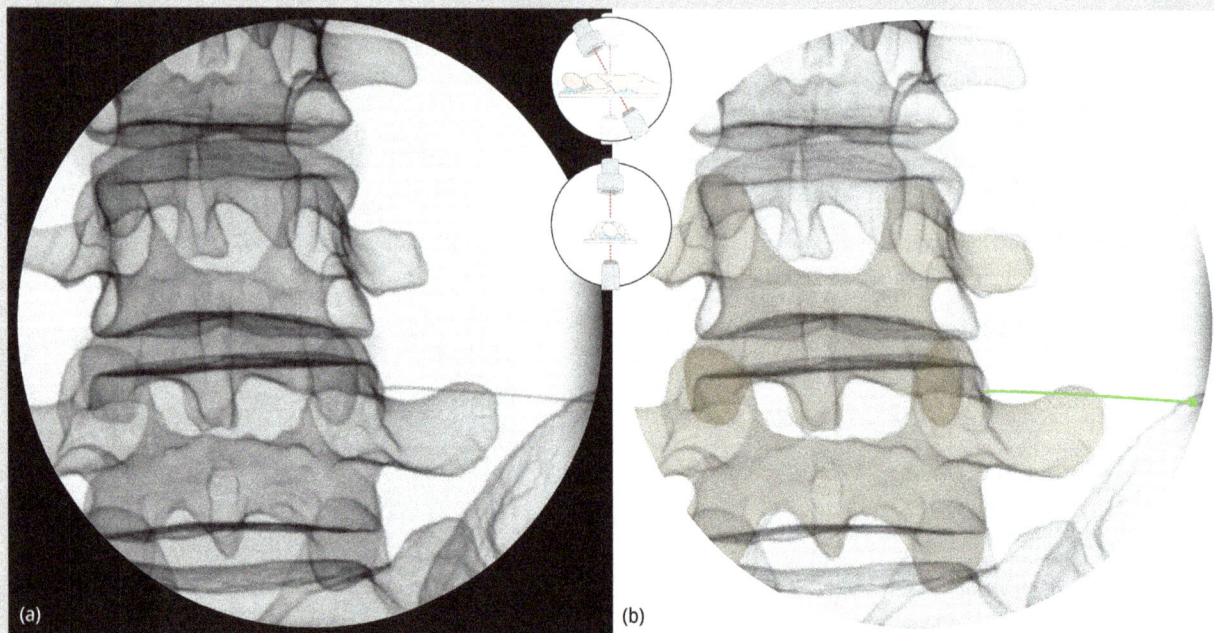

Abb. 9.12: (a): ap-Bild mit Nadelposition für einen L4 MBB. (b): Schematische Darstellung. Die Laminae von Lw4 und Lw5 wurden braun eingefärbt, die Nadel ist grün dargestellt. Die Kontrastmittelverteilung müsste zeigen, ob die Nadel ggf. etwas zu weit kranial liegt.

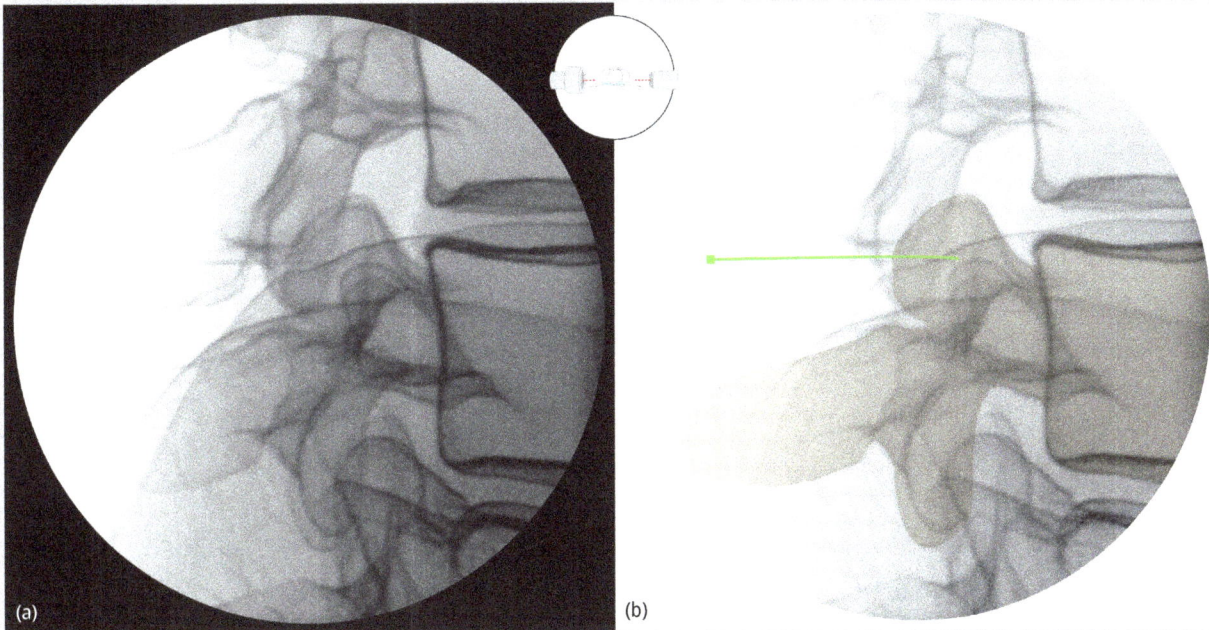

Abb. 9.13: (a): Seitliches Bild mit Nadelposition für einen L4 MBB. (b): Schematische Darstellung. Lw5 wurde braun eingefärbt, die Nadel ist grün dargestellt.

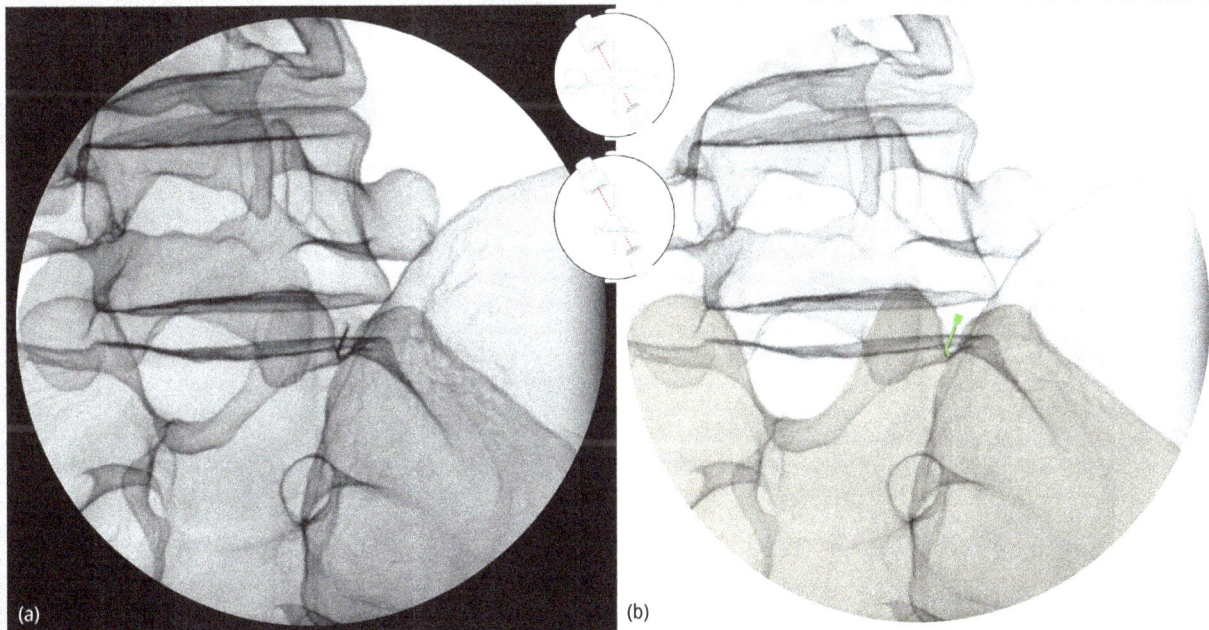

Abb. 9.14: (a): Schräges Durchleuchtungsbild mit Nadelposition für einen L5 Ramus dorsalis Block. (b): Schematische Darstellung. Das Sakrum wurde braun eingefärbt, die Nadel ist grün dargestellt.

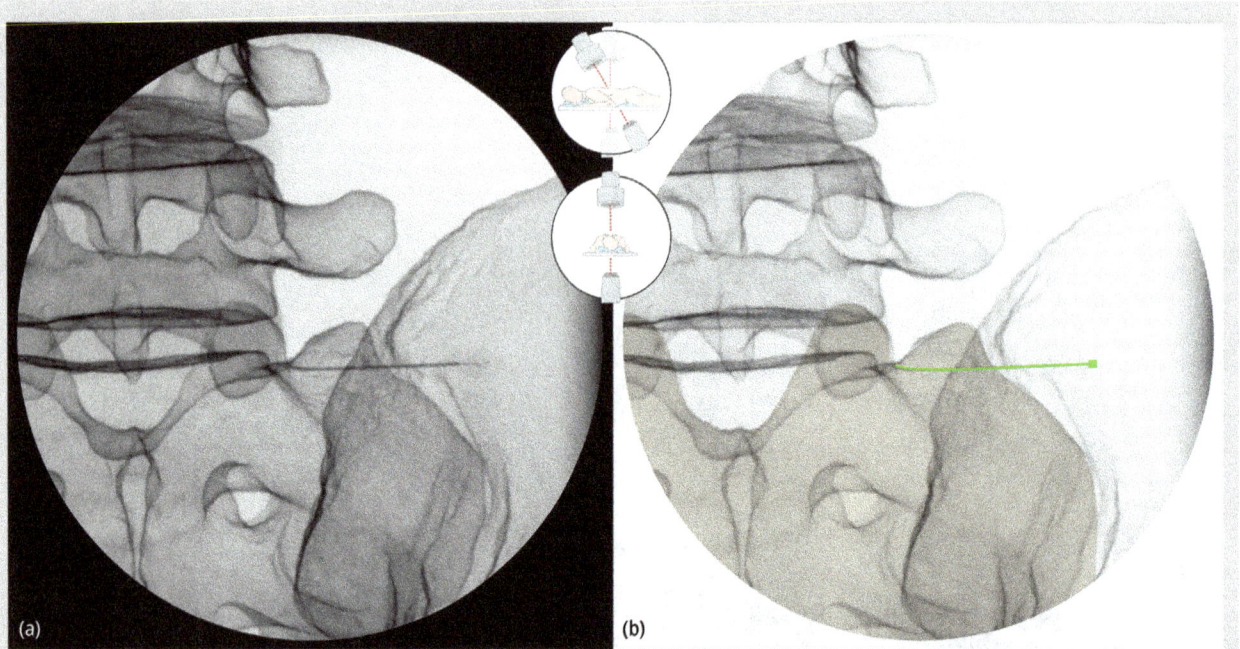

Abb. 9.15: (a): ap-Bild mit Nadelposition für einen MBB L5. (b): Schematische Darstellung. Das Sakrum wurde braun eingefärbt, die Nadel ist grün dargestellt.

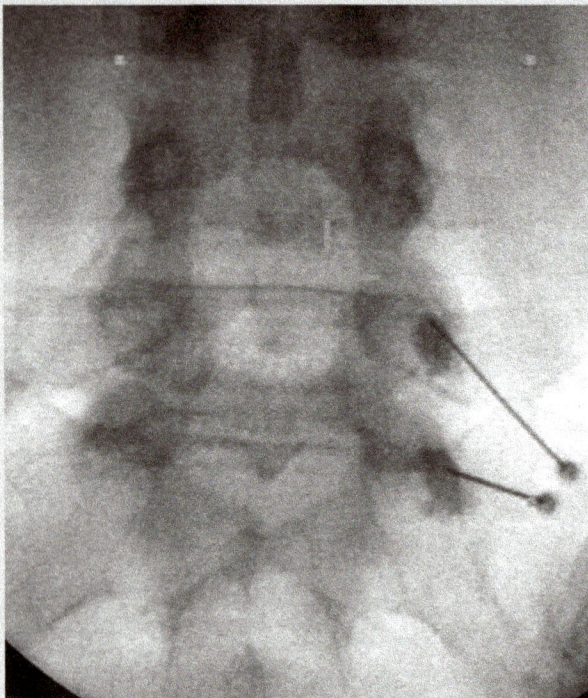

Abb. 9.16: MBB L4 und L5 nach Kontrastmittelgabe.

9.2.3 Evidenz

MBBs der Lendenwirbelsäule sind die am besten validierten Interventionen an der Wirbelsäule. Allerdings existiert bei singulären Blocks eine Falsch-positiv-Rate von 25–48 % [20,21]. Daher werden häufig kontrollierte Blocks (zwei MBBs an unterschiedlichen Tagen) oder vergleichende Blocks (zwei MBBs an unterschiedlichen Tagen mit verschieden lang wirksamen Lokalanästhetika) durchgeführt. Bei einer Spezifität von 0,88 und eine Sensitivität von 0,54 ist bei einer anzunehmenden Prävalenz von 40 % mit vergleichenden Blocks eine diagnostische Sicherheit von 75 % zu erreichen [22,23].

Die Schmerzreduktion, die durch einen MBB erreicht werden sollte, wird diskutiert. Optimal ist Schmerzfreiheit des Index-Schmerzes nach dem MBB. Häufig wird als Kriterium aber auch 80 % oder 50 % Schmerzreduktion angewendet. Schwächere Kriterien führen dazu, dass mehr Patienten einer Radiofrequenz-Denervation zugeführt werden. Strengere Kriterien hingegen führen zu besseren Ergebnissen der Denervation. Die aktuelle S3-Leitlinie Radiofrequenz-Denervation [24] empfiehlt 50 % Schmerzreduktion.

9.3 Radiofrequenz-Denervation

Stephan Klessinger

Die Denervation der Facettengelenke mittels Radiofrequenz ist die direkte therapeutische Konsequenz, wenn die Facettengelenke durch kontrollierte (vergleichende) MBBs als Schmerzursache identifiziert wurden und somit die Diagnose eines Facettengelenkschmerzes gesichert ist. Im Kapitel 6 wurden die Grundprinzipen der Radiofrequenz dargestellt.

9.3.1 Röntgenanatomie

Die Lage der MBs wurde bereits im Kapitel 9.2 über die MBBs ausführlich beschrieben. Im Gegensatz zum MBB muss nun aber eine Nadellage parallel zum Nervenverlauf erreicht werden. Dies bedeutet, dass eine Einstichstelle in der Haut ca. ein Segment weiter kaudal gewählt werden muss, um einen entsprechenden Winkel zu erreichen (Abb. 9.17).

Das bedeutet, dass der C-Bogen weit nach kaudal gekippt werden muss, bis der Zielpunkt und der Hauteinstichpunkt übereinander liegen, damit eine Punktion im *tunnel view* möglich ist (Abb. 9.18, Abb. 9.19).

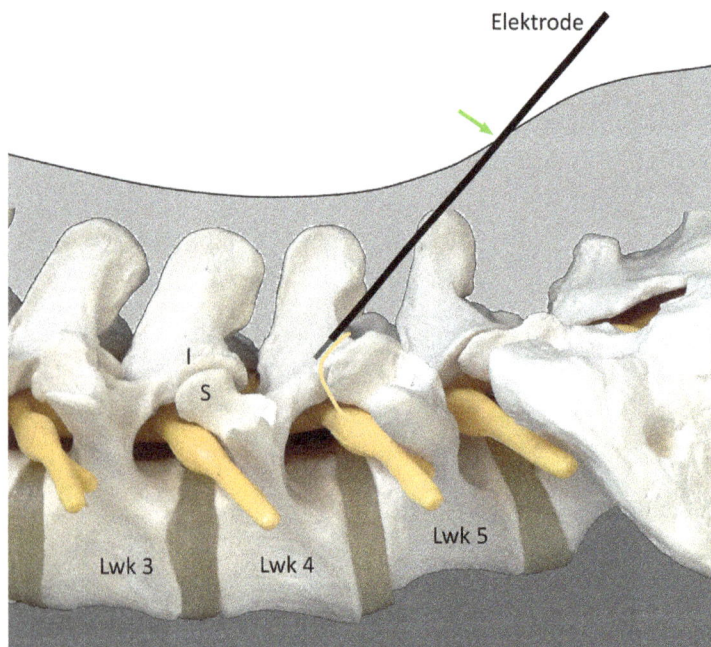

Abb. 9.17: Trajektorie der Nadel bei einer Denervation. Die Hauteinstichstelle (grüner Pfeil) liegt deutlich weiter kaudal als der Zielpunkt.

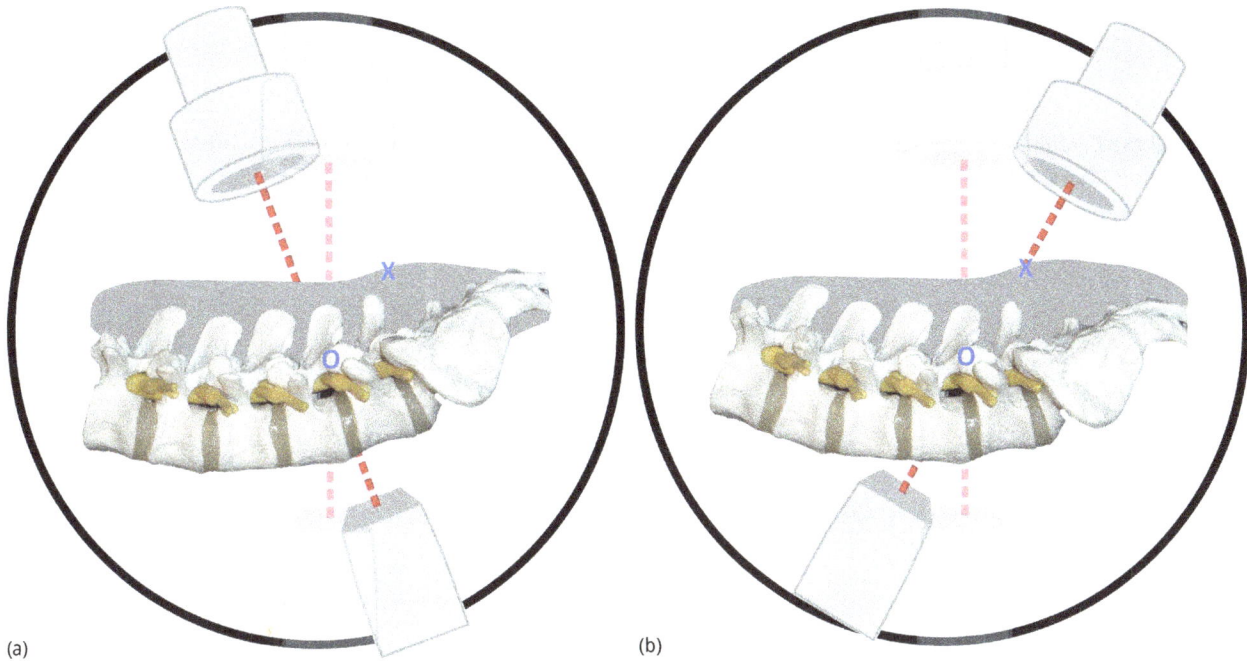

Abb. 9.18: Kippung des C-Bogens für eine Radiofrequenz-Denervation. (a): Der C-Bogen wird so weit nach kranial gekippt, dass die nächstgelegene Grundplatte orthograd eingestellt ist. Der Zielpunkt wird definiert (blauer Kreis, hier MB L4, Gelenk Lw4/5) und eine Hauteinstichstelle (blaues x) ca. einen Level weiter kaudal bestimmt. (b): Nun wird der C-Bogen nach kaudal gekippt, bis Hauteinstichstelle (x) und Zielpunkt (o) übereinander projiziert werden, so dass eine Injektion im *tunnel view* möglich ist.

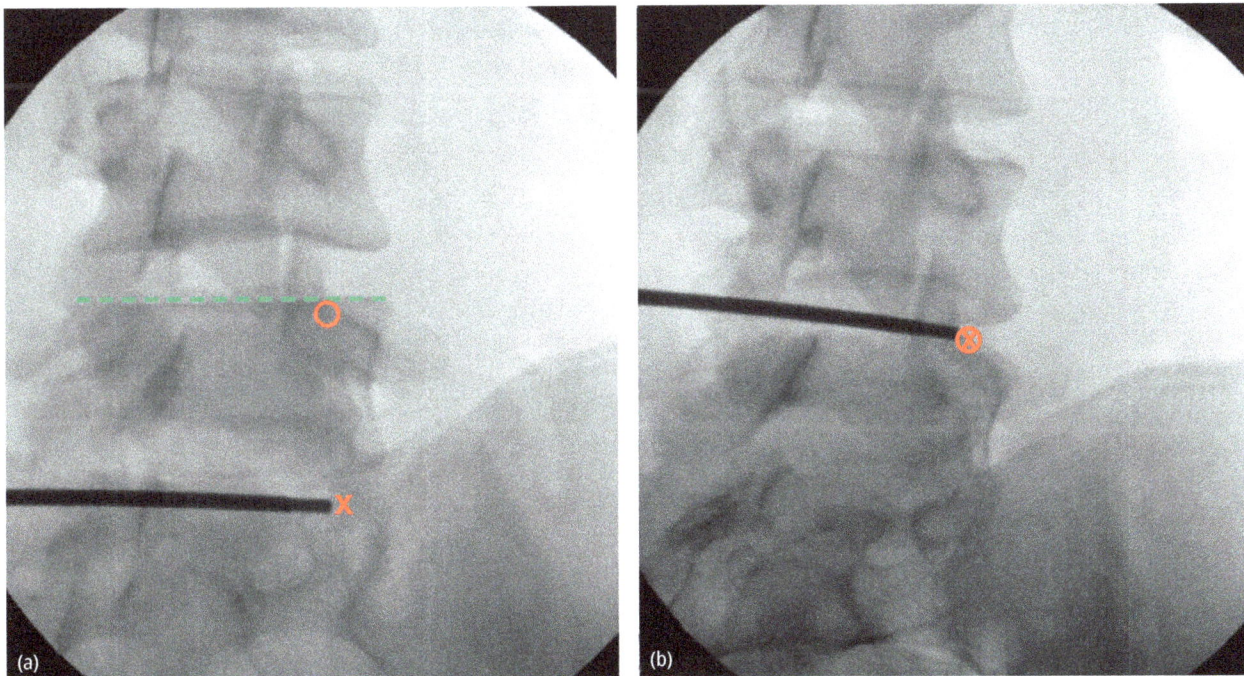

Abb. 9.19: Durchleuchtungsbilder ap. (a): Orthograde Einstellung der benachbarten Grundplatte (grüne gestrichelte Linie). Zielpunkt (roter Kreis) und Hauteinstichpunkt (rotes x) werden definiert. Der Hauteinstichpunkt wird mit einem Pointer markiert. (b): Kippung des C-Bogens, bis Zielpunkt und Einstichstelle übereinander projiziert werden.

9.3.2 Intervention: L1 bis L4 Radiofrequenz

Technische Empfehlung bei Verwendung einer konventionellen Sonde:
- 16 G oder 18 G Radiofrequenz-Kanüle,
- Temperatur: 75°–90° C
- 60–120 Sekunden Läsionsdauer
- Länge der aktiven Spitze 10 mm
- mehrere Läsionen pro Nerv

1. Der Patient liegt in Bauchlage. Es wird die korrekte Höhe identifiziert.

2. Es kann zunächst eine dünne Nadel wie beim MBB an den MB gebracht werden (Abb. 9.20). Über diese Nadel kann Lokalanästhesie verabreicht werden. Wird die Nadel belassen, kann sie als Markierung für den Zielpunkt während der folgenden Schritte dienen.

3. Zunächst erfolgt ein Durchleuchtungsbild streng ap.

4. Die dem Ziellevel nächstgelegene Grundplatte wird durch Kippen des C-Bogens so eingestellt, dass sie ohne Doppelkontur dargestellt ist (orthograde Einstellung der Grundplatte).

5. Der C-Bogen wird von der Mittellinie weg ipsilateral rotiert (ca. 15°–25°).

6. Der C-Bogen wird ca. 40° nach kaudal gekippt.

7. Es wird der Hauteinstichpunkt an der knöchernen Rinne zwischen Processus articularis superior und Processus transversus identifiziert (Abb. 9.21). Dieser sollte ca. einen Level weiter kaudal liegen als der Hauteintrittpunkt der Nadel für den MBB. (Abb. 9.19).

8. Lokalanästhesie der Haut und des Stichkanals

9. Im *tunnel view* wird die Punktionsnadel unter intermittierender Durchleuchtungskontrolle bis zum Zielpunkt (Knochenkontakt) vorgeschoben (Abb. 9.22).

10. Die Nadelposition wird korrigiert, bis eine optimale Lage parallel zum Nerven erreicht wurde (Abb. 9.23).

11. Die Position der Nadel wird im seitlichen Bild und im ap Bild kontrolliert (Abb. 9.24, Abb. 9.25).

12. Sensorische oder motorische Stimulation kann durchgeführt werden.

13. Lokalanästhesie

14. Bei korrekter Nadellage kann die Denervation mit den oben genannten Parametern gestartet werden.

15. Mehrere parallele Läsionen pro Medial Branch sind notwendig.

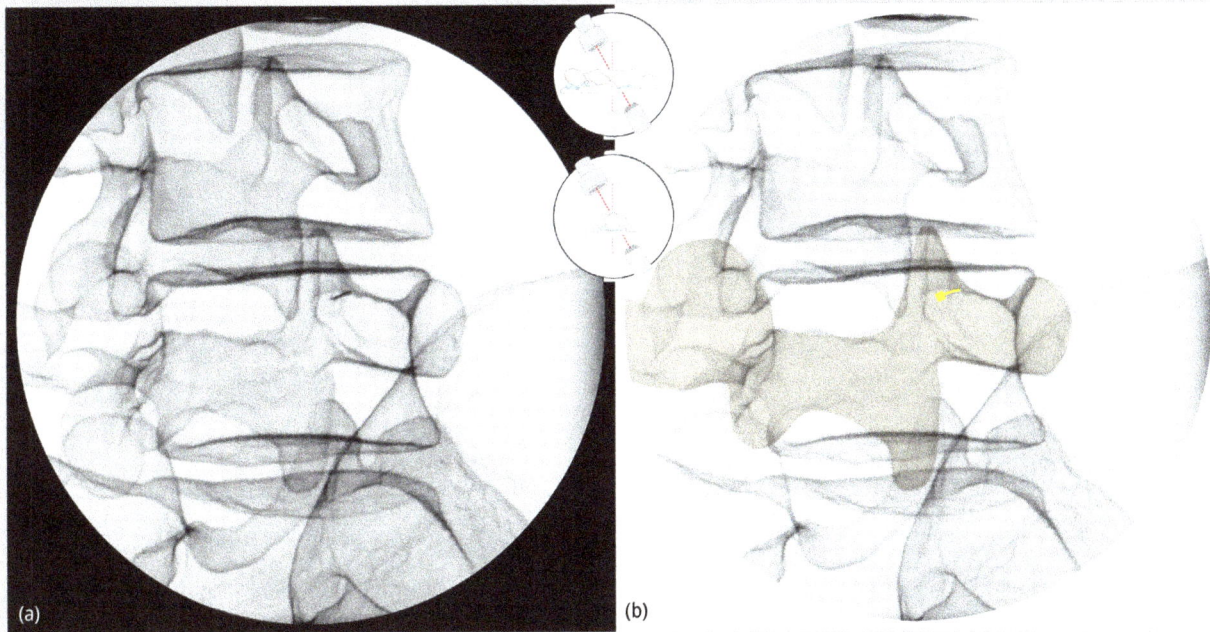

Abb. 9.20: (a): Schräges Durchleuchtungsbild mit Nadel in Position nach einem MBB L4. (b): Schematische Darstellung. Die Lamina von Lw5 wurde braun eingefärbt, die MBB-Nadel ist gelb dargestellt.

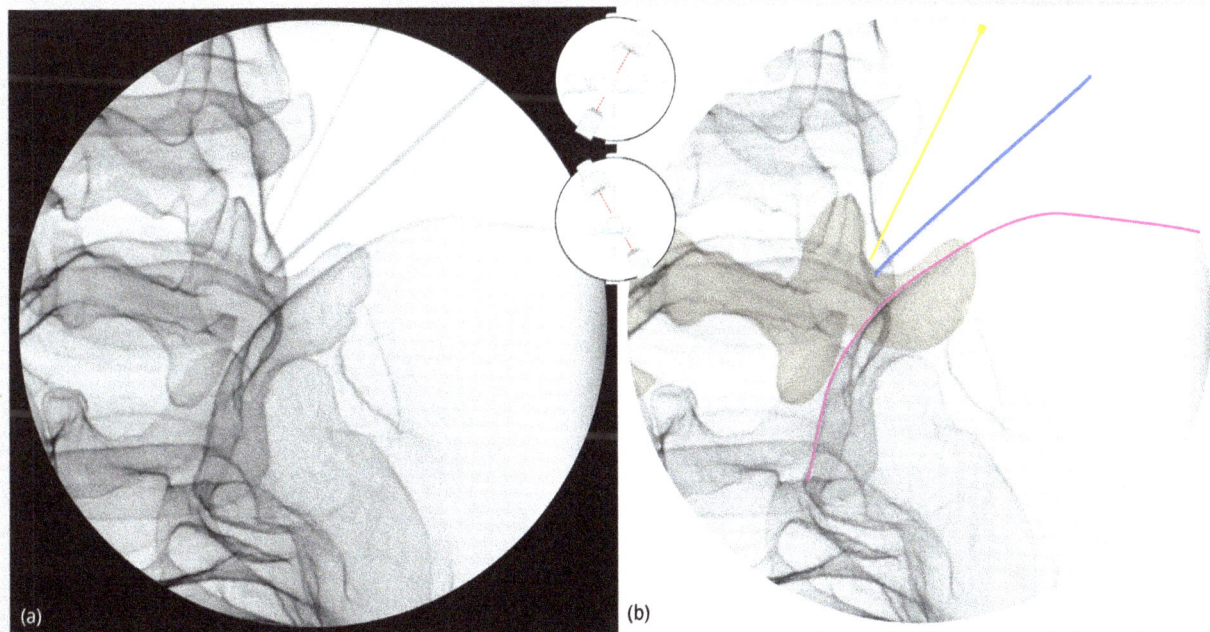

Abb. 9.21: (a): Der C-Bogen wurde ca. 40° nach kaudal gekippt und etwas rotiert. Die Hauteinstichstelle für die RF-Kanüle ist mit einem Zeigestab markiert. Bei der Rotation muss beachtet werden, dass das Os Ilium nicht die Zielregion überlagert. (b): Schematische Darstellung. Die Lamina von Lw5 wurde braun eingefärbt, die Nadel vom MBB ist gelb dargestellt, der Zeigestab, der die Hauteinstichstelle für die RF-Kanüle markiert, ist blau dargestellt. Die Kontur des Beckenkamms ist rosa markiert.

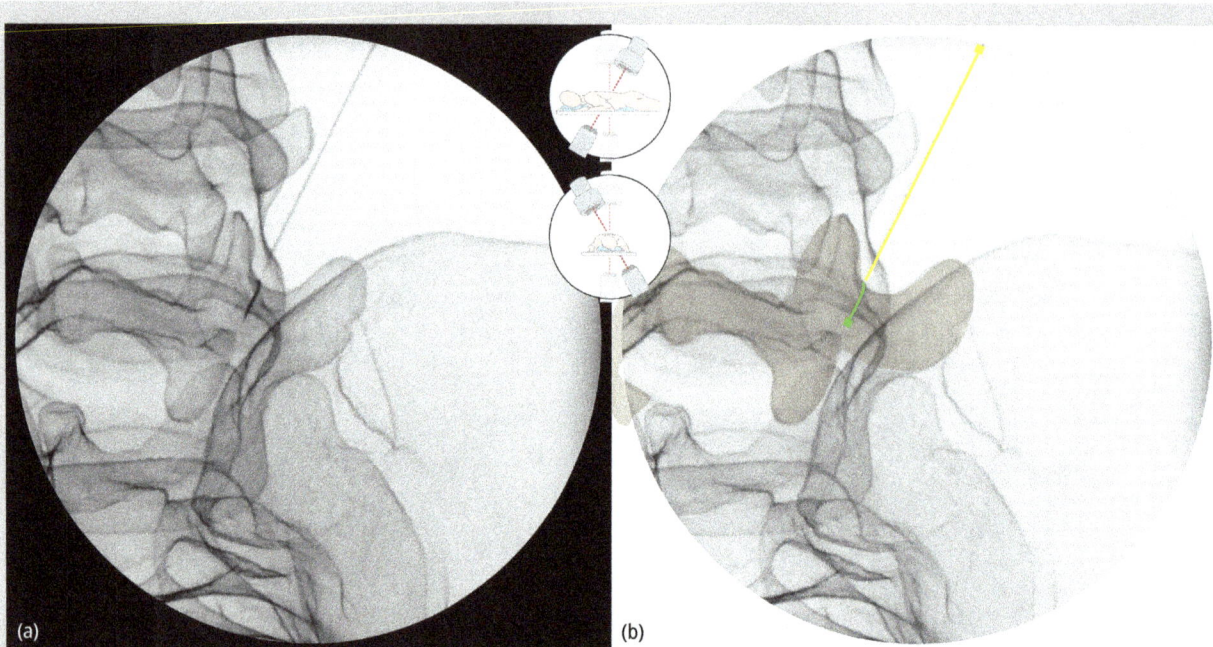

Abb. 9.22: (a): Im *tunnel view* wurde die RF-Kanüle an den Zielpunkt auf dem Knochen vorgeschoben. (b): Schematische Darstellung. Die Lamina von Lw5 wurde braun eingefärbt, die Nadel vom MBB ist gelb dargestellt, die RF-Kanüle grün. In dieser Abbildung mit Modell wurde eine sehr dünne Nadel verwendet, keine original RF-Kanüle.

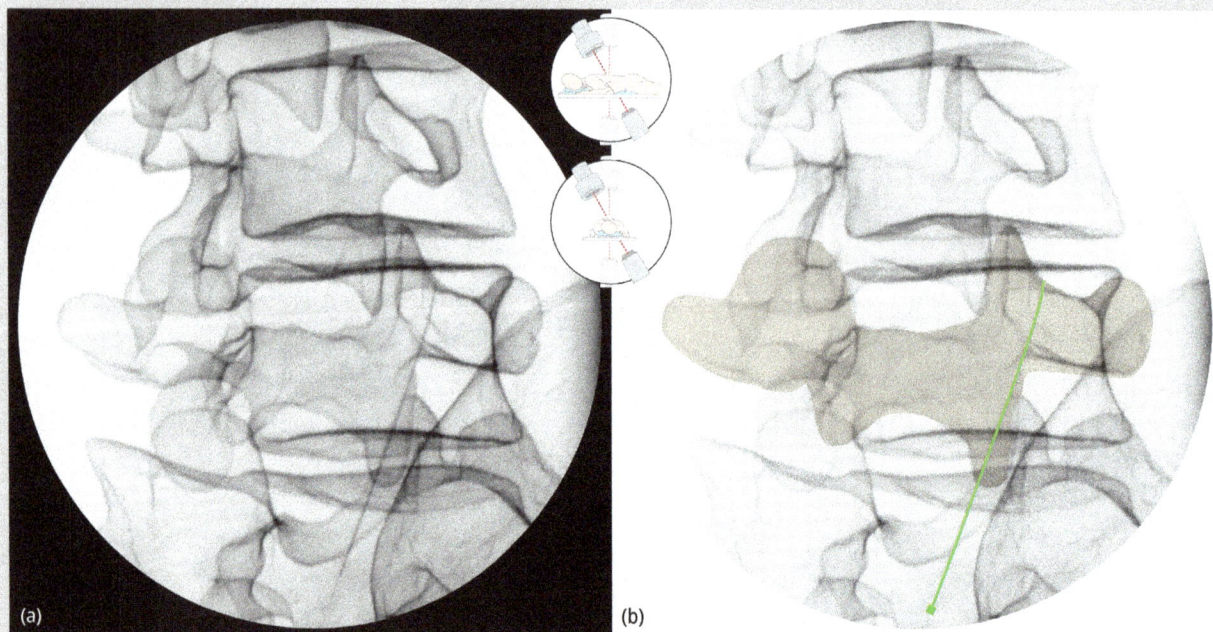

Abb. 9.23: (a): Durchleuchtungsbild schräg. Die Kippung nach kaudal wurde aufgehoben, stattdessen Kippung nach kranial zur orthograden Einstellung der Deckplatte Lwk5. Die RF-Sonde liegt an der Zielposition. (b): Schematische Darstellung. Die Lamina von Lw5 wurde braun eingefärbt, die RF-Kanüle ist grün dargestellt. In dieser Abbildung mit Modell wurde eine sehr dünne Nadel verwendet, keine RF-Kanüle.

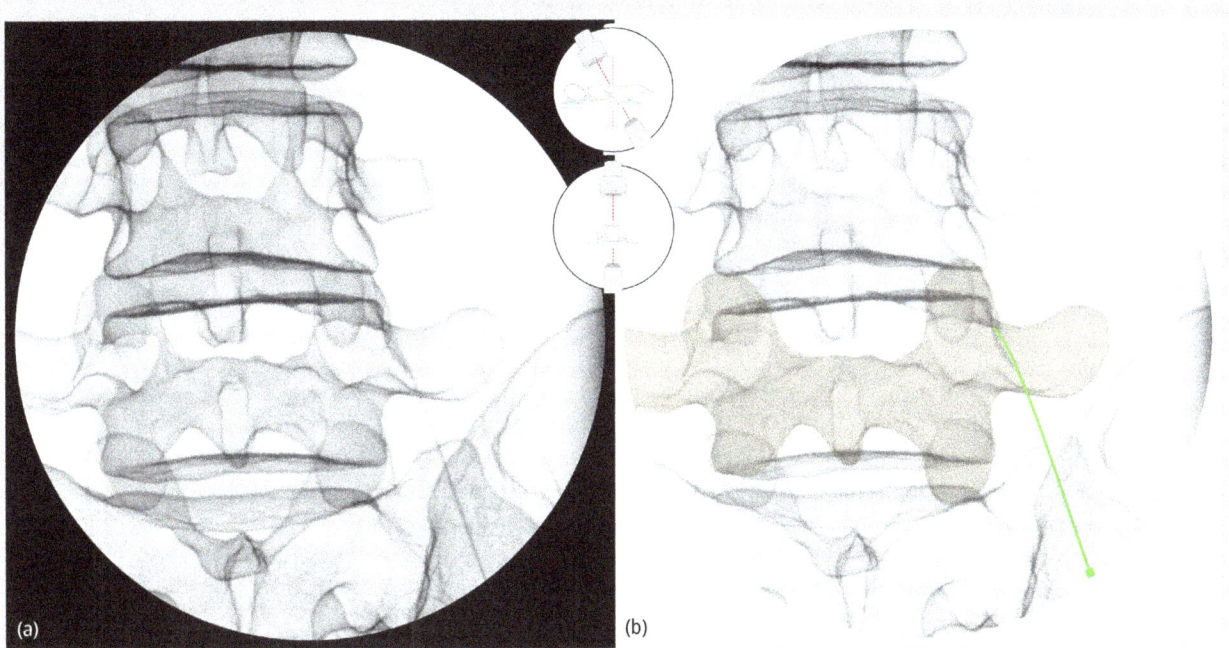

Abb. 9.24: (a): Kontrolle der Position der Elektrode ap. Die MBB-Nadel wurde entfernt. (b): Schematische Darstellung. Die Lamina von Lw5 wurde braun eingefärbt, die RF-Kanüle ist grün dargestellt. In dieser Abbildung mit Modell wurde eine sehr dünne Nadel verwendet, keine RF-Kanüle.

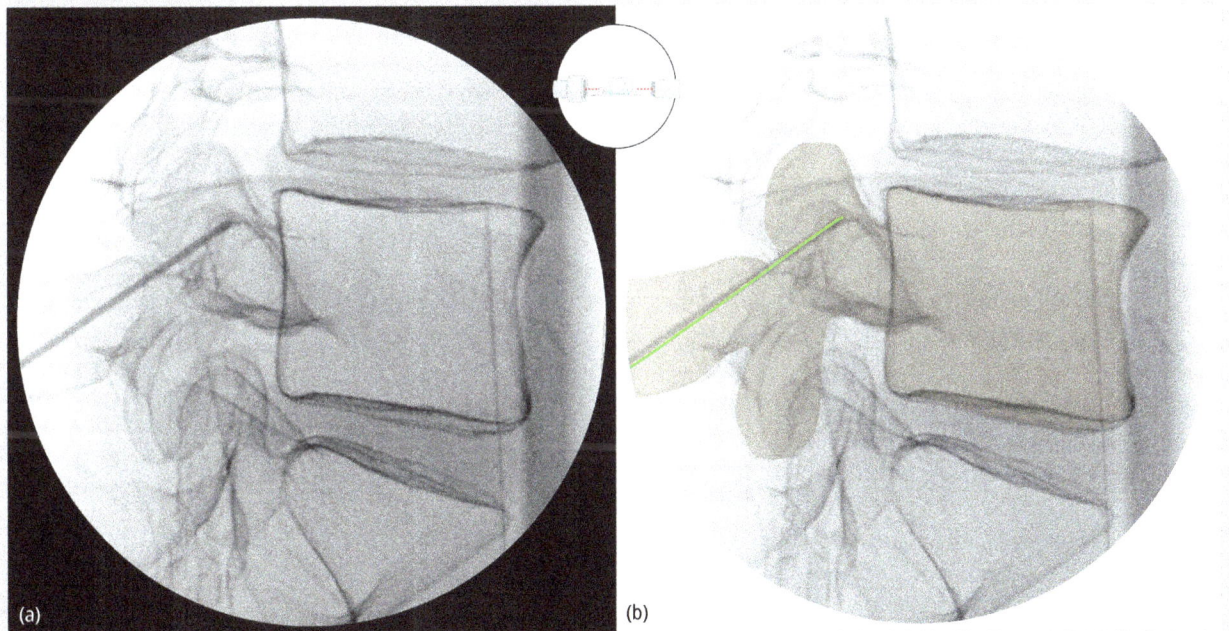

Abb. 9.25: (a): Kontrolle der Position der Elektrode seitlich. (b): Schematische Darstellung. Die Lw5 wurde braun eingefärbt, die RF-Kanüle ist grün dargestellt.

9.3.3 Intervention: L5 Radiofrequenz

Technische Empfehlung bei Verwendung einer konventionellen Sonde:
- 16 G oder 18 G Radiofrequenz-Kanüle
- Temperatur: 75°–90° C
- 60–120 Sekunden Läsionsdauer
- Länge der aktiven Spitze 10 mm
- mehrere Läsionen pro Nerv

1. Der Patient liegt in Bauchlage. Es wird die korrekte Höhe identifiziert.

2. Es kann zunächst eine dünne Nadel wie beim MBB an den MB gebracht werden (Abb. 9.26). Über diese Nadel kann Lokalanästhesie verabreicht werden. Wird die Nadel belassen, kann sie als Markierung für den Zielpunkt während der folgenden Schritte dienen.

3. Zunächst erfolgt ein Durchleuchtungsbild streng ap.

4. Die Grundplatte des Sakrums wird durch Kippen des C-Bogens so eingestellt, dass sie ohne Doppelkontur dargestellt ist (orthograde Einstellung der Grundplatte).

5. Der C-Bogen wird von der Mittellinie weg ipsilateral rotiert (ca. 0°–15°). Hierbei muss beachtet werden, dass das Os ilium die Zielregion nicht überdeckt. Daher weniger Rotation als in den Leveln darüber.

6. Der C-Bogen wird ca. 40° nach kaudal gekippt.

7. Es wird der Hauteinstichpunkt an der knöchernen Rinne neben dem Processus articularis superior identifiziert (Abb. 9.27). Dieser sollte ca. einen Level weiter kaudal liegen als der Hauteintrittspunkt der Nadel für den MBB (Abb. 9.19).

8. Lokalanästhesie der Haut und des Stichkanals

9. Im *tunnel view* wird die Punktionsnadel unter intermittierender Durchleuchtungskontrolle bis zum Zielpunkt (Knochenkontakt) vorgeschoben (Abb. 9.28).

10. Die Nadelposition wird korrigiert, bis eine optimale Lage parallel zum Nerven erreicht wurde.

11. Die Position der Nadel wird im ap-Bild und im seitlichen Bild kontrolliert (Abb. 9.29, Abb. 9.30).

12. Sensorische oder motorische Stimulation kann durchgeführt werden.

13. Lokalanästhesie

14. Bei korrekter Nadellage kann die Denervation mit den oben genannten Angaben gestartet werden.

15. Mehrere parallele Läsionen pro Medial Branch sind notwendig.

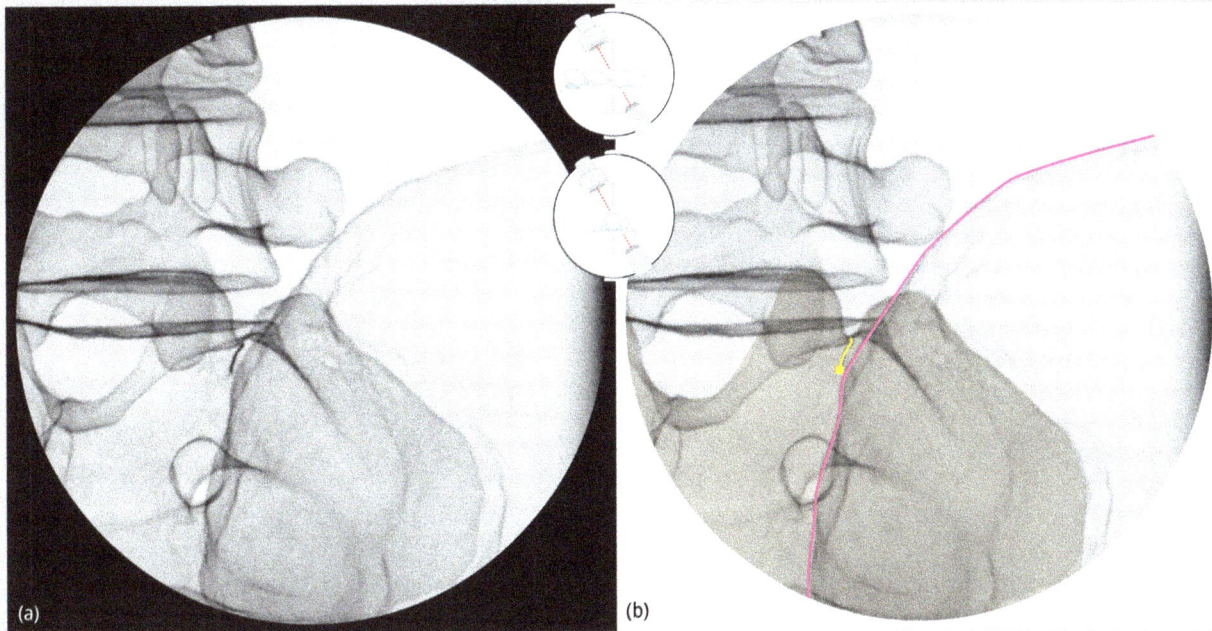

Abb. 9.26: (a): Schräges Durchleuchtungsbild mit Nadel in Position nach einem Ramus dorsalis Block L5. (b): Schematische Darstellung. Das Sakrum wurde braun eingefärbt, die MBB-Nadel ist gelb dargestellt und der Beckenkamm ist rosa markiert.

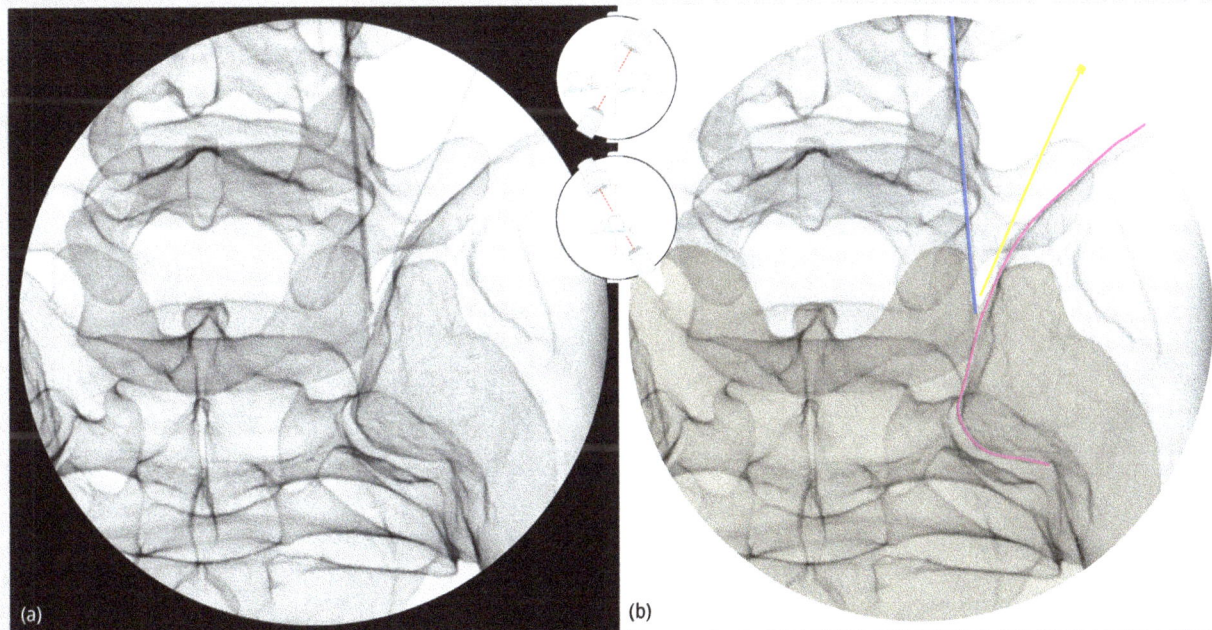

Abb. 9.27: (a): Der C-Bogen wurde ca. 40° nach kaudal gekippt und etwas ipsilateral rotiert. Die Hauteinstichstelle für die RF-Kanüle ist mit einem Zeigestab markiert. Bei der Rotation muss beachtet werden, dass das Os Ilium nicht die Zielregion überlagert. (b): Schematische Darstellung. Das Sakrum wurde braun eingefärbt, die Nadel vom MBB ist gelb dargestellt, der Zeigestab, der die Hauteinstichstelle für die RF-Kanüle markiert, ist blau dargestellt. Die Kontur des Beckenkamms ist rosa markiert.

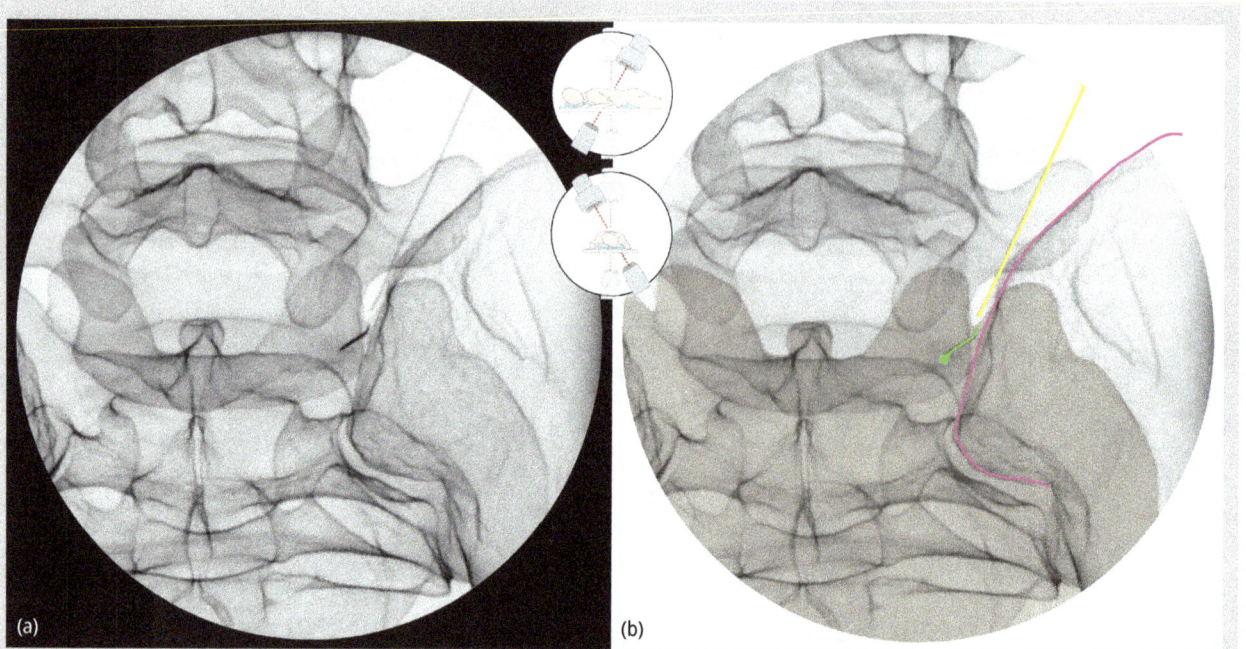

Abb. 9.28: (a): Im *tunnel view* wurde die RF-Kanüle an den Zielpunkt auf dem Knochen vorgeschoben. (b): Schematische Darstellung. Das Sakrum wurde braun eingefärbt, die Nadel vom MBB ist gelb dargestellt, die RF-Kanüle grün und der Beckenkamm rosa. In dieser Abbildung mit Modell wurde eine sehr dünne Nadel verwendet, keine original RF-Kanüle.

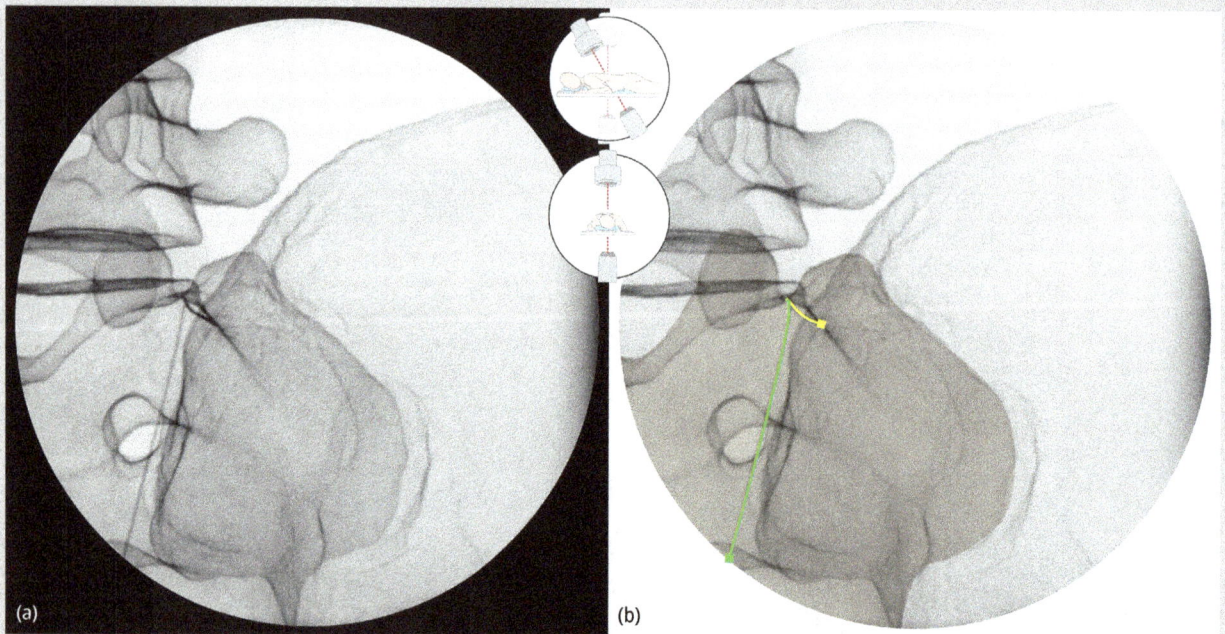

Abb. 9.29: (a): Kontrolle der Position der Elektrode ap. Die Nadel vom MBB wurde noch belassen. (b): Schematische Darstellung. Das Sakrum wurde braun eingefärbt, die Nadel vom MBB ist gelb dargestellt, die RF-Kanüle ist grün. In dieser Abbildung mit Modell wurde eine sehr dünne Nadel verwendet, keine RF-Kanüle.

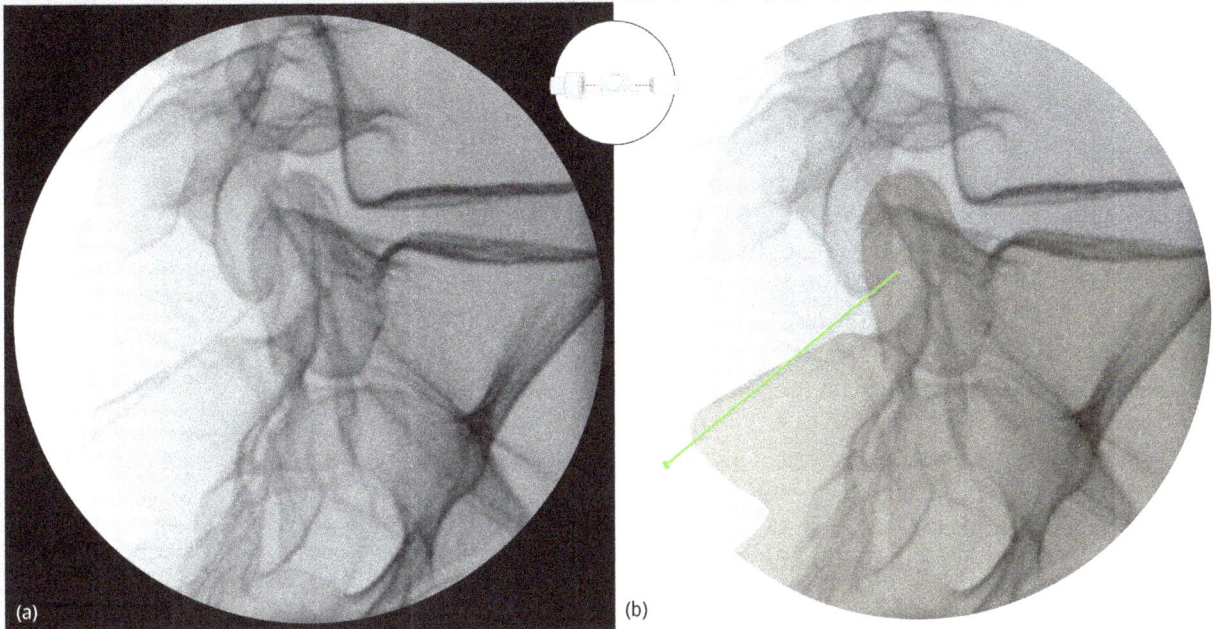

Abb. 9.30: (a): Kontrolle der Position der Elektrode seitlich. (b): Schematische Darstellung. Das Sakrum wurde braun eingefärbt, die RF-Kanüle ist grün dargestellt. In dieser Abbildung mit Modell wurde eine sehr dünne Nadel verwendet, keine RF-Kanüle.

9.3.4 Evidenz

Die Radiofrequenz-Denervation ist die einzige validierte Therapie für Schmerzen, die in den Facettengelenken entstehen und vom MB weitergleitet werden [25]. Voraussetzung ist aber die richtige Auswahl von Patienten und die Anwendung einer korrekten Technik.

Es existieren 8 randomisierte Studien, die eine RF-Denervation der LWS mit Sham verglichen haben [26–33]. Die Qualität der Evidenz ist moderat bis sehr niedrig [24]. Die Patientenzahlen sind in den meisten Studien sehr gering. Manchmal war die Randomisierung oder Verblindung nicht klar oder unvollständig. Nicht immer waren die RF-Gruppe und die Sham-Gruppe initial vergleichbar. Das größte Problem ist aber die Heterogenität der Ergebnisse aufgrund unterschiedlicher Indikationen, Einschlusskriterien und RF-Techniken. Es wurden intraartikuläre Injektionen ebenso wie Medial Branch Blocks als Testblockade genutzt. Manchmal war eine Blockade ausreichend, manchmal wurden zwei durchgeführt. Auch die notwendige Schmerzreduktion variierte zwischen 50 % und 80 %. Für die RF-Denervation wurden unterschiedliche Temperaturen, Zeiten und Nadelpositionen verwendet.

In der aktuellen Leitlinie zur RF-Denervation [24] wird aufgeführt, dass es eine Evidenz dafür gibt, Patienten mit mindestens 2 MBBs auszutesten. Eine große Läsion ist wichtig, weshalb eine dicke Elektrode sinnvoll ist. Sehr wichtig ist die Lage der konventionellen Sonde parallel zum Nerven. Eine erfolgreiche RF-Denervation kann ohne erneute Austestung wiederholt werden.

9.4 Transforaminaler Zugang

Martin Legat, Stephan Klessinger

Neben einer Kompression der Nervenwurzel, die oft zu neurologischen Defiziten führt, gibt es auch eine Evidenz für inflammatorische Prozesse an der Nervenwurzel, die eher für die Schmerzen verantwortlich sind. Da Steroide die Inflammation unterdrücken, ist eine Intervention sinnvoll. Der transforaminale Zugang bietet die Möglichkeit, die notwendige Medikation in der maximalen Konzentration direkt an den Ort der Pathologie zu bringen [34,35]. Mittels Lokalanästhetikum besteht außerdem die Möglichkeit, eine diagnostische Aussage zu treffen. Dies ist mit geringen Mengen möglich. Insbesondere wenn in der Bildgebung mehrere pathologische Segmente vorhanden sind und auch der klinische Befund nicht eindeutig ist, kann hier präoperativ die pathologisch relevante Nervenwurzel evaluiert werden.

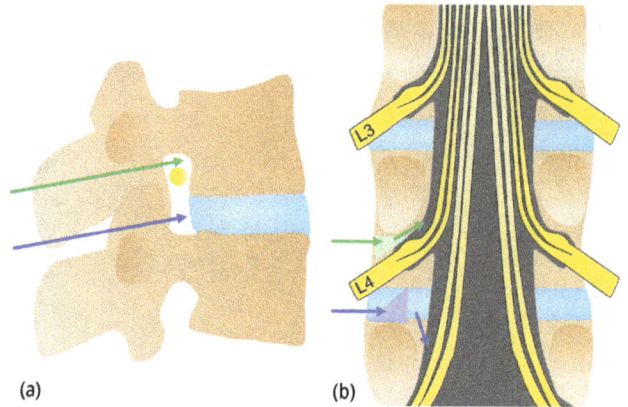

Abb. 9.31: Darstellung der verschiedenen Zugangsmöglichkeiten transforaminal zur Nervenwurzel. Grün: subpedikulär, blau: infraneural. (a): Seitliche Darstellung. (b): Ansicht von dorsal. Die Dura ist grau dargestellt. Der grüne Pfeil markiert einen subpedikulären Zugang zur Nervenwurzel L4. Das Dreieck markiert das sogenannte „safe triangle"., Das Kontrastmittel wird sich nach kranial ausbreiten. Der blaue Pfeil kennzeichnet einen infraneuralen Zugang zur Nervenwurzel L5. Das blaue Dreieck markiert das „Kambin's triangle". Das Kontrastmittel wird nach kaudal abfließen.

9.4.1 Röntgenanatomie

Verschiedene Zugänge zur Nervenwurzel sind möglich (Abb. 9.31). Der klassische Zugang ist subpedikulär (auch supraneural genannt, da die Nadel kranial vom Nerven liegt). Eine Variante davon ist der infraneurale Zugang, bei dem die Nadel kaudal des Spinalnerven bleibt. Es ist immer sinnvoll, verschiedene Techniken zu beherrschen und für jeden Patienten individuell den besten Zugang unter Berücksichtigung der MRT-Bildgebung auszuwählen (Abb. 9.32). In Höhe Lw4/5 kann somit über einen subpedikulären Zugang die Nervenwurzel L4 (das Medikament fließt nach kranial) oder über einen infraneuralen Zugang

die Nervenwurzel L5 (das Medikament fließt nach kaudal) erreicht werden. Oder anders gesagt: Die L5-Nervenwurzel kann über einen infraneuralen Zugang in Höhe Lw4/5 oder über einen subpedikulären Zugang in Höhe Lw5/Sw1 erreicht werden (Abb. 9.31). Somit kann die gleiche Nervenwurzel über einen Zugang in einer anderen Etage erreicht werden, was in manchen Fällen ein wichtiger alternativer Weg ist, falls z. B. ein Neuroforamen durch einen foraminalen Bandscheibenvorfall nicht als Ziel in Frage kommt (Abb. 9.32).

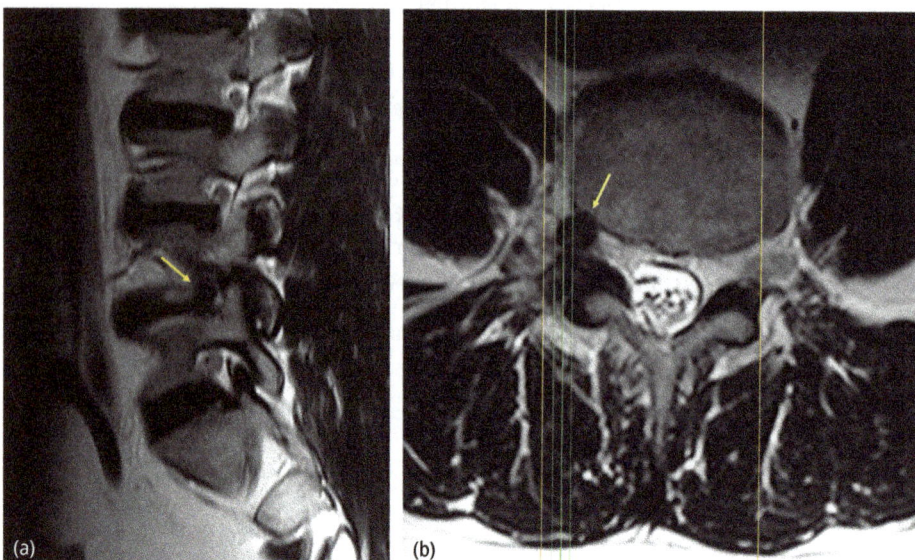

Abb. 9.32: T2-gewichtetets MRT, welches einen foraminalen Bandscheibenvorfall in Höhe Lw4/5 rechts zeigt. (a): Sagittales Bild in Höhe der Neuroforamina. Die Kompression der Nervenwurzel und die Verlegung des Foramens ist erkennbar (gelber Pfeil). (b): Axiale Darstellung mit dem Sequester im Foramen (gelber Pfeil). Bei diesem Patienten könnte ein infraneuraler Zugang in der nicht betroffenen Etage Lw3/4 günstiger sein als ein Zugang in Höhe Lw4/5, da hier das Medikament kaum den Epiduralraum erreichen wird.

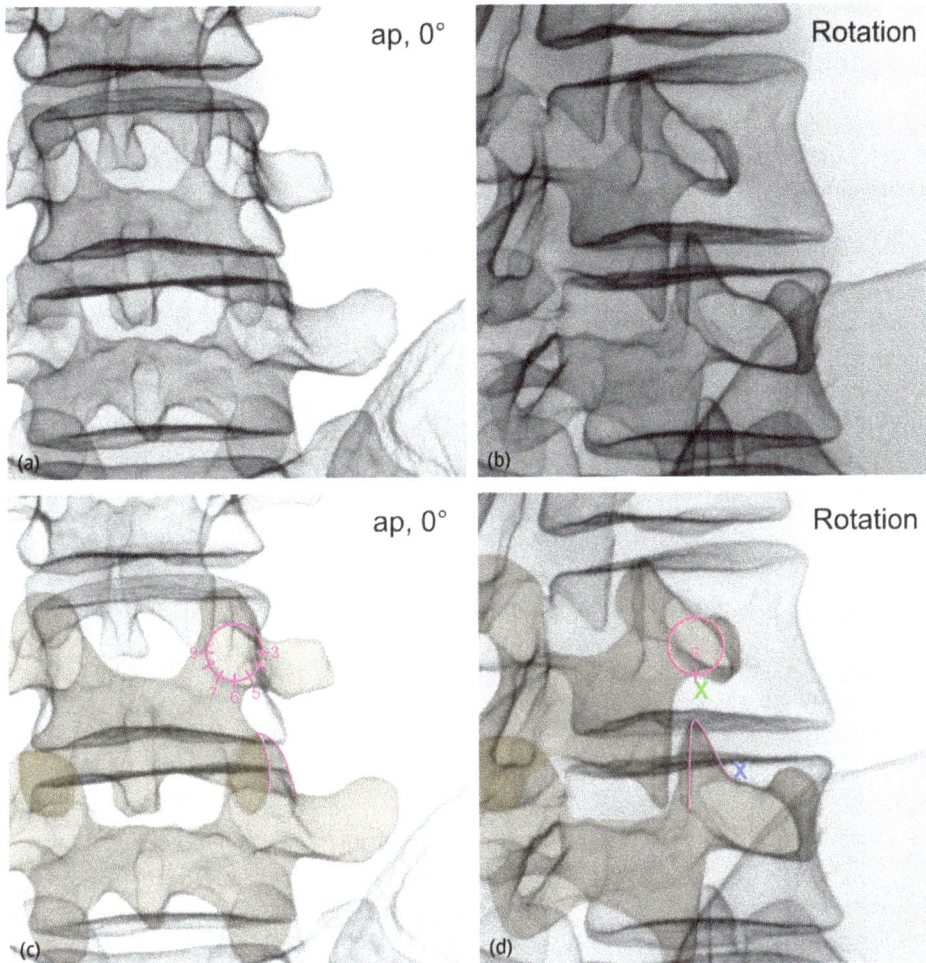

Abb. 9.33: Darstellung der Anatomie in ap-Durchleuchtung (a) und mit Rotation (b). In den schematischen Darstellungen (c) und (d) wurden die Laminae L4 und L5 braun eingefärbt. Der Processus articularis superior von Lw5 ist rosa markiert. Zudem wurde ein schematisches Ziffernblatt über den Pedikel gezeichnet. Es wird so weit ipsilateral rotiert, bis der Processus articularis in der 6-Uhr Position liegt (d). Dann lassen sich die Hauteinstichstellen subpedikulär (grünes Kreuz) und infraneural (blaues Kreuz) definieren.

In beiden Techniken erfolgt zunächst eine ap-Fluoroskopie der lumbalen LWS. Dabei wird die Grund- oder Deckplatte des Wirbels des betreffenden Segments orthograd eingestellt. Es muss nun ipsilateral rotiert werden, um einen idealen Einstichwinkel zu erhalten. Zur Planung kann ein vorhandenes MRT (axiale Aufnahmen) herangezogen werden. Ansonsten orientiert man sich am Pedikel und am Processus articularis superior des darunterliegenden Wirbels. Es wird so weit rotiert, bis der Gelenkfortsatz in der 6-Uhr-Position eines auf den Pedikel projizierten Ziffernblattes zu liegen kommt (Abb. 9.33). In dieser Einstellung liegt der Hauteinstichpunkt unter dem Pedikel für den subpedikulären Zugang und dicht neben dem Gelenkfortsatz für den infraneuralen Zugang (Abb. 9.33).

Generell gilt: Besteht der Verdacht schon in der normalen Durchleuchtung, besser unter digitaler Subtraktions-Angiographie (DSA), dass eine Radikulararterie punktiert wurde, so muss die Intervention abgebrochen werden. Die Intervention wird dann zu einem späteren Zeitpunkt wiederholt. Das gleiche Procedere gilt bei einer Punktion des Duralsackes. Zeigt sich eine intravenöse Injektion, sollte die Nadel leicht zurückgezogen werden. Eine erneute Kontrastmittelgabe erfolgt, bei normalem Befund kann der Eingriff fortgesetzt werden.

9.4.2 Intervention subpedikulär (= supraneural)

An Materialien wird empfohlen:
- 25 G Spinalnadel (Quincke)
- Doppelverbindungsröhrchen (damit kann eine getrennte Applikation der Medikation erreicht werden)
- Kontrastmittel
- Lokalanästhetikum
- nicht-kristallines Cortison (Dexamethason)

1. Patient in Bauchlage, evtl. leichte Entlordosierung.

2. ap-Strahlengang, Die Grundplatte des oberen Wirbels des betreffenden Segments wird durch Kippung orthograd eingestellt.

3. Zielregion zentriert.

4. Ipsilaterale Rotation, so dass der Processus articularis superior des unteren Wirbels in der 6-Uhr Position des Pedikels darüber zu liegen kommt (Abb. 9.33).

5. Hauteinstichstelle direkt unter dem Pedikel (Abb. 9.33 und Abb. 9.34).

6. Nadelinsertion, intermittierende Kontrolle mittels Bildwandler beim Vorschieben im *tunnel view* (Abb. 9.35).

7. Bei Erreichen der Wirbelhinterkante, Kontrolle ap (Abb. 9.36). Die Nadelspitze sollte zwischen 5 und 6 Uhr (rechte Seite) bzw. 6 und 7 Uhr (linke Seite) liegen (Vgl. mit Abb. 9.33).

8. Laterale Ansicht (Abb. 9.37). Die Nadel sollte direkt unter dem Pedikel in der Nähe der Hinterkante des Wirbelkörpers liegen.

9. Rotation in die ap-Darstellung. Darstellung mit Kontrastmittel. Das Kontrastmittel-Enhancement ist gut auf der betreffenden Nervenwurzel bis in den Epiduralraum zu erkennen (Vgl. Abb. 9.42). DSA wenn möglich.

10. Beobachtung, ob artifizielle Gefäßinjektion.

11. Applikation der Medikation (Lokalanästhesie, nicht-kristallines Cortison).

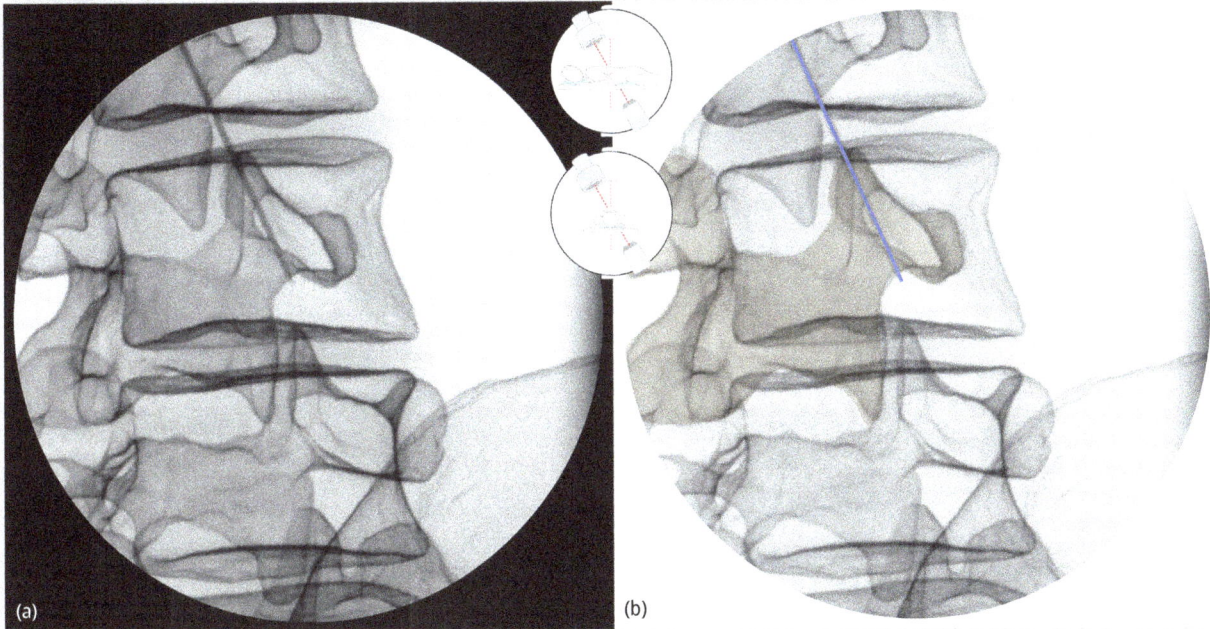

Abb. 9.34: (a): Einstellung für einen subpedikulären transforaminalen Wurzelblock L4 rechts (Bewegungssegment Lw4/5). Ipsilaterale Rotation. Die Hauteinstichstelle wurde mit einem Zeigestab markiert. (b): Schematische Darstellung. Die Lamina von Lw4 wurde braun eingefärbt, der Zeigestab, der die Hauteinstichstelle markiert, ist blau dargestellt.

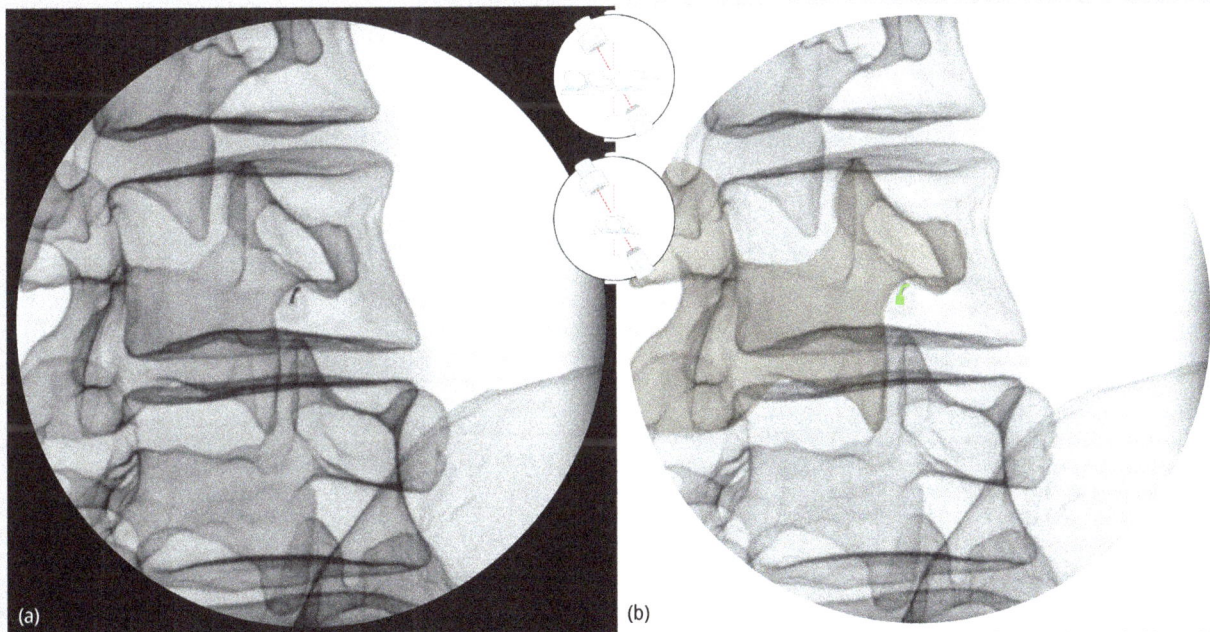

Abb. 9.35: (a): Ipsilaterale Rotation. Die Nadel wird in der 6 Uhr Position vorgeschoben, bis sie die Hinterkante des Wirbelkörpers erreicht. (b): Schematische Darstellung. Die Lamina von Lw4 wurde braun eingefärbt, die Nadel ist grün markiert.

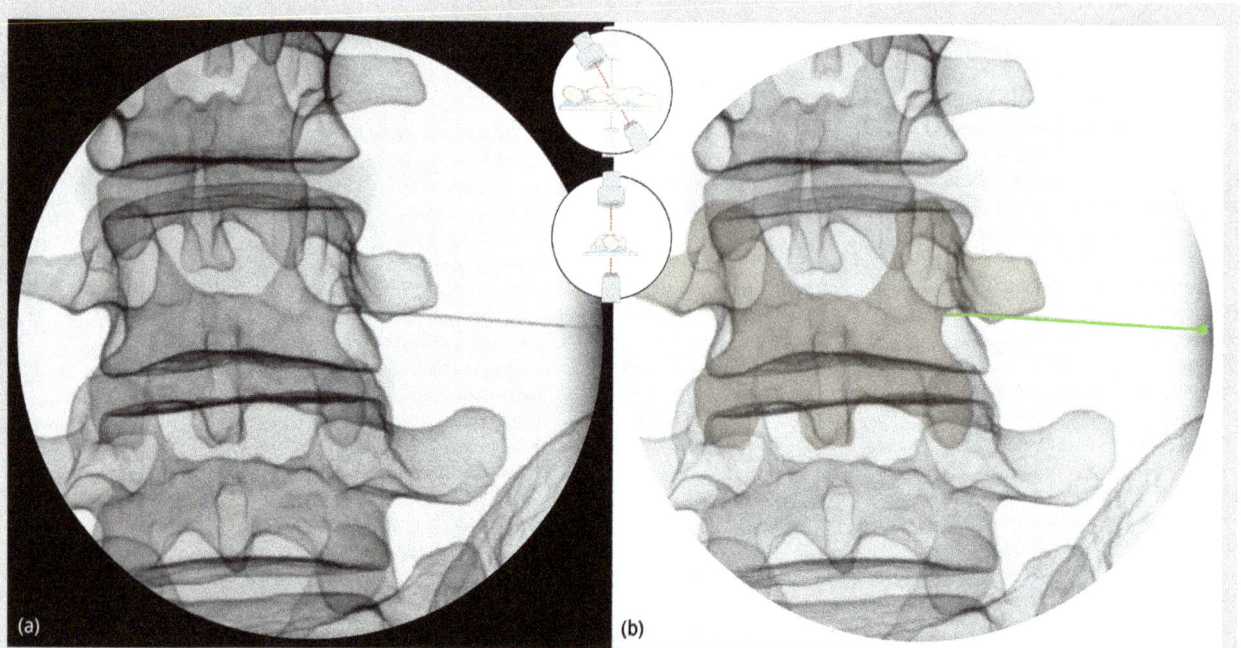

Abb. 9.36: (a): Kontrolle der Nadelposition ap. Die Spitze der Nadel liegt zwischen 5 und 6 Uhr am Pedikel. (b): Schematische Darstellung. Die Lamina von Lw4 wurde braun eingefärbt, die Nadel ist grün markiert.

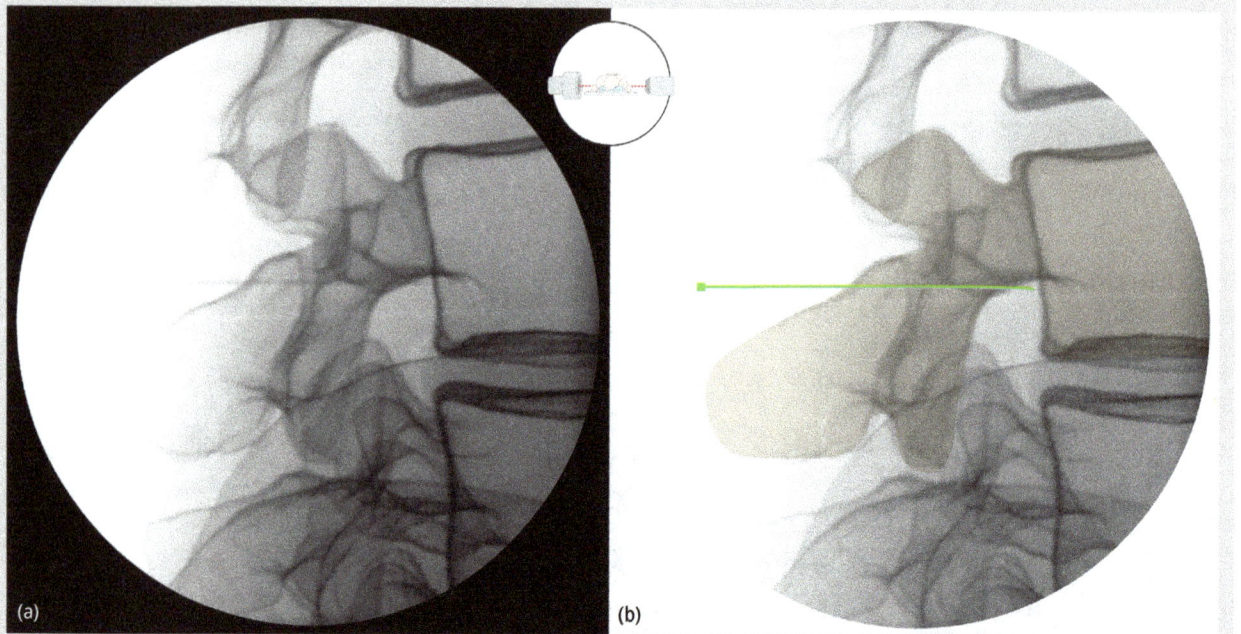

Abb. 9.37: (a): Kontrolle lateral. Die Nadel liegt kurz vor der Hinterkante des Wirbelkörpers. (b): Schematische Darstellung. Lwk4 wurde braun eingefärbt, die Nadel ist grün markiert.

9.4.3 Intervention infraneural

1. Patient in Bauchlage, evtl. leichte Entlordosierung.

2. ap-Strahlengang, Die Deckplatte des unteren Wirbels des betreffenden Segments wird durch Kippung orthograd eingestellt.

3. Zielregion zentriert.

4. Rotation ipsilateral, so dass der Processus articularis superior des Levels kaudal ca. in der Mitte der Grundplatte des Wirbels darüber zu liegen kommt.

5. Hauteintrittspunkt ist direkt lateral vom Processus articularis superior in Höhe der Bandscheibe (Abb. 9.38).

6. Punktion und Vorschieben der Nadel in *tunnel view* mit intermittierender Kontrolle mittels Bildwandler (Abb. 9.39).

7. Wird Widerstand spürbar, handelt es sich um die Bandscheibe oder Knochen.

8. Nun Kontrolle im lateralen Bild. Die Nadel sollte im kaudalen Anteil des Foramens infraneural liegen, dorsal der Bandscheibe (Abb. 9.40).

9. Kontrolle ap. Die Nadel sollte im Eingang des Foramens liegen (Abb. 9.41).

10. Speichern der Bilder schräg, lateral und ap, Gabe von Kontrastmittel (Abb. 9.42)

11. Beobachtung, ob artifizielle Gefäßinjektion.

12. Applikation der Medikation (Lokalanästhesie, nicht-kristallines Cortison).

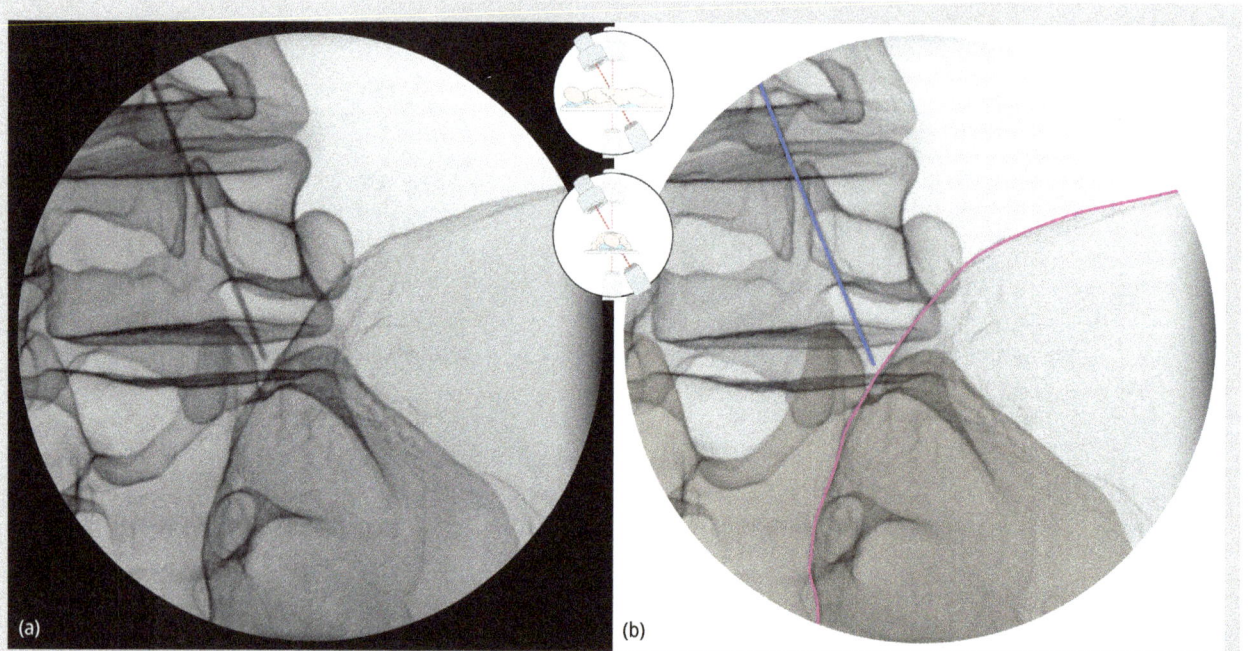

Abb. 9.38: (a): Einstellung für einen infraneuralen transforaminalen Wurzelblock S1 rechts (Bewegungssegment Lw5/Sw1). Ipsilaterale Rotation. Die Hauteinstichstelle wurde mit einem Zeigestab markiert. (b): Schematische Darstellung. Das Sakrum wurde braun eingefärbt, der Zeigestab, der die Hauteinstichstelle markiert, ist blau dargestellt. Der Beckenkamm ist rosa markiert.

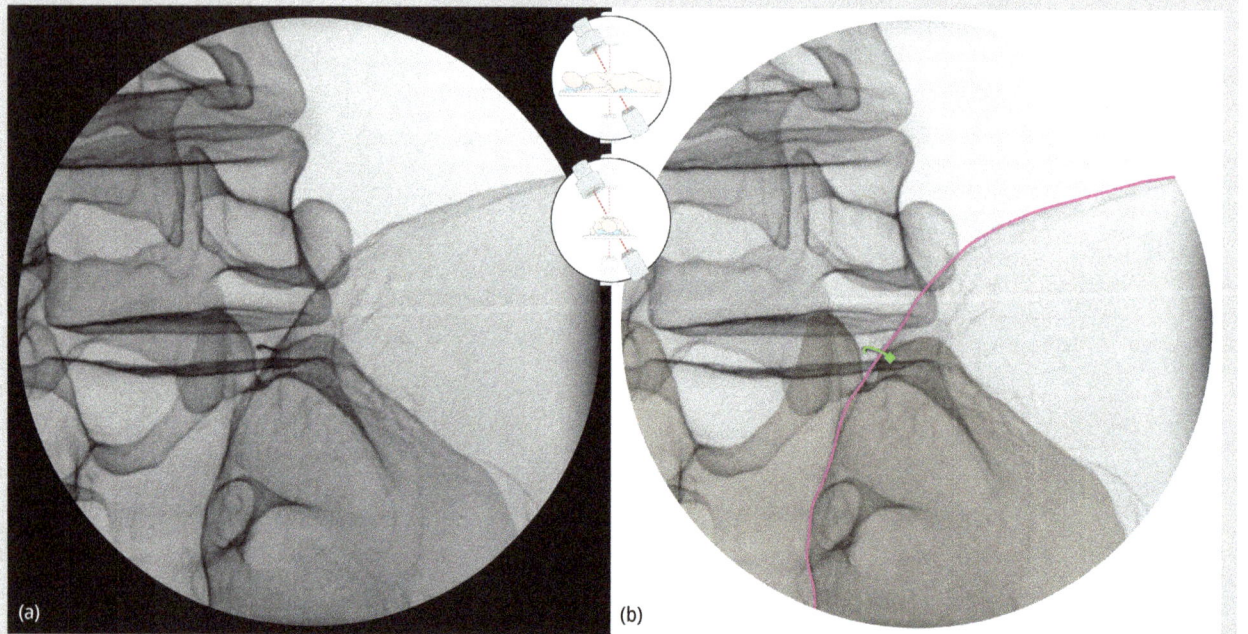

Abb. 9.39: (a): Ipsilaterale Rotation. Die Nadel wird vorgeschoben, bis sie die Hinterkante des Wirbelkörpers erreicht. (b): Schematische Darstellung. Das Sakrum wurde braun eingefärbt, die Nadel ist grün markiert. Der Beckenkamm ist rosa markiert.

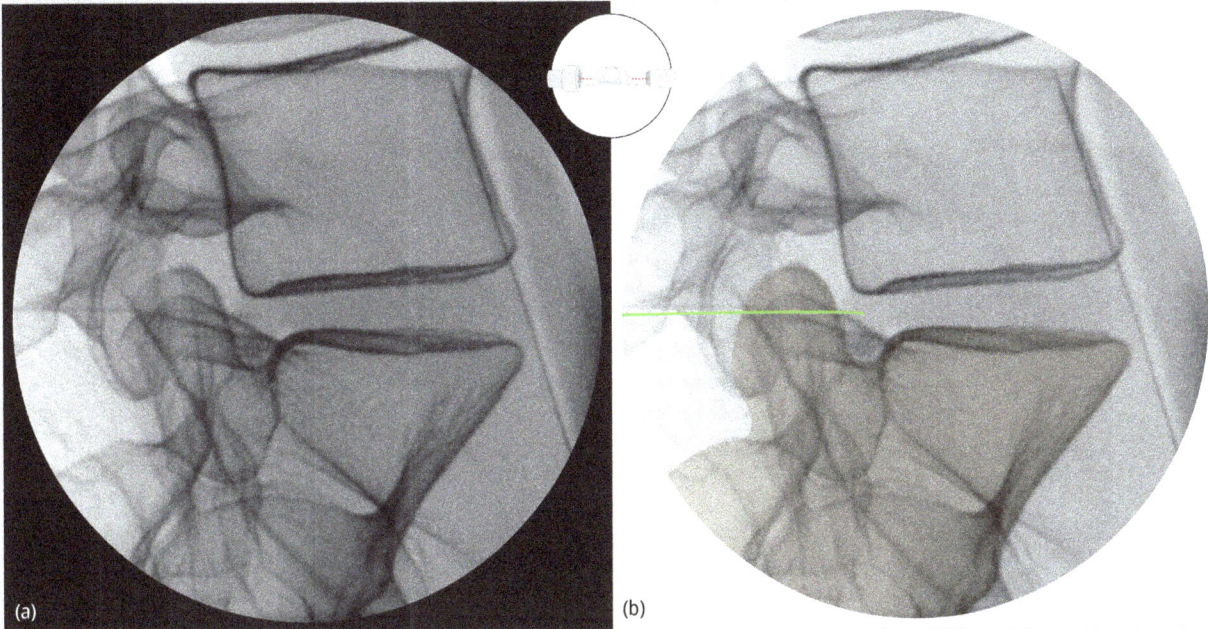

Abb. 9.40: (a): Kontrolle lateral. Die Nadel liegt kurz vor der Bandscheibe oder kurz vor der Hinterkante des Wirbelkörpers. (b): Schematische Darstellung. Das Sakrum wurde braun eingefärbt, die Nadel ist grün markiert

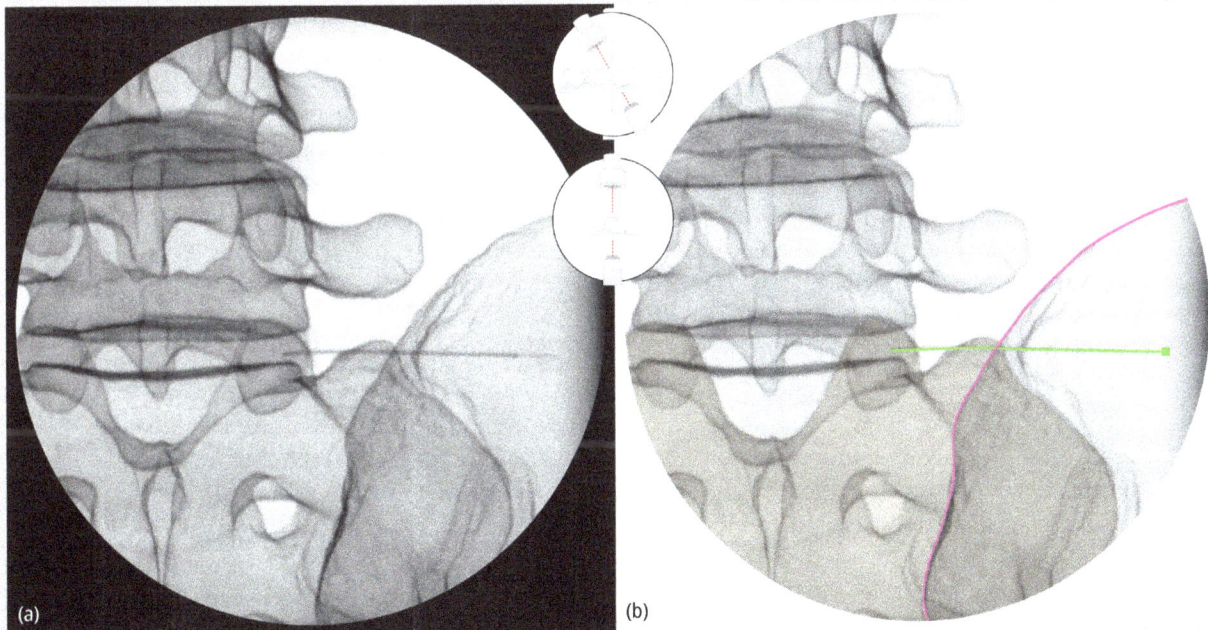

Abb. 9.41: (a): Kontrolle der Nadelposition ap. Die Spitze der Nadel liegt im Foramen. (b): Schematische Darstellung. Das Sakrum wurde braun eingefärbt, die Nadel ist grün markiert. Der Beckenkamm ist rosa markiert.

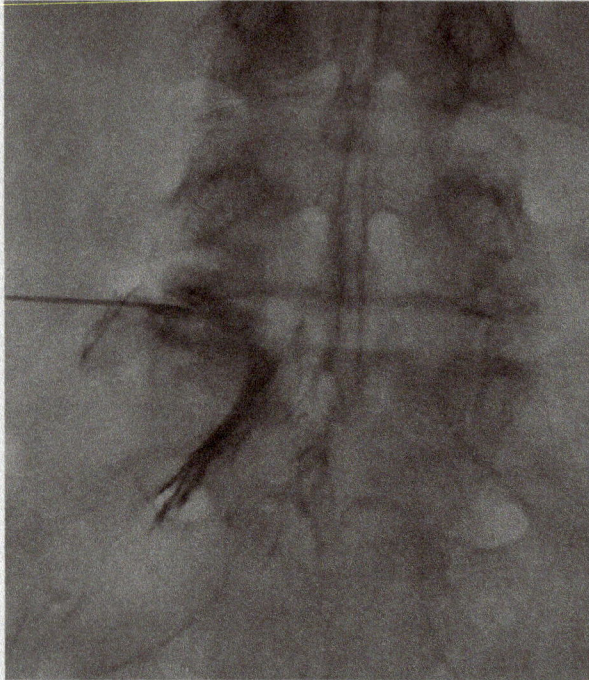

Abb. 9.42: Darstellung der Kontrastmittelausbreitung einer infraneuralen transforaminalen Injektion. Die Ausbreitung erfolgt in kaudale Richtung, so dass in dem hier gezeigten Beispiel die Nadel in Höhe der Bandscheibe Lw5/Sw1 liegt und das Ziel die Nervenwurzel S1 ist.

9.4.4 Evidenz

Es wurde bei der Beschreibung der Technik großen Wert darauf gelegt, dass die Nadel im Foramen in der Nähe des Spinalganglions positioniert wird und sich das Medikament im Epiduralraum ausbreitet. Tatsächlich existieren Studien, die belegen, dass die Ergebnisse signifikant besser sind, wenn die Nervenwurzel erreicht wird [36–38]. Für den Erfolg einer transforaminalen Injektion ist somit die korrekte Technik eine wichtige Voraussetzung.

Ghahreman et al. [39] zeigten 2010 in einer Studie, dass nach 12 Monaten die transforaminale Injektion von Steroiden und Lokalanästhetika einer Placebogruppe mit i. m. Injektionen deutlich überlegen war. 50 % Schmerzreduktion fand sich bei 54 % der Patienten mit transforaminaler Injektion versus 13 % bei i. m. Injektion. McVicar [40] zeigte in seinem Review mit 12 Studien aus dem Jahr 2013, dass die transforaminale Injektion bei 70 % der behandelten Patienten zu mindestens 50 % Schmerzreduktion führte. 25–40 % der Patienten haben 5–12 Monate Wirkung. Er konnte nachweisen, dass eine Transforaminale Injektion kein Placebo ist, dass OPs eingespart werden können und

dass die Injektion kosteneffektiv ist. Ein aktuelles Review aus dem Jahr 2020 [41] zeigte eine starke Evidenz für eine transforaminale Injektion bei bandscheibenbedingten radikulären Beschwerden, jedoch fehlende gute Evidenz für eine knöcherne Stenose.

Inzwischen haben viele Studien gezeigt, dass nicht-kristalline Steroide wie Dexamethason kristallinen Steroiden wie Triamcinolon nicht unterlegen sind [42,43]. Auf Grund des größeren Risikos von kristallinen Steroiden sollten für transforaminale Injektionen ausschließlich nicht-kristalline Steroide verwendet werden [44].

Riew et al. [45,46] konnten in zwei Studien zeigen, dass mittels der transforaminalen Injektion mit Steroiden in den ersten zwei Jahren 57 % der Patienten nicht operiert werden mussten, von den verbliebenen wurden 5 Jahre nach Injektion 81 % nicht operiert. Der Langzeiteffekt einer einzelnen Injektion wurde auch von Kennedy et al. 2018 untersucht [47]. Die größte Erfolgsrate fand sich nach 6 Monaten, innerhalb von 5 Jahren gab es häufig rezidivierende Schmerzen. Bei Wiederholung einer transforaminalen Injektion innerhalb eines Jahres findet sich aber nur ein geringer Wirkverlust [48].

9.5 Interlaminärer Zugang

Martin Legat, Stephan Klessinger

Der interlaminäre Zugang bietet neben dem transforaminalen Zugang eine weitere Möglichkeit, Medikamente in den Epiduralraum zu applizieren und somit radikuläre Beschwerden zu behandeln. Zudem kann der interlaminäre Zugang mit Modifikationen genutzt werden, um Katheter und Sonden (Spinal cord Stimulation, SCS) im Epiduralraum zu platzieren.

9.5.1 Röntgenanatomie

Grundsätzlich ist es wichtig, im betreffenden Segment den Interlaminärraum in der kraniokaudalen Ausdehnung maximal darzustellen.

Identifikation der Zielregion: Der Patient befindet sich in Bauchlage. Zunächst sollte eine ap-Fluoroskopie der lumbalen LWS erfolgen. Dabei werden im betreffenden Segment die jeweiligen Deck- und Grundplatten zunächst orthograd, dann durch Kippen des C-Bogens auf die maximale Weite des Interlaminärraums eingestellt.

Wichtig ist die Kontrolle der Einstichtiefe der Nadel, um eine versehentliche Durapunktion zu vermeiden. Daher wird empfohlen, einen Zugang paramedian zu wählen und zunächst die kaudal des Interlaminärraums gelegene Lamina als Ziel anzuvisieren. Die Nadel wird vorgeschoben bis Knochenkontakt mit der Lamina erreicht wird. Hierzu wird am besten eine gebogene Nadel verwendet, wobei die Biegung zur Sicherheit nach kaudal zeigt, so dass die Nadel eine Tendenz weg vom Interlaminärraum hat. So wird die Nadel an einem definierten Ort am Knochen noch außerhalb des Spinalkanals platziert. Um die Nadel in den Spinalkanal vorzuschieben, wird sie gedreht, so dass die Spitze nun nach kranial zeigt. Dadurch kann die Nadel beim Vorschieben über die Lamina Richtung Ligamentum flavum gleiten. Die Tiefenkontrolle sollte ab jetzt nicht mehr ap erfolgen, sondern entweder im seitlichen Bild oder noch besser im *contralateral oblique view* [49]. In dieser Ansicht ist es möglich, die Nadelspitze in Relation zur Lamina zu sehen (Abb. 9.43). Das weitere Vorschieben der Nadel erfolgt dann mit Hilfe der Loss of Resistance-Technik. Hierzu wird eine Spritze, die z. B. mit Luft und Kochsalz gefüllt ist verwendet. Solange sich die Nadelspitze im Ligament befindet, ist der Widerstand groß, das Kochsalz kann nicht injiziert

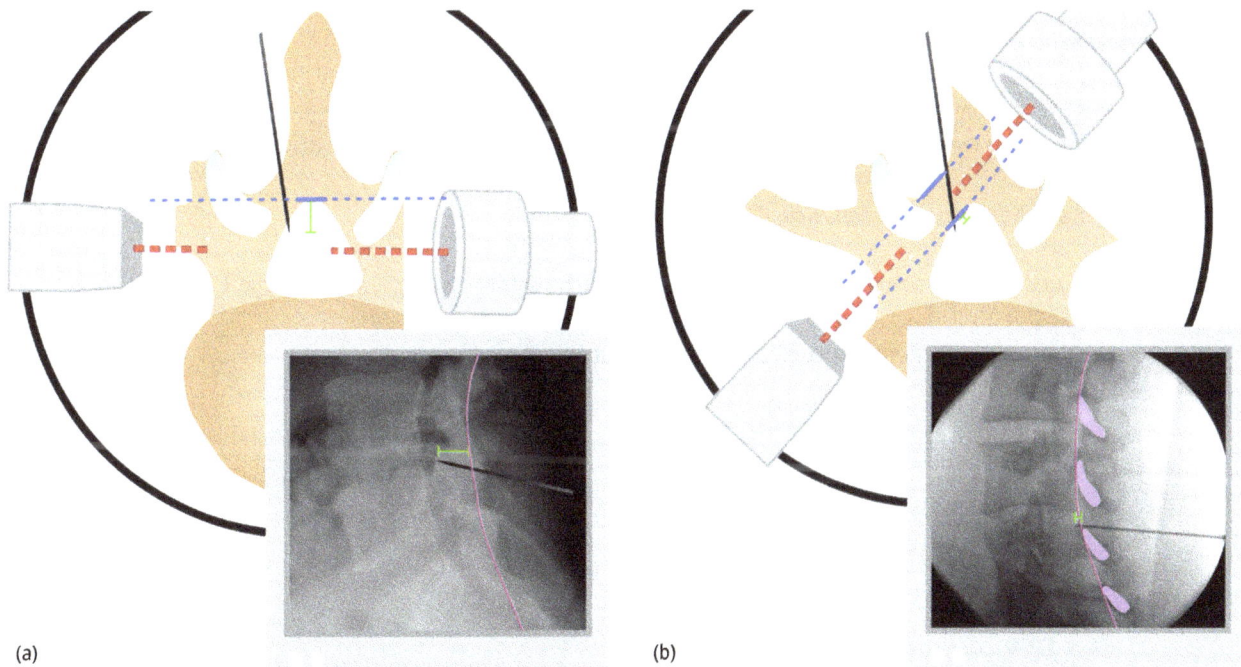

(a)

(b)

Abb. 9.43: Schematische Darstellung der Tiefenkontrolle der Nadel im lateralen Bild (a) und im *contralateral oblique view* (b). Im lateralen Bild ist es manchmal schwierig, die dorsale Begrenzung des Spinalkanals zu erkennen (rosa Linie). Zudem kann es passieren, dass der Eindruck entsteht, dass die Nadelspitze weiter im Spinalkanal liegt als es tatsächlich der Fall ist, weil die Kortikalis des Processus spinalis am besten sichtbar ist, da diese parallel zum Röntgenstrahl verläuft (blaue Linie, a). Das Ziel im *contralateral oblique view* ist es daher, den C-Bogen so weit nach kontralateral zu rotieren, dass der Röntgenstrahl parallel zu der Lamina verläuft, die der Nadel am nächsten ist (blaue Linie, b). Dann bildet eine gedachte Linie (rosa), die die Laminae (lila) verbindet, die dorsale Begrenzung des Spinalkanals. Die genaue Tiefe der Nadel ist sichtbar. Vgl. auch mit Abb. 9.47.

werden, die Luft wird bei Druck auf den Stempel komprimiert und drückt den Stempel zurück. Ein Widerstandverlust bedeutet, dass die Nadel durch das Ligament hindurch im Spinalkanal liegt, nun wird der Stempel nicht mehr zurückgedrückt. Es muss berücksichtigt werden, dass das Ligamentum flavum mehrere Millimeter dick sein kann.

9.5.2 Intervention

An Materialien wird empfohlen:
- Tuohy-Kanüle 17–20 G, Länge 90 mm
- LOR (Loss of Resistance) Spritze
- Verbindungsröhrchen, um eine immobile Lage der Nadel zu gewährleisten
- Kontrastmittel
- Lokalanästhesie
- Cortison

1. Patient in Bauchlage, Entlordosierung der LWS.

2. ap-Strahlengang, Grund- und Deckplatte des betreffenden Segments orthograd. Kippen des C-Bogens kaudal, bis das Interlaminärfenster maximal dargestellt ist.

3. Geringe ipsilaterale Rotation möglich.

4. Zielpunkt: oberer Laminarand (kaudaler Wirbel) der ipsilateralen Seite (Abb. 9.44).

5. Nadelinsertion, intermittierende Kontrolle mittels Bildwandler. Gebogene Nadel, Spitze zeigt nach kaudal.

6. Bei Knochenkontakt Drehen der Nadel, so dass die Spitze nach kranial zeigt (Abb. 9.45).

7. Aufsetzen der Loss of Resistance-Spritze.

8. Weiteres Vorschieben der Nadel im *lateral view* (Abb. 9.46), oder besser im *contralateral oblique view* (Abb. 9.47), zunächst über die Kante der Lamina (Abb. 9.48), dann bis Widerstandverlust spürbar ist.

9. Injektion von Kontrastmittel (Abb. 9.49).

10. Beurteilung der Kontrastmittelverteilung (dorsaler oder auch ventraler Epiduralraum, subdural, intrathekal).

11. Bei typischer epiduraler Kontrastmittelverteilung Applikation der Medikation.

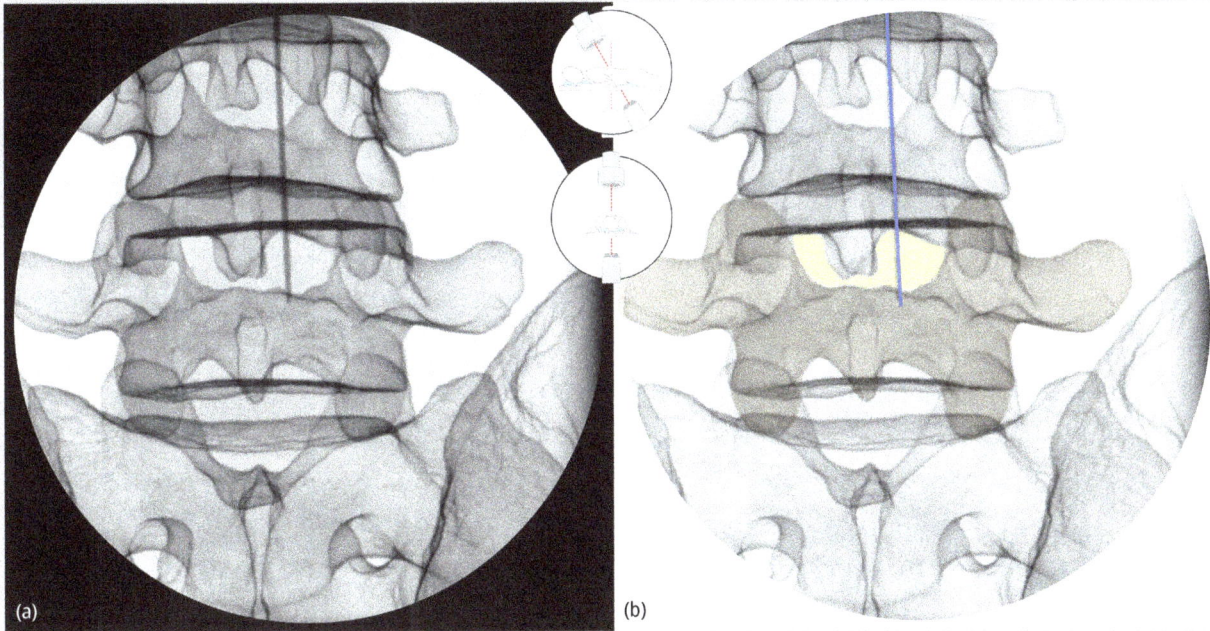

Abb. 9.44: (a): Einstellung für einen interlaminären Zugang Lw4/5. Die Hauteinstichstelle wurde mit einem Zeigestab markiert. (b): Schematische Darstellung. Die Lamina von Lw5 wurde braun eingefärbt, der Zeigestab, der die Hauteinstichstelle markiert, ist blau dargestellt. Der Interlaminärraum ist gelb dargestellt.

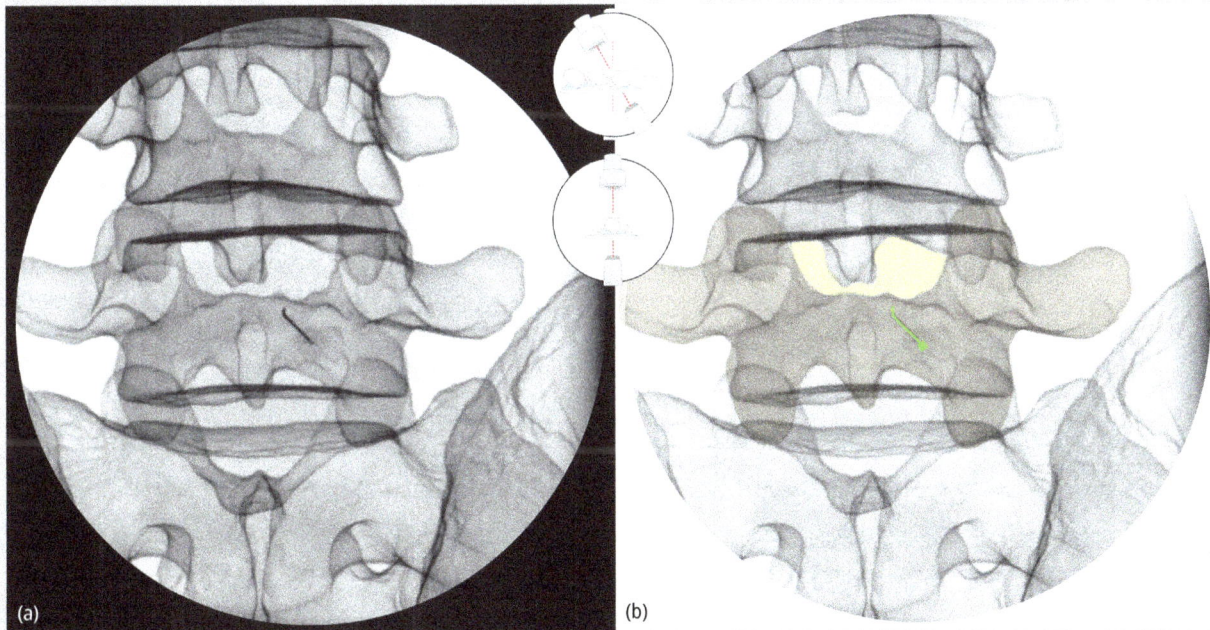

Abb. 9.45: (a): Die Nadel wurde vorgeschoben bis zum Knochenkontakt auf der Lamina. Nun kann die Nadel rotiert werden, so dass die gebogene Spitze nach kranial zeigt. (b): Schematische Darstellung. Die Lamina von Lw5 wurde braun eingefärbt, die Nadel ist grün dargestellt. Der Interlaminärraum ist gelb dargestellt.

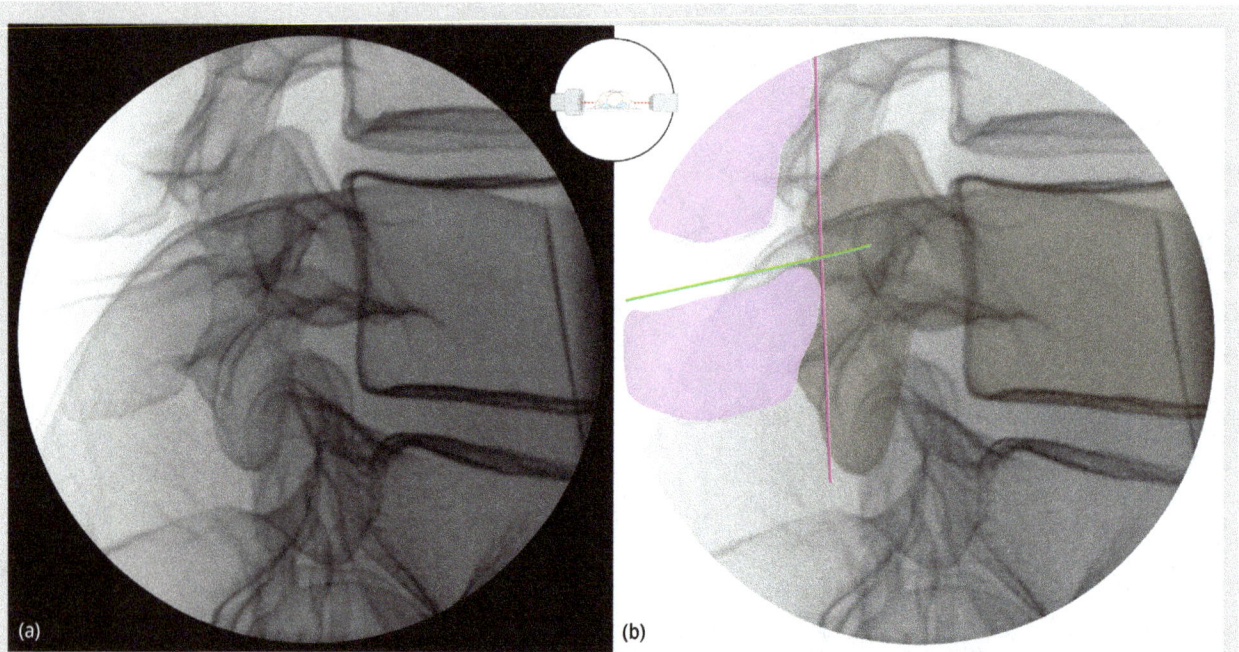

Abb. 9.46: (a): Tiefenkontrolle im lateralen Bild, die Nadel in Endposition scheint relativ weit im Spinalkanal zu liegen. (b): Schematische Darstellung. Lwk5 wurde braun eingefärbt, die Nadel ist grün dargestellt. Die Processus spinosi wurden in lila markiert, die dorsale Begrenzung des Spinalkanals wurde mit einer rosa Linie (Spinolaminär-Linie) veranschaulicht.

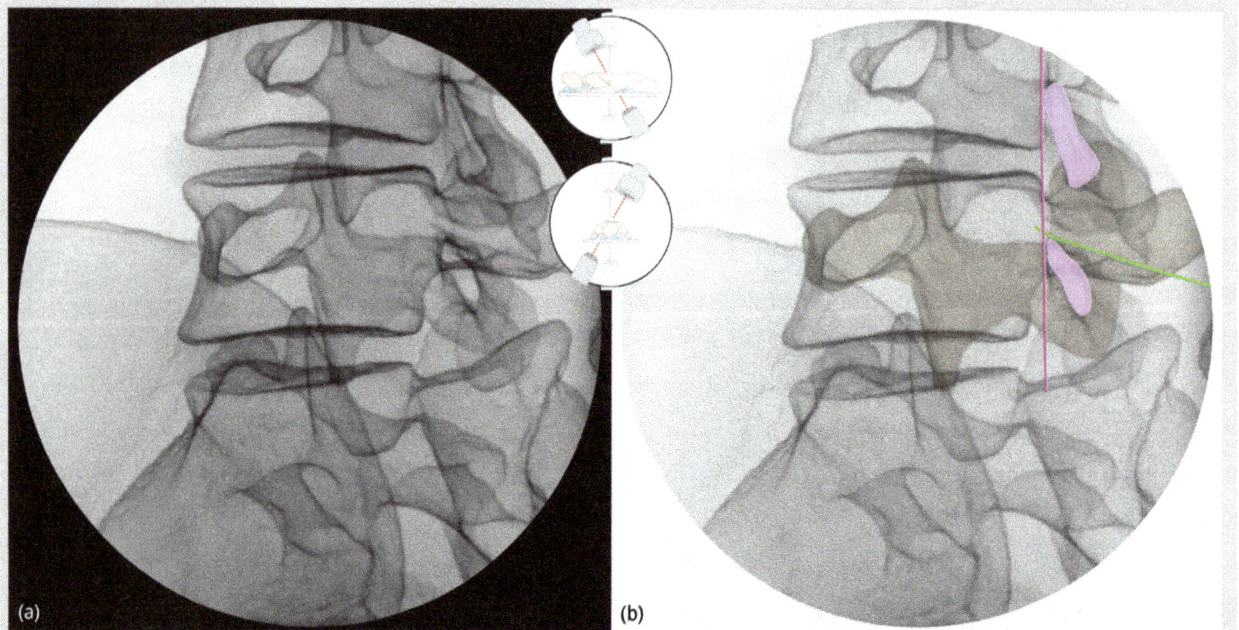

Abb. 9.47: (a): Tiefenkontrolle im *contralateral oblique view*. Das Bild zeigt die gleiche Nadelposition wie das laterale Bild in Abb. 9.46. Die Tiefe der Nadel in Relation zur Lamina ist gut erkennbar. (b): Schematische Darstellung. Lwk5 wurde braun eingefärbt, die Nadel ist grün dargestellt. Die orthograd getroffenen Laminae wurden lila markiert. Die Verbindung der Laminae ergibt eine Linie (Interlaminär-Linie, rosa), die die dorsale Begrenzung des Spinalkanals anzeigt.

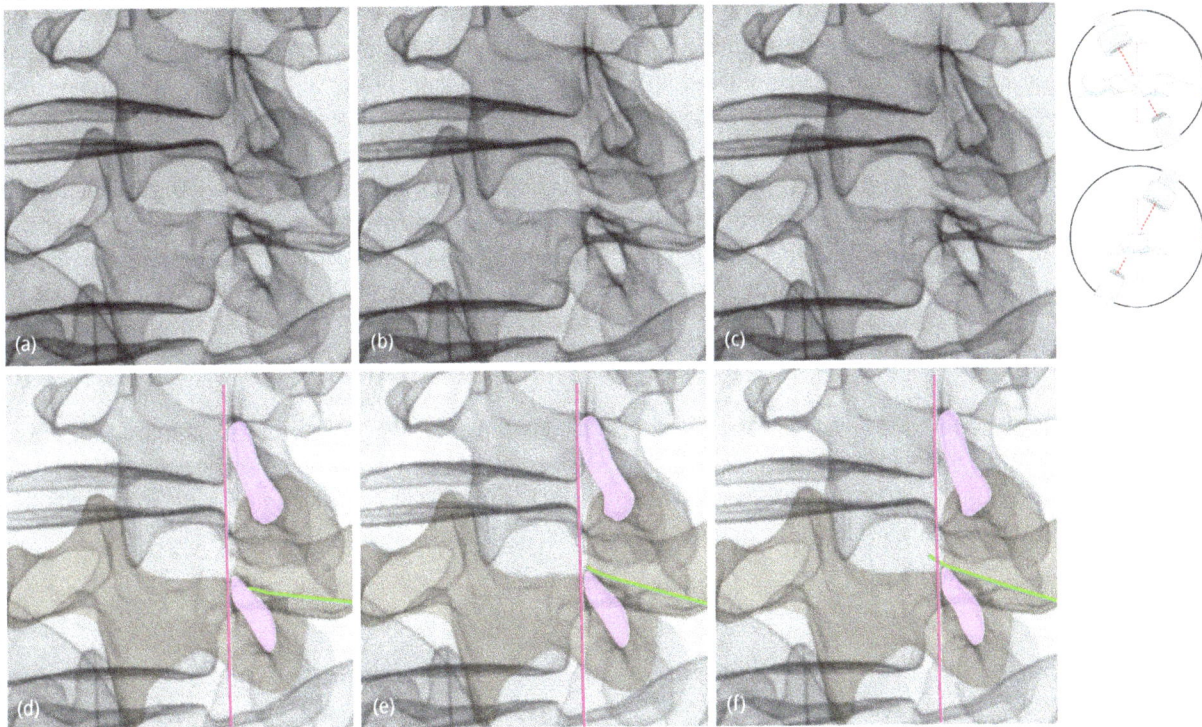

Abb. 9.48: Darstellung des Tiefenvorschubs der Nadel über die Kante der Lamina im *contralateral oblique view*. Auf den schematischen Bildern unten (d, e, f) wurde die Lamina von Lw5 braun eingefärbt, die Nadel ist grün dargestellt. Die orthograd getroffenen Laminae wurden lila markiert. Die Verbindung der Laminae ergibt eine Linie (Interlaminär-Linie, rosa), die die dorsale Begrenzung des Spinalkanals anzeigt. In der oberen Zeile zeigt das erste Bild (a) den Moment, bei dem die Nadel Knochenkontakt mit der Lamina hat. Der Spinalkanal wurde noch nicht erreicht. Im mittleren Bild (b) wurde die Nadel mit nach kranial zeigender Spitze über die Kante der Lamina vorgeschoben. Zu diesem Zeitpunkt sollte die Loss of Resistance-Spritze aufgesetzt worden sein. Das rechte Bild (c) zeigt den Moment des Widerstandsverlusts. Die Nadelspitze hat das Ligamentum flavum durchdrungen und liegt im Spinalkanal. Dieses Bild ist ein Ausschnitt von Abb. 9.47.

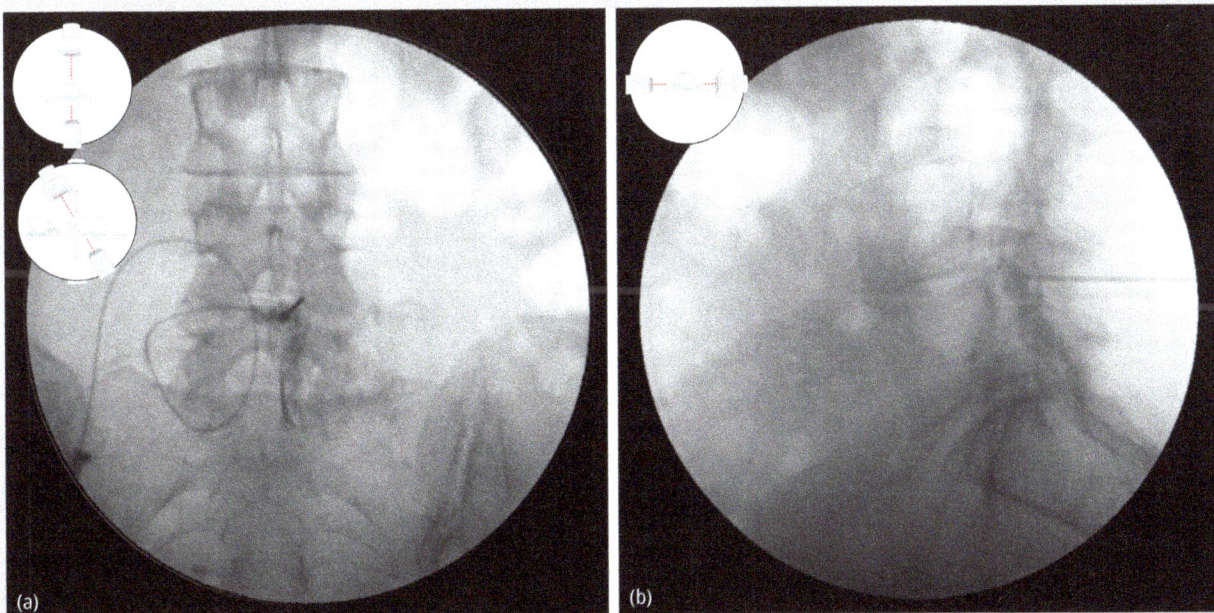

Abb. 9.49: (a): Hier ist der Kontrastmittel-Flow ap bei einer interlaminären Injektion in Höhe L4/5 gezeigt. (b): In der lateralen Ansicht ist überwiegend der dorsale Epiduralraum mit Kontrastmittel gekennzeichnet und zeigt den Flow nach kaudal.

9.5.3 Evidenz

In diesem Kapitel wurde ausführlich der interlaminäre Zugang zum Epiduralraum unter Durchleuchtung beschrieben, obwohl diese Art von Injektion auch ohne Bildgebung durchgeführt werden kann. Ein Review aus dem Jahr 2016 [50] hat die Effektivität von interlaminären Injektionen ohne Bildgebung untersucht und fand lediglich eine kurzzeitige Wirkung in den ersten 3–6 Wochen. Es wird daher empfohlen, diese Injektion unter Durchleuchtung durchzuführen.

Es wurde ein parasagittaler Zugang gezeigt, um durch Knochenkontakt auf der Lamina eine bessere Tiefenkontrolle und mehr Sicherheit zu erlangen im Vergleich zu einem ebenfalls üblich sagittalen Zugang. In einer randomisierten Studie konnten Ghai et al. 2013 zeigen, dass auch die klinischen Ergebnisse des paramedianen Zugangs gegenüber dem Mittellinienzugang signifikant besser sind [51]. Bestätigt wird dieses Ergebnis durch ein Review aus dem Jahr 2021 [52]. Die klinischen Ergebnisse waren beim paramedianen Zugang besser als bei einem Mittellinienzugang und auch die Strahlenbelastung war geringer.

Ein Review aus dem Jahr 2017 [53] hat die Effektivität von interlaminären Injektionen unter Durchleuchtung untersucht und eine geringe Qualität der Evidenz gefunden. Die meisten eingeschlossenen Studien zeigten lediglich einen kurzzeitigen Effekt bei Patienten mit radikulären Beschwerden bei Bandscheibenvorfall oder Spinalkanalstenose. Eine aktuelle Metaanalyse aus dem Jahr 2023 hat transforaminale, interlaminäre und kaudale epidurale Injektionen verglichen [54]. Die interlaminären Injektionen waren nicht so wirksam wie transforaminale Injektionen aber besser als kaudale Injektionen.

9.6 Zugang zur Bandscheibe

Stephan Klessinger

Es soll in diesem Kapitel der Zugang zur Bandscheibe besprochen werden, da dieser sowohl für diagnostische Prozeduren wie die Provokations-Diskographie, aber auch für ein Vielzahl therapeutischer Verfahren genutzt werden kann, auf die hier nicht eingegangen werden soll.

Zusätzlich zu den Komplikationsrisiken der anderen in diesem Kapitel dargestellten Interventionen besteht das Risiko einer Diszitis. Daher werden bei einem Zugang zur Bandscheibe besonders strenge Vorgaben bezüglich Sterilität gefordert (Hautdesinfektion, Kittel, Handschuhe, Maske, Kopfbedeckung, steriler Bezug des C-Bogens). Zusätzlich wird eine prophylaktische Antibiose (intradiskal und/oder intravenös) empfohlen [55]. Allerdings ist gibt es in der Literatur keine eindeutigen Empfehlungen. Das Risiko einer Diszitis ohne Antibiotikaprophylaxe beträgt zwischen 0,4 und 1,9 %. Ursächlich sind in der Regel Hautkeime [55].

9.6.1 Röntgenanatomie

Der Zugang zur Bandscheibe ähnelt dem infraneuralen transforaminalen Zugang. Nach einer ap-Durchleuchtung mit orthograder Darstellung der Deckplatte wird ipsilateral rotiert. Der Hauteinstichpunkt liegt neben dem Processus articularis superior des kaudalen Wirbels in Höhe mittig des Bandscheibenfaches. Um die Mitte des Nucleus zu erreichen, ist in der Regel mehr Rotation notwendig als bei einem transforaminalen Zugang. Wenn möglich, sollte für die Planung ein axiales MRT herangezogen werden. In Höhe Lw5/Sw1 ist das Fenster für den Zugang häufig sehr klein und es kann sein, dass bei mehr Rotation das Os ileum den Zugangsweg blockiert (Abb. 9.50). Eine gebogene Nadel kann hilfreich sein, um dennoch die Mitte des Nucleus zu erreichen.

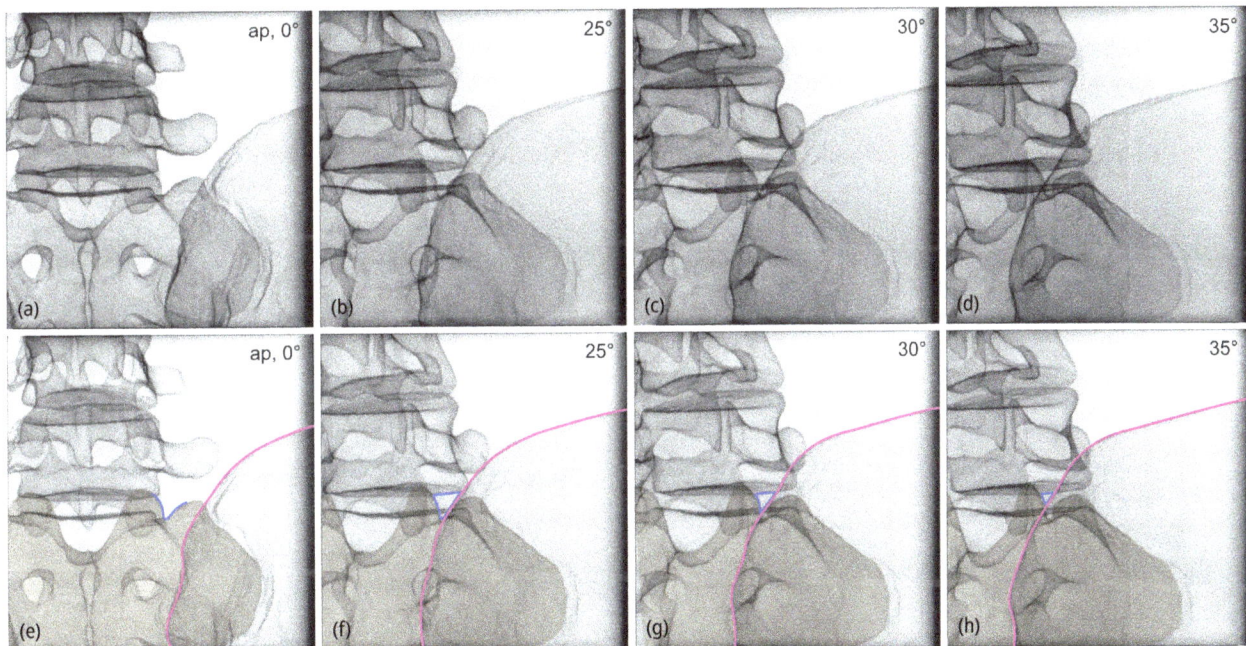

Abb. 9.50: (a): Darstellung des Fensters für einen Zugang zur Bandscheibe Lw5/Sw1 in unterschiedlichen Rotationswinkeln (a–d). In der unteren Reihe (e–h) wurde das Sakrum braun eingefärbt, der Beckenkamm ist rosa dargestellt. Das Zugangsfenster wird durch das blaue Dreieck markiert. Bei diesem Patienten wird ist schon bei 35° (d, h) ein Zugang kaum mehr möglich.

9.6.2 Intervention

An Materialien wird empfohlen:
- 23 oder 25 G Spinalnadel (Quincke), Länge 90–150 mm
- Verbindungsschlauch mit minimalem Restvolumen
- Kontrastmittel
- ggf. Antibiotikum
- ggf. Manometer zur Druckmessung oder Instrumente und/
  oder Medikamente bei therapeutischem Eingriff

1. Patient in Bauchlage, evtl. leichte Entlordosierung.

2. ap-Strahlengang, Die Deckplatte des unteren Wirbels des betreffenden Segments wird durch Kippung orthograd eingestellt.

3. Zielregion zentriert

4. Rotation ipsilateral, so dass der Processus articularis superior des Levels kaudal ca. in der Mitte der Grundplatte des Wirbels darüber zu liegen kommt. Wie viel Rotation notwendig ist, sollte mit dem axialen MRT abgestimmt werden. In Höhe Lw5/Sw1 ist eine Überlagerung durch das Os ilium zu vermeiden (Abb. 9.50).

5. Hauteintrittspunkt ist direkt lateral vom Processus articularis superior in Höhe der Mitte der Bandscheibe (Abb. 9.51).

6. Punktion und Vorschieben der Nadel in *tunnel view* mit intermittierender Kontrolle mittels Bildwandler (Abb. 9.52).

7. Bei Kontakt mit der Bandscheibe ist ein leicht erhöhter Widerstand spürbar.

8. Punktion der Bandscheibe.

9. Vorschieben der Nadel in ap (Abb. 9.53) und seitlicher Kontrolle (Abb. 9.54), um sicher zu gehen, dass die Nadel die Mitte des Nucleus erreicht.

10. Bei korrekter Nadellage Applikation des Antibiotikums, des Kontrastmittels bzw. Verwendung der Druckmessung oder Anwendung der Therapie intradiskal.

11. Dokumentation der Nadellage bzw. der Kontrastmittelverteilung ap und seitlich.

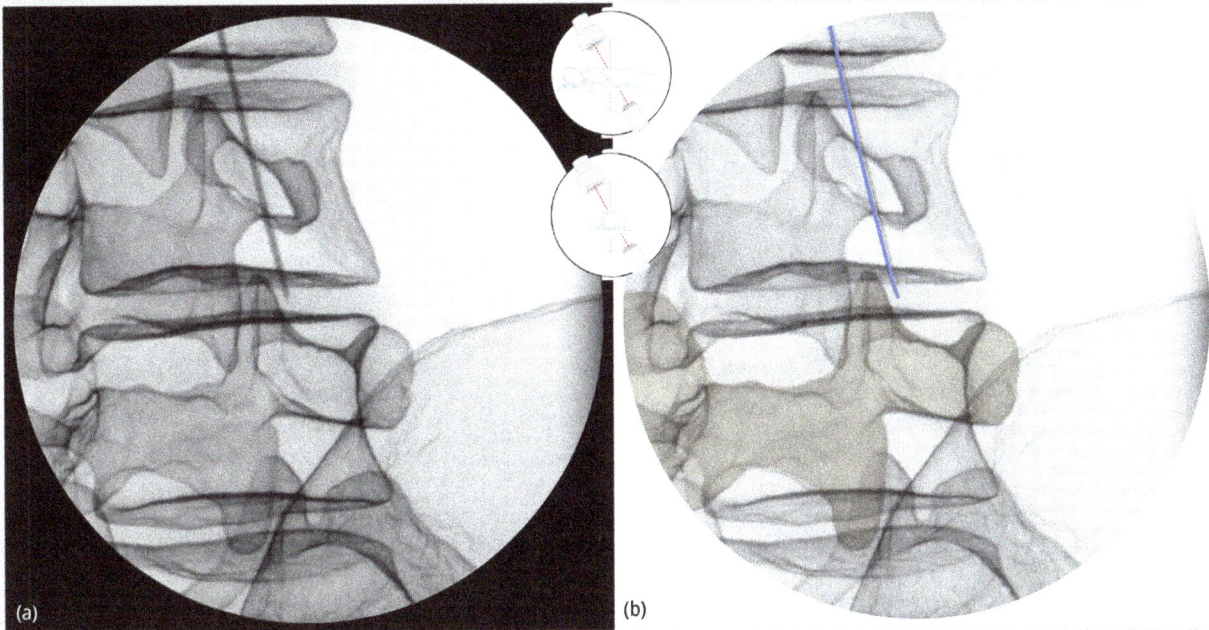

Abb. 9.51: (a): Einstellung für einen Zugang zur Bandscheibe Lw4/5. Ipsilaterale Rotation. Die Hauteinstichstelle wurde mit einem Zeigestab markiert. (b): Schematische Darstellung. Die Lamina von Lw5 wurde braun eingefärbt, der Zeigestab, der die Hauteinstichstelle markiert, ist blau dargestellt.

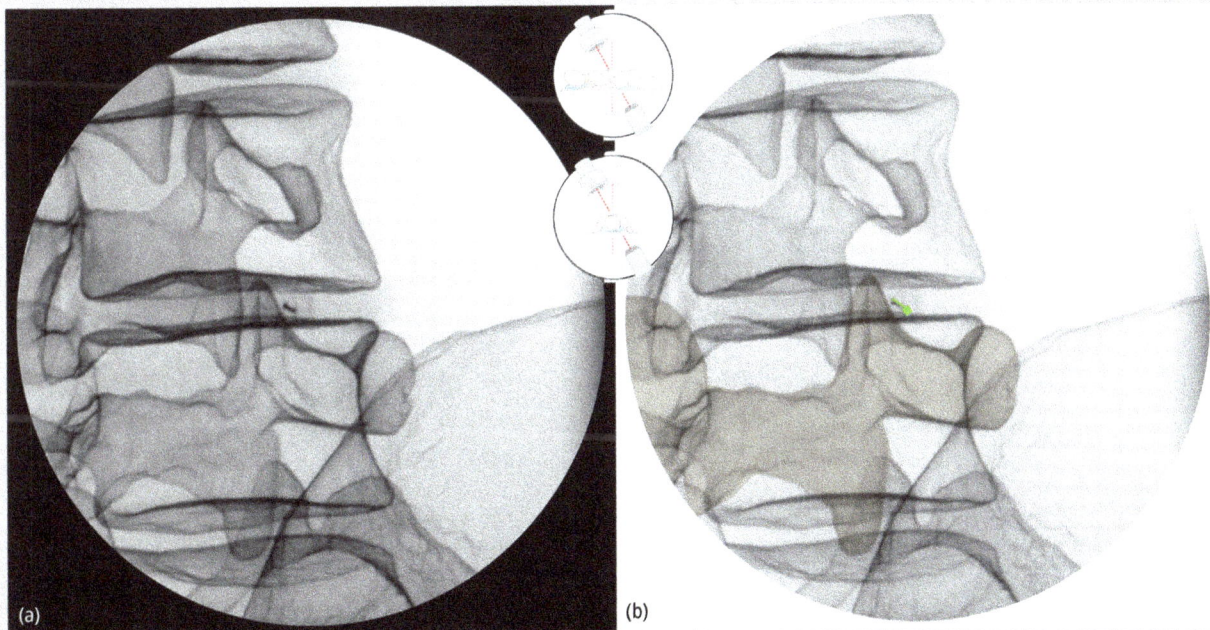

Abb. 9.52: (a): Ipsilaterale Rotation. Die Nadel wird in im *tunnel view* in Richtung Bandscheibe vorgeschoben, bis sie die Hinterkante der Bandscheibe erreicht. (b): Schematische Darstellung. Die Lamina von Lw4 wurde braun eingefärbt, die Nadel ist grün markiert.

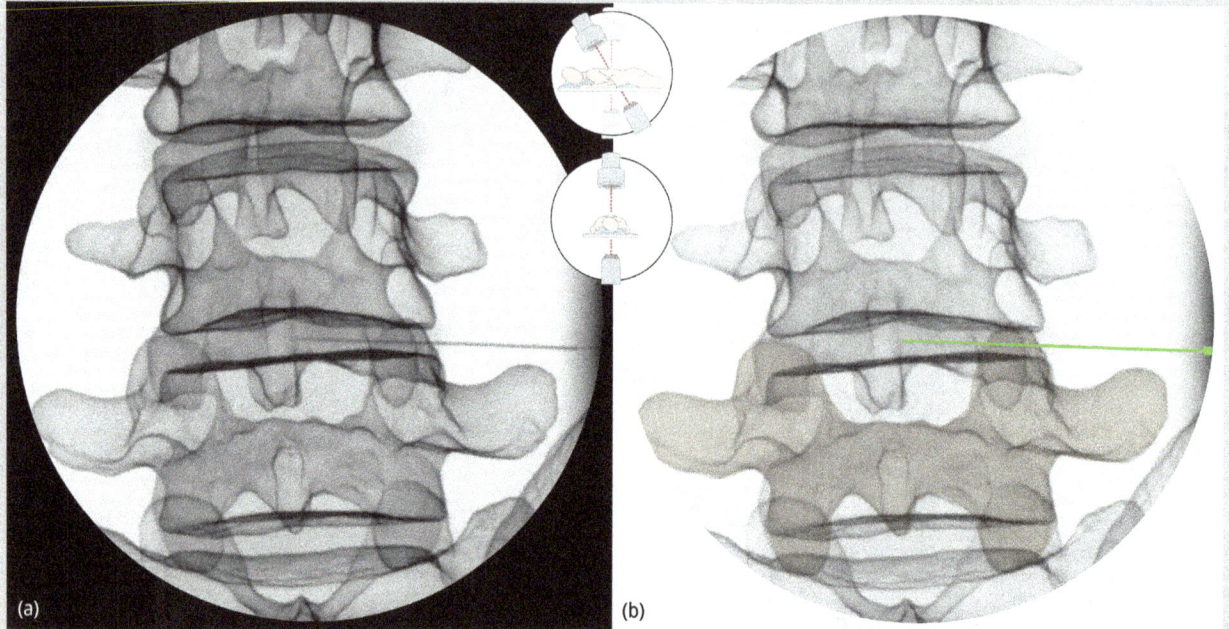

Abb. 9.53: (a): Kontrolle der Nadelposition ap. Die Spitze der Nadel liegt in der Mitte des Nucleus. (b): Schematische Darstellung. Die Lamina von Lw4 wurde braun eingefärbt, die Nadel ist grün markiert.

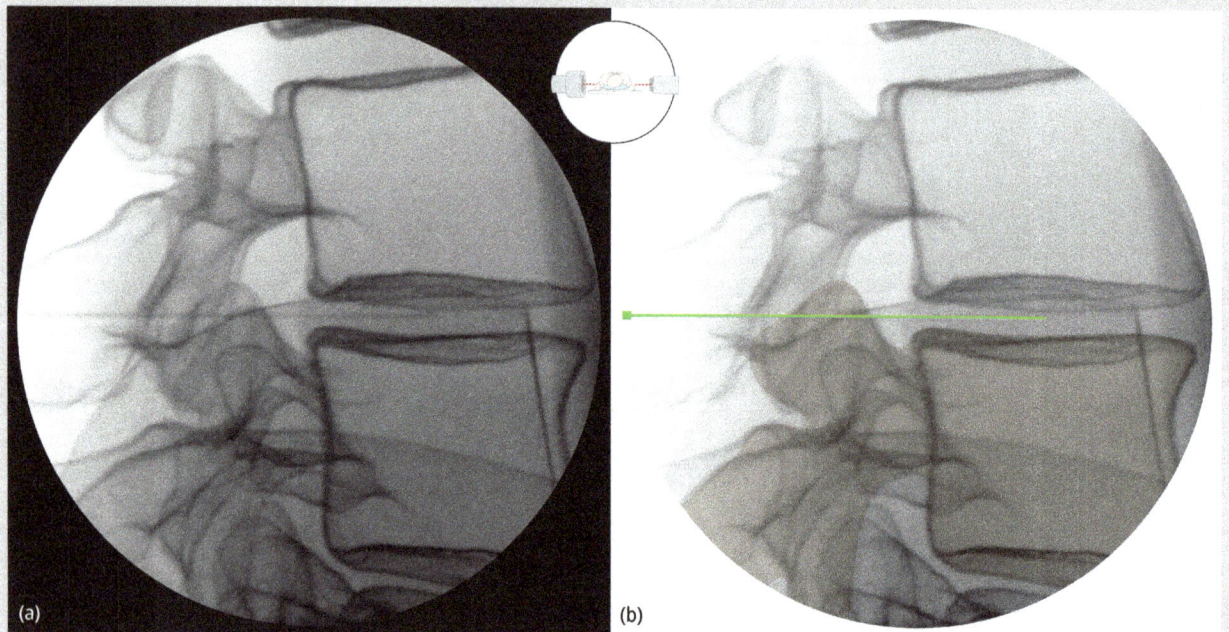

Abb. 9.54: (a): Kontrolle lateral. Die Nadel liegt auch in dieser Darstellung in der Mitte des Nucleus. (b): Schematische Darstellung. Lwk4 wurde braun eingefärbt, die Nadel ist grün markiert.

9.6.3 Evidenz

Eine Vielzahl von Therapieoptionen existieren zur Therapie von diskogenem Schmerz. Unterschiedliche Substanzen können in die Bandscheibe injiziert werden, es kommen thermische Verfahren in Frage, die regenerative Medizin spielt eine zunehmend große Rolle und auch chirurgische Verfahren bis hin zur Spondylodese finden Verwendung.

Das Konzept des diskogenen Schmerzes wird in einem Review Artikel von Bogduk et al. aus dem Jahr 2013 beschrieben [56]: Bandscheiben können weh tun! Eine Innervation wurde nachgewiesen. Bandscheiben tun weh! Eine Stimulation intraoperativ und bei Probanden ist schmerzhaft! Es existieren schmerzhafte Erkrankungen der Bandscheibe! Beispiele sind die Diszitis oder die Modic-Osteochondrose. Es ist möglich, eine schmerzhafte Bandscheibe zu diagnostizieren! Eine „High Intensity Zone" (HIZ) kann ein Hinweis sein, Standard für die Diagnose ist eine Provokations-Diskographie.

Ist die Diagnose eines diskogenen Schmerzes sinnvoll? Es besteht ein diagnostischer Nutzen, da die Schmerzursache identifiziert werden konnte und somit weitere Diagnostik eingespart werden kann. Für einen positiven therapeutischen Nutzen einer intradiskalen Therapie ist die Evidenzlage schlecht. Ggf. besteht ein negativer therapeutischer Nutzen, indem auf Grund der bekannten Schmerzursache Therapien andere spezifischer Ursachen vermieden werden können.

Literatur

[1] Klessinger S. Facet joint pain: presentation and treatment. Is it a myth? In: Pinheiro-Franco JL, Vaccaro AR, Benzel EC, Mayer HM, editors. Advanced concepts in lumbar degenerative disk disease. Heidelberg: Springer, 2016.

[2] Bogduk N. Clinical and Radiological Anatomy ft he Lumbar Spine. 5th revised edition. Low back pain. Elsevier, Churchill Livingstone. 2012:173–205.

[3] Bogduk N, Jull G. The theoretical pathology of acute locked back: a basis for manipulative therapy. Man Med. 1985;1:78–82.

[4] Klessinger S. Zygapophysial Joint Pain in Selected Patients. World Journal of Anesthesiology. 2015;4:49–57.

[5] DePalma MJ, Ketchum JM, Saullo T. What ft he source of chronic low back pain and does age play a role? Pain Med. 2011;12(2):224–233.

[6] Hancock MJ, Maher CG, Latimer J, et al. Systematic review of tests to identify the disc, SIJ or facet joint as the source of low back pain. Eur Spine J. 2007;16:1539–1550.

[7] van Kleef M, Vanelderen P , Cohen SP , et al. Pain originating from the lumbar facet joints. Pain Pract. 2010;10:459–469.

[8] Romeo V, Covello M, Salvatore E, et al. High Prevalence of Spinal Magnetic Resonance Imaging Findings in Asymptomatic Young Adults (18–22 Yrs) Candidate to Air Force Flight. Spine (Phila Pa 1976). 2019;44(12):872–878.

[9] Hofmann UK, Keller RL, Walter C, Mittag F. Predictability ft he effects of facet joint infiltration in the degenerate lumbar spine when assessing MRI scans. J Orthop Surg Res. 2017;12(1):180.

[10] Klessinger S, Freund W, Halatsch ME. Retrospective Magnetic Resonance Imaging Evaluation in Patients with Zygapophysial Joint Pain. Journal of Spine & Neurosurgery. 2015;4:3.

[11] Klessinger S, Freund W. Association Between Magnetic Resonance Imaging and the Result of Medial branch Blocks. Pain Studies and Treatment. 2017;5:1–10.

[12] Freund W, Weber F, Meier R, Klessinger S. Magnetic Resonance Imaging Can Detect Symptomatic Patients with Facet Joint Pain. A Retrospective Analysis. J Clin, Med and Exp Images. 2017;1:27–36.

[13] Lilius G, Laasonen EM, Myllynen P, Harilanien A, Grönlund G. Lumbar Facet Joint Syndrome: A Randomized Clinical Trial. Bone Joint Surg Br. 1989;71(4):681–684.

[14] Carette S, Marcoux S, Truchon R, et al. A Controlled Trial of Corticosteroid Injections into Facet Joints for Chronic Low Back Pain. N Engl J Med. 1991;325(14):1002–1007.

[15] Kennedy DJ, Huynh L, Wong J, et al. Corticosteroid Injections Into Lumbar Facet Joints: A Prospective, Randomized, Double-Blind Placebo-Controlled Trial. Am J Phys Med Rehabil. 2018;97(10):741–746.

[16] Campbell RJ, Mobbs RJ, Rao PJ, Ühan K. Interventions for Lumbar Synovial Facet Joint Cysts: A Comparison of Percutaneous, Surgical Decompression and Fusion Approaches. World Neurosurgery. 2017;98:492–502.

[17] Ishihara Y, Morishita M, Kanzaki K. Efficacy of Percutaneous Image-Guided Rupture of Lumbar Facet Cysts: A Retrospective Study. Adv Orthop 2023:5591496.

[18] Klessinger S. Medial branch Blocks ft he Cervical and Lumbar Spine. Techniques in Orthopaedics. 2013;28:18–22.

[19] Artner J, Klessinger S. Interventionen an Facettengelenken. Techniken der Facettengelenksinjektion, der Blockade des Ramus medianus und der Radiofrequenz-Ablation. [Interventions on facet joints : Techniques of facet joint injection, Medial branch block and radiofrequency ablation].Der Radiologe. 2015;55:840–846.

[20] Schwarzer AC, Aprill CN, Derby R, et al. The false positive rate of uncontrolled diagnostic blocks ft he lumbar zygapophysial joints. Pain 1994;58:195–200.

[21] Bogduk N, Dreyfuss P, Govind J. A narrative review of lumbar Medial branch neurotomy ft he treatment of back pain. Pain Med. 2009;10:1035–1045.

[22] Barnsley L, Lord S, Bogduk N. Comparative local anaesthetic blocks in the diagnosis of cervical zygapophysial joint pain. Pain. 1993;55(1):99–106.

[23] Lord SM, Barnsley L, Bogduk N. The utility of comparative local anesthetic blocks versus placebo-controlled blocks ft he diagnosis of cervical zygapophysial joint pain. Clin J Pain. 1995;11(3):208–213.

[24] Klessinger S, Wiechert K, Deutsche Wirbelsäulengesellschaft. S3-Leitlinie Radiofrequenz-Denervation der Facettengelenke und des ISG. Version 01, 2023. Verfügbar unter: https:www.awmf.org/leitlinien/detail/ll/004-151.html

[25] Bogduk N. (ed.) Practice Guidelines for Spinal Diagnostic and Treatment Procedures. International Spine Intervention Society. Second edition. Lumbar Medial branch Thermal Radiofrequency Neurotomy. 2013:489–523.

[26] Gallagher J, Petriccione Di Vadi PL, Wedley JR, et al. Radiofrequency facet joint denervation in the treatment of low back pain: A prospective controlled double-blind study to assess its efficacy. Pain Clinic. 1994;7(3):193–198.

[27] van Kleef M, Barendse GA, Kessels A, et al. Randomized trial of radiofrequency lumbar facet denervation for chronic low back pain. Spine (Phila Pa 1976). 1999;24:1937–1942.

[28] Leclaire R, Fortin L, Lambert R, Bergeron YM, Rossignol M. Radiofrequency facet joint denervation in the treatment of low back pain: A placebo-controlled clinical trial to assess efficacy. Spine (Phila Pa 1976). 2001;26(13):1411–1416;

[29] van Wijk RM, Geurts JW, Wynne HJ, et al. Radiofrequency denervation of lumbar facet joints in the treatment of chronic low back pain: A randomized, double-blind, sham lesion-controlled trial. Clin J Pain. 2005;21(4):335–344.

[30] Tekin I, Mirzai H, Ok G, Erbuyun K, Vatansever D. A comparison of conventional and pulsed radiofrequency denervation in the treatment of chronic facet joint pain. Clin J Pain. 2007;23(6):524–529.

[31] Nath S, Nath CA, Pettersson K. Percutaneous lumbar zygapophysial (Facet) joint neurotomy using radiofrequency current, in the management of chronic low back pain: a randomized double-blind trial. Spine (Phila Pa 1976). 2008;33:1291–1297.

[32] van Tilburg CW, Stronks DL, Groeneweg JG, Huygen FJ. Randomised sham-controlled double-blind multicentre clinical trial to ascertain the effect of percutane-ous radiofrequency treatment for lumbar facet joint pain. Bone Joint J. 2016;98-B(11):1526–1533.

[33] Juch JNS, Maas ET, Ostelo RWJG, et al. Effect of Radiofrequency Denervation on Pain Intensity Among Patients With Chronic Low Back Pain: The Mint Randomized Clinical Trials. JAMA. 2017;318:68–81.

[34] Olmarker K. Mechanical and biochemical injury of spinal nerv roots: an experimental perspective. In: Weinstein JN, Gordon SL. Low Back Pain: A Scientific and Clinical Overview. American Academy of Orthopaedic Surgeons. Rosemont, Illinois, 1996, pp 215–233.

[35] Yoshizawa H, Nakai S, Koboyashi S, Morita T, ShizuN. Intraradicular edema formation as a basic factor in lumbar radiculopathy. In: Weinstein JN, Gordon SL. Low Back Pain: A Scientific and Clinical Overview. American Academy of Orthopaedic Surgeons. Rosemont, Illinois, 1996, pp 235–246.

[36] Desai MJ, Shah B, Sayal PK. Epidural contrast flow patterns of transforaminal epidural steroid injections stratified by commonly used final needle-tip position. Pain Med. 2011;12(6):864–70.

[37] Ackerman WE 3 rd, Ahmad M. The efficacy of lumbar epidural steroid injections in patients with lumbar disc herniations. Anesth Analg. 2007;104(5):1217–22.

[38] Lee JW, Kim SH, Lee IS, et al. Therapeutic effect and outcome predictors of sciatica treated using transforaminal epidural steroid injection. AJR Am J Roentgenol. 2006;187(6):1427–31.

[39] Ghahreman A, Ferch R, Bogduk N. The efficacy of transforaminal injection of steroids ft he treatment of lumbar radicular pain. Pain Med. 2010;11:1149–1168.

[40] MacVicar J, King W, Landers MH, et al. The effectiveness of lumbar transforaminal injection of steroids: A comprehensive review with systematic analysis ft he published data. Pain Med. 2013;14(1):14–28.

[41] Smith CC, McCormick ZL, Mattie R, et al. The Effectiveness of Lumbar Transforaminal Injection of Steroid for the Treatment of Radicular Pain: A Comprehensive Review of the Published Data. Pain Med. 2020;21(3):472–487.

[42] El-Yahchouchi C, Geske JR, Carter RE, et al. The noninferiority ft he nonparticulate steroid dexamethasone vs the particulate steroids betamethasone and triamcinolone in lumbar transforaminal epidural steroid injections. Pain Med. 2013;14(11):1650–1657.

[43] Kennedy DJ, Plastaras C, Casey E, et al.Comparative effectiveness of lumbar transforaminal epidural steroid injections with particulate versus nonparticulate corticosteroids for lumbar radicular pain due to intervertebral disc herniation: A prospective, randomized, double-blind trial. Pain Med. 2014;15(4):548–555.

[44] Delaney FT, MacMahon PJ. An update on epidural steroid injections: is there still a role for particulate corticosteroids? Skeletal Radiol. 2022 Sep 29. Doi: 10.1007/s00256-022-04186-3. Epub ahead of print.

[45] Riew KD, Yin Y, Gilula L, et al. The effect of nerve-root injections on the need for operative treatment of lumbar radicular pain. A prospective, randomized, controlled, double–blind study. J Bone Joint Surg Am. 2000;82-A:1589–1593.

[46] Riew KD, Park JB, Cho YS, et al. Nerve root blocks in the treatment of lumbar radicular pain. A minimum five-year follow-up. J Bone Joint Surg Am. 2006;88(8):1722–5.

[47] Kennedy DJ, Zheng PZ, Smuck M, et al. A minimum of 5-year follow-up after lumbar transforaminal epidural steroid injections in patients with lumbar radicular pain due to intervertebral disc herniation. Spine J. 2018;18(1):29–35.

[48] Murthy NS, Geske JR, Shelerud RA, et al. The effectiveness of repeat lumbar transforaminal epidural steroid injections. Pain Med. 2014;15(10):1686–94.

[49] Gill J, Simopoulos T, Orhurhu V, Nagda J, Aner M. Lumbar. Epidural Contrast Spread Patterns for the Interlaminar Approach: Three-Dimensional Analysis Using Antero-Posterior, Lateral, and Contralateral Oblique Views. Pain Med. 2020;21(4):747–756.

[50] Vorobeychik Y, Sharma A, Smith CC, et al. The Effectiveness and Risks of Non-Image-Guided Lumbar Interlaminar Epidural Steroid Injections: A Systematic Review with Comprehensive Analysis of the Published Data. Pain Med. 2016;17(12):2185–2202.

[51] Ghai B, Vadaje KS, Wig J, Dhillon MS. Lateral Parasagittal Versus Midline Interlaminar Lumbar Epidural Steroid Injection for Management of Low Back Pain with Lumbosacral Radicular Pain. A Double-Blind, Randomized Study. Anesth Analg. 2013;117(1):219–227.

[52] Knezevic NN, Paredes S, Cantillo S, Hamid A, Candido KD. Parasagittal Approach of Epidural Steroid Injection as a Treatment for Chronic Low Back Pain: A Systematic Review and Meta-Analysis. Front Pain Res (Lausanne). 2021;2:676730.

[53] Sharma AK, Vorobeychik Y, Wasserman R, et al. The Effectiveness and Risks of Fluoroscopically Guided Lumbar Interlaminar Epidural Steroid Injections: A Systematic Review with Comprehensive Analysis of the Published Data. Pain Med. 2017;18(2):239–251.

[54] Kwak SG, Choo YJ, Kwak S, Chang MC. Effectiveness of Transforaminal, Interlaminar, and Kaudal Epidural Injections in Lumbosacral Disc Herniation: A Systematic Review and Network Meta-analysis. Pain Physician. 2023;26(2):113–123.

[55] Schneider BJ, Popescu A, Smith CC, McCormick ZL, on behalf ft he Spine Intervention Society's Patient Safety Committee. Antibiotics for Disc Access. www.spineintervention.org/factfinders

[56] Bogduk N, Aprill C, Derby R. Lumbar discogenic pain: state-of-the-art review. Pain Med. 2013;14(6):81336.

10 Interventionen am Sakrum und am ISG

Markus Schneider

Im vorliegenden Kapitel werden Techniken behandelt, die das Iliosakralgelenk und das Sakrum betreffen.

Während der Verlauf des medialen Astes im Bereich L1 bis zum dorsalen Ast L5 an der Massa lateralis definiert ist und reproduzierbar in verschiedenen anatomischen Studien dargelegt wurde, verhält es sich bei der Innervation des ISG anders (Abb. 10.1): In vielen Studien wurde der variable Verlauf der dorsalen Äste aus den sakralen Foramina heraus beschrieben. Auch gibt es unterschiedliche Ergebnisse bezüglich der Beteiligung des dorsalen Astes L5, zum Teil wird in neuerer Zeit sogar eine Beteiligung von L4 beschrieben [1]. Nicht nur der Austritt aus dem Foramen, auch der Abstand zur ossären Oberfläche ist variabel [2].

Variabel wie auch die knöcherne Anatomie der Facettengelenke ist die Anatomie am Kreuz-Darmbeingelenk selbst. Hier muss man den Ort der Pathologie eruieren, intraartikuläre Pathologien, oft verbunden mit entsprechenden Kernspinbefunden (Z. B. eine Sakroiliitis) werden mit einer intraartikulären Injektion behandelt [3]; Pathologien, die mehr den posterioren Bandapparat betreffen, eher mit einer Injektion und gegebenenfalls späteren Radiofrequenzablation der dorsalen Äste wie unten beschrieben.

Die Beteiligung des posterioren Bandapparates, der zwei Drittel des ISG-Komplexes einnimmt (Abb. 10.2), darf nicht unterschätzt werden. Hier, wie auch im Gelenkspalt, sind regelhaft häufig Entzündungsmediatoren (CGRP, Substanz P) [4] und Nozizeptoren [5] zu finden.

Sonderformen nehmen der S1-Block und die kaudale Injektion ein. Beim S1-Block liegt die eigentliche Pathologie im Bandscheibenfach L5/S1 mit Irritation der S1 Wurzel. Da die Injektion jedoch am Sakrum durchgeführt wird, wird sie hier behandelt. Die kaudale epidurale Injektion adressiert mit größerem Volumen meist mehrere Nervenwurzeln und wird ebenfalls in diesem Kapitel behandelt.

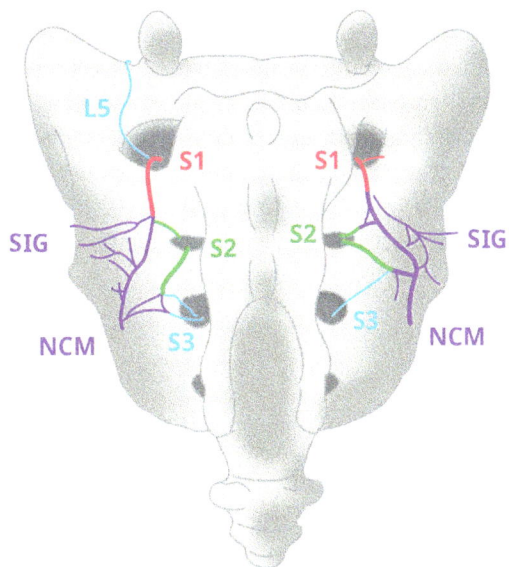

Abb. 10.1: Innervation des ISG. Der Ursprung der Nerven aus den einzelnen Nervenwurzeln ist farblich markiert. NCM: Nervi clunium medii.

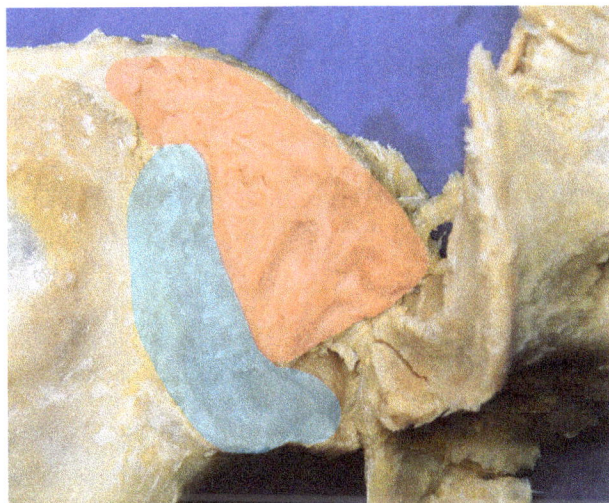

Abb. 10.2: Darstellung des nach ventral geöffneten Gelenkspaltes des ISG (Quelle: mit freundlicher Genehmigung von Prof. Neuhuber, Erlangen).

https://doi.org/10.1515/9783111171746-010

10.1 Sakraler Block (kaudale Injektion)

Dieser eher traditionelle Zugang zum Epiduralraum ist keine diagnostische Maßnahme. Mit höherem Volumen (15–20 ml) wird durch den Hiatus sacralis der Epiduralraum ab Sw3 bis je nach Literaturangaben Lw4/5 überflutet [6]. Historisch gesehen (siehe Kap. 1.1) wurde dieser Eingriff häufig palpatorisch gestützt durchgeführt, die Fluoroskopie hilft unter Verwendung von Kontrastmittel im Seitbild, falsche Nadellagen von bis zu 40 % [7,8] zu eliminieren. Das Verfahren gilt als sehr sicher, eine Durapunktion ist bei richtiger Technik sehr unwahrscheinlich [9].

10.1.1 Röntgenanatomie

Meist ist der Zugang zum Hiatus durch die beiden prominenten Cornua sacralia gut zu tasten, auch bei adipösen Patienten. Ggf. kann daher auf eine Zielaufnahme ap verzichtet werden um den Hiatus darzustellen. Möglich ist dieses auch mit einer Ultraschall-geführten Technik (siehe Kap. 15.3) [10].

Zu fordern ist jedoch eine sichere Lage im Sakralkanal, dies kann durch ein seitliches Bild, bei dem dorsal und ventral der Nadel knöcherne Strukturen sicher zu sehen sind,

gewährleistet werden (Abb. 10.3). Bei Unsicherheit zeigt ein typischer strichförmiger Kontrastmittelverlauf im Kanal die richtige Lage (Abb. 10.4).

10.1.2 Intervention

An Materialien wird empfohlen:
- 5 ml Spritze für Lokalanästhesie
- 2 ml Spritze für Kontrastmittel
- 20 ml Spritze für LA/NaCl/Steroid-Gemisch
- Spinalkanüle 20 G 90 oder 120 mm
- Medikamente
    - Kontrastmittel 0,5–1,0 ml
    - Lokalanästhesie Stichkanal:
        - Lidocain, 1 %, 4–6 ml
    - Lokalanästhetika epidural:
        - Ropivacain, 0,2 % ca. 2 ml
        - Lidocain, 1 % ca. 2 ml
    - Steroide wasserlöslich
        - Triamcinolon, 20 bis 40 mg
        - Dexamethason, 4 bis 8 mg
    - NaCl 190 ml, um auf 15–18 ml aufzufüllen

1. Bauchlage des Patienten, gegebenenfalls Entlordosierung durch ein Kissen unter dem Becken. Palpatorisches Aufsuchen der Cornua sacralia, gegebenenfalls ap-Bild.

2. Punktion ca. 4 mm unterhalb der Linie zwischen den beiden Cornua (Sakralblockade) jetzt ca. 30° kaudokraniale Stichrichtung, meist spürt man das Durchdringen durch das sacrococcygeale Ligament und einen „Loss of Resistance"

3. Danach sofortiges Absenken der Spritze mit Kanüle um 40–60° und Vorschieben der Nadel bis maximal Höhe Sw3, es genügen 2–3 cm, um eine Punktion des Duralsackes zu verhindern (Abb. 10.3).

4. Anfertigen eines seitlichen Bildes, bei adipösen Patienten ist manchmal die Nadel schwer zu erkennen. Dann ca. 1 ml Kontrastmittel, gegebenenfalls unter Live Fluoroskopie injizieren (Abb. 10.4). Bei sicherer Lage im Kanal langsame Injektion von 12–15 ml Medikament (ca. 5 Sekunden pro Milliliter, bei starker Schmerzangabe kurzes pausieren, damit sich der Druck des Injektates verteilen kann)

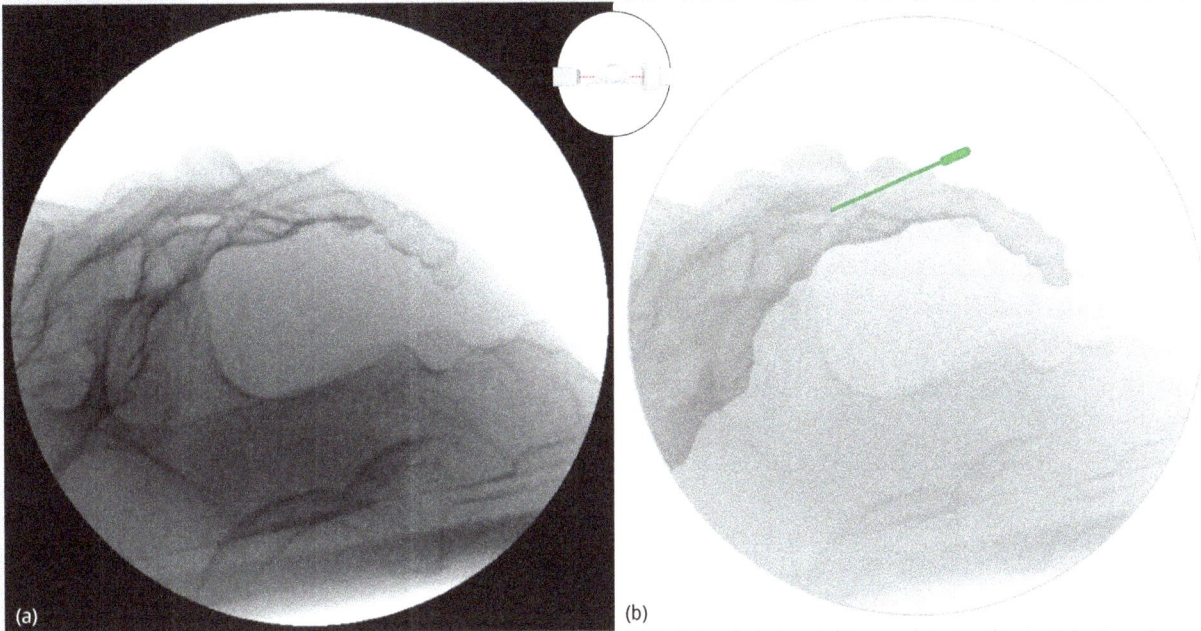

Abb. 10.3: (a) und (b): Durchleuchtungsbild und schematische Darstellung der Nadellage im Hiatus sacralis.

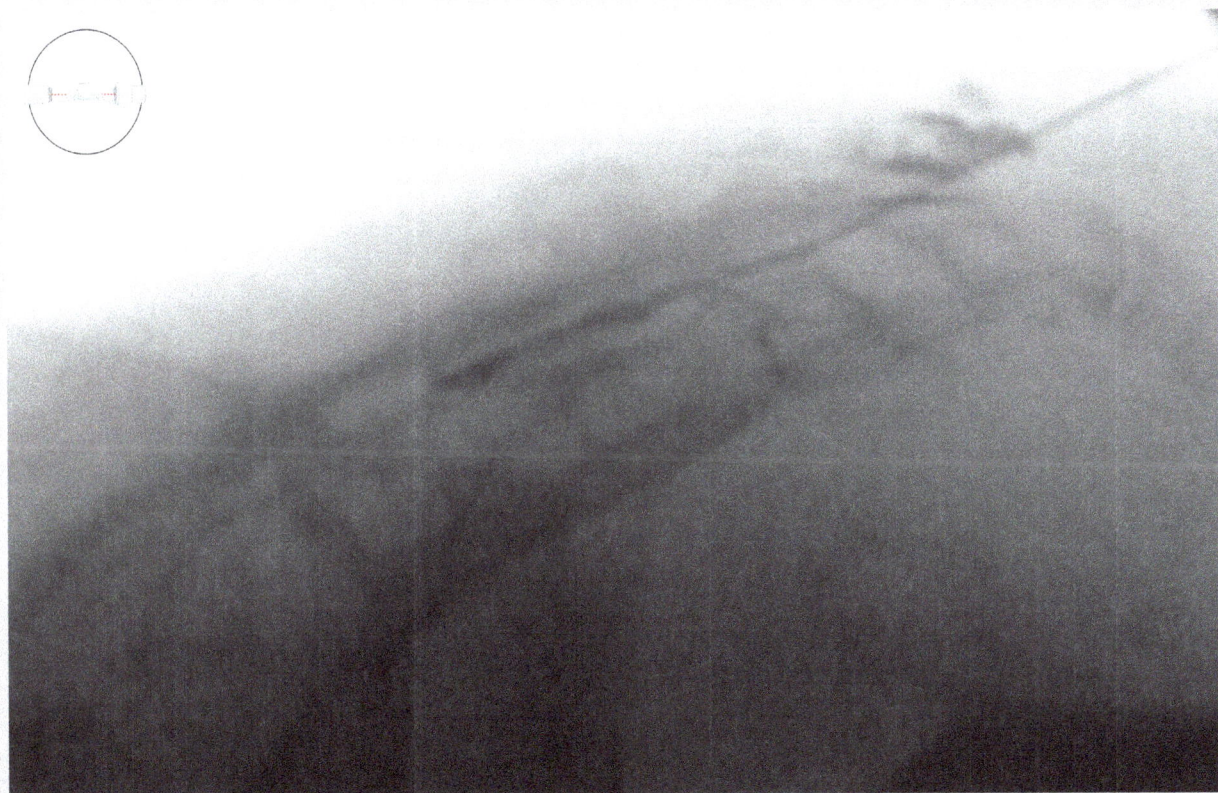

Abb. 10.4: Kontrastmittelverteilung im Durchleuchtungsbild bei einem sakralen Block.

10.1.3 Evidenz

Literaturangaben sind widersprüchlich und reichen von unzureichender Evidenz [11] bis zu Empfehlung in einer Langzeit RCT (über 2 Jahre) [12]. Übereinstimmend wird eine unspezifische Wirkung ohne die Möglichkeit der Adressierung einer bestimmten Nervenwurzel beschrieben.

Ein großes Volumen von ca. 15 ml wird gefordert, bei 10 ml wird nur in 70 % die S1 Wurzel erreicht [13]. Dennoch wurde in einem systematischen Review-Artikel [14] eine Level-I-Evidenz für eine kaudale epidurale Injektion bei Radikulopathien und diskogenem Schmerz gesehen und eine Level-II-Evidenz bei Postlaminektomiesyndromen und spinaler Stenose.

10.2 Transforaminaler Zugang S1

Der transforaminale Block bei S1 gehört eigentlich zu den transforaminalen Injektionen an der Lendenwirbelsäule. Die Besonderheit der Nervenwurzel S1 ist jedoch, dass sie nach dem Verlassen des Spinalkanales oberhalb des Sakrums in einen separaten knöchernen Kanal eintritt, der im Bogen nach lateral ventral führt. Dadurch hat dieser Kanal eine Öffnung ins kleine Becken und es besteht daher bei der Injektion die Gefahr von Weichteilverletzungen ventral des Sakrums. Daher wird hier eine spezielle Technik der Röntgeneinstellungen angewandt, die einen sicheren Knochenkontakt im Kanal fordert, und so das Risiko einer Penetration minimiert. Regelhaft ist dann bei richtiger Nadellage eine meist nach kranial sich ausbreitende Verteilung des Kontrastmittels zu sehen. Die Indikationen entsprechen denen der in Kap. 9.4 beschriebenen Techniken, jedoch entsprechend für die Nervenwurzel S1. Die Rate akzidentiell intravasaler Punktionen ist deutlich höher als bei weiter kranial gelegenen transforaminalen Zugängen (21 % zu 8 %) [15].

10.2.1 Röntgenanatomie

Das Aufsuchen der sakralen Foramina bereitet allgemein keine Schwierigkeiten. Zu beachten ist die Konkavität des Sakrums, so dass bei Sw1 darauf geachtet werden muss, dass eine orthograde Einstellung zum Foramen erfolgt. Dies erreicht man am besten durch die orthograde Einstellung der Deckplatte von Sw1 (also dem Sakrum). Bei leichtem ipsilateralem Rotieren lässt sich die laterale knöcherne Begrenzung des sakralen Kanals oft gut darstellen (Abb. 10.5).

Zur Vermeidung eines zu tiefen Eindringens sollte nicht die klar erscheinende elliptische Form des überlappenden ventral und dorsalen Foramens anvisiert werden, sondern knapp darüber der kraniolaterale Anteil vor der lateralen Begrenzung des Kanals (Abb. 10.6, Abb. 10.8). Bei diesem Vorgehen trifft man sozusagen auf eine schiefe Ebene des Kanals und minimiert so die Gefahr eines zu tiefen Eindringens. Im Seitbild (Abb. 10.9) lässt sich dann die Tiefe gut kontrollieren. Regelhaft breitet sich das Kontrastmittel meist nach kranial, weniger nach kaudal aus (Abb. 10.10). Im 3D-CT sieht man die Dimensionen des S1 Kanals (Abb. 10.7)

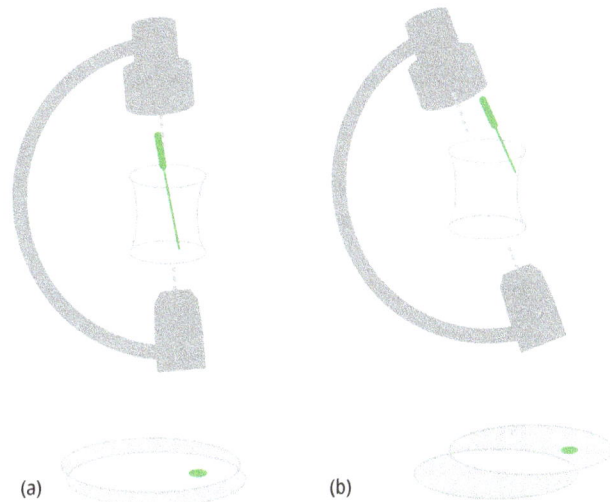

(a)   (b)

Abb. 10.6: (a): gefährliche Stichrichtung mit Gefahr der Penetration ins kleine Becken (b): sicherer Zielpunkt, man trifft regelhaft zunächst die laterale ossäre Begrenzung des S1-Kanals.

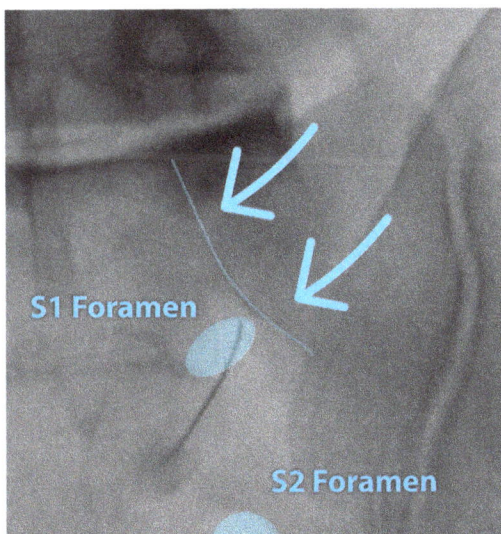

Abb. 10.5: Schematische Darstellung der lateralen knöchernen Begrenzung des Foramens in Durchleuchtung.

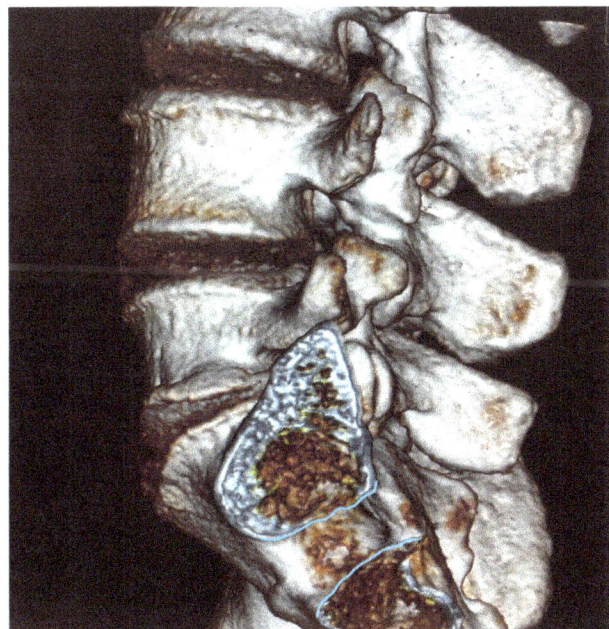

Abb. 10.7: 3D-CT des Sakrums mit Darstellung des S1 Kanals (Quelle: mit freundlicher Genehmigung von Dr. Strühn, Forchheim).

10.2.2 Intervention

An Materialien wird empfohlen:
- Nadel 22–25 G
- 0,5–0,8 ml Kontrastmittel, z. B. Ultravist 300
- maximal 2 ml Bupivacain 0,2 % und 8 mg Dexamethason oder 10 mg Triamcinolon

1. Einstellen der Deckplatte des Sakrums.

2. Geringes ipsilaterales Rotieren, bis ventrales und dorsales Foramen ellipsenartig überlappen (Abb. 10.5).

3. Orthogrades Zielen auf die kraniolaterale knöcherne Begrenzung, bei Knochenkontakt ggf. weiteres Vorschieben nach ventral (Abb. 10.8).

4. Kontrolle im lateralen Strahlengang (Abb. 10.9), die Nadel sollte auf keinen Fall das ventrale Foramen überschreiten und das Periost des Sakralkanals nicht berühren.

5. Einbringen von Kontrastmittel (Abb. 10.10).

6. Rotieren in ap-Position und Kontrolle der Kontrastmittel-Ausbreitung.

7. bei sicherer typischer Verbreitung des Kontrastmittels injizieren von 1 ml Medikament. Wichtig ist verbales Monitoren, durch den engen Kanal kann es mit Ausbreitung des Medikaments zu einem erhöhten Druck kommen. Langsam injizieren!

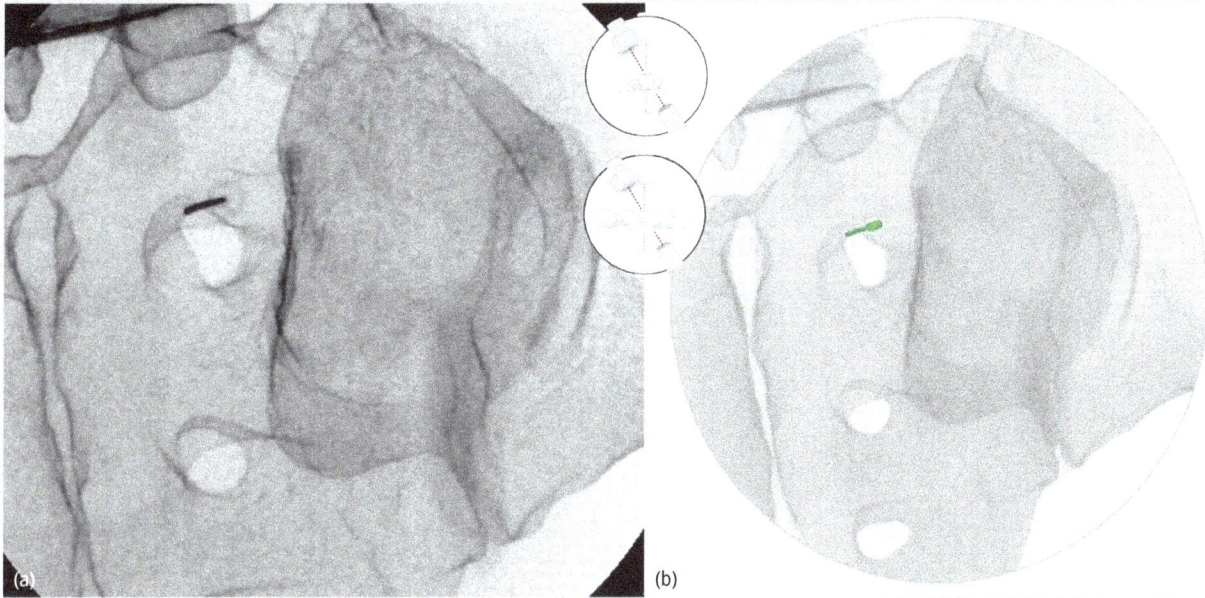

Abb. 10.8: Punktion des kraniolateralen Anteils der lateralen Begrenzung des Kanals.

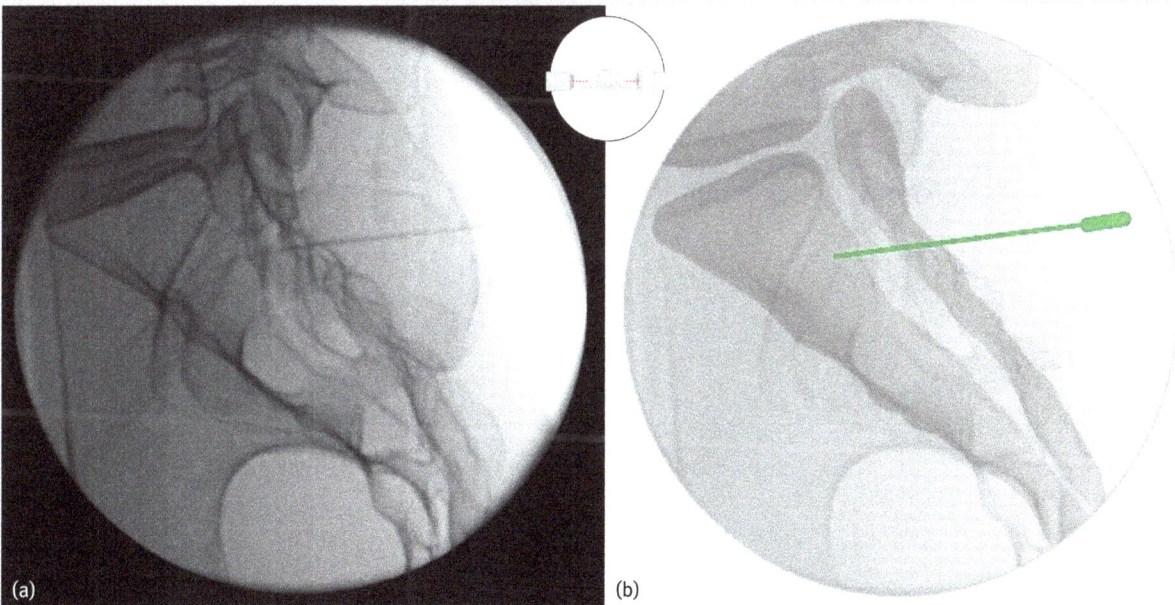

Abb. 10.9: Seitliche Darstellung der Nadelposition eines S1-Blockes in Durchleuchtung und schematisch.

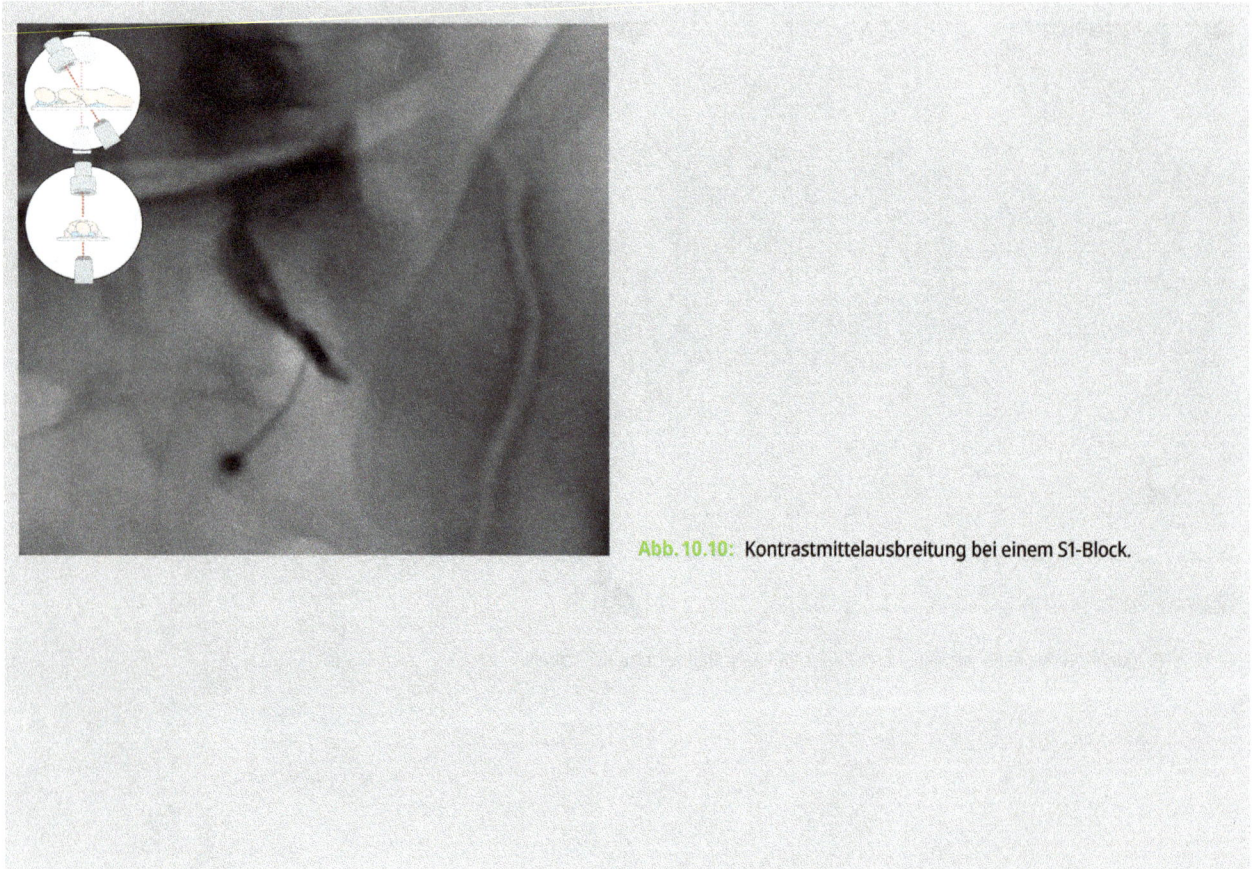

Abb. 10.10: Kontrastmittelausbreitung bei einem S1-Block.

10.2.3 Evidenz

Da es sich um eine lumbale transforaminale Injektion handelt, wird auf Kap. 9.4 verwiesen.

10.3 Intraartikulärer Zugang zum ISG

Die intraartikuläre Injektion des Kreuz-Darmbeingelenkes dient der Behandlung von Pathologien in diesem Gelenk. Erstmals wurde eine Injektion 1938 [16] beschrieben, damals jedoch noch Landmark gesteuert. Erst in den achtziger Jahren wurde der fluoroskopisch gesteuerte Zugang beschrieben. Der heute allgemein akzeptierte Zugang zum Gelenk wurde erstmals 2000 beschrieben [17].

Zu berücksichtigen ist das geringe Volumen des Gelenks von < 2,5 ml [18] und ein sehr hoher Anteil von Leckagen der Gelenkkapsel [19]. Eine adäquate Trefferquote ist nur mit Fluoroskopie zu erreichen [20]. Da die Injektion fern von Spinalarterien durchgeführt wird, kann hier ein kristallines Kortison verwendet werden.

10.3.1 Röntgenanatomie

Während in der Röntgenprojektion im kaudalen Gelenkanteil bei leichter Rotation kontralateral der Gelenkspalt orthograd gut einzustellen ist, divergiert der ventrale und dorsale Anteil des Gelenkspaltes weiter kranial entsprechend der Anatomie. Daher hat sich auch die eher kaudale Injektion durchgesetzt. Zu fordern ist je ein Bild entlang des Zentralstrahles mit leichter Kippung nach kranial, um einen größeren Gelenkanteil adressieren zu können und ein laterales Bild zur Darstellung der Nadelspitze im Gelenk.

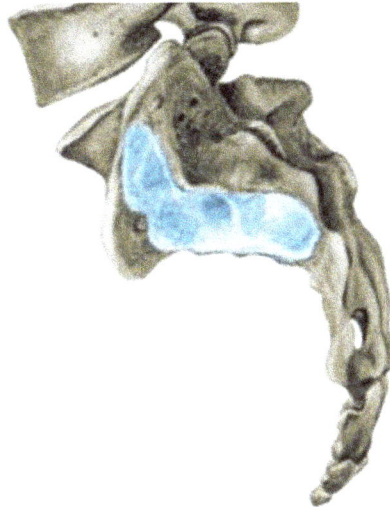

Abb. 10.11: Anatomische Zeichnung mit Markierung der Gelenkfläche des ISG in blau (Quelle: aus Waldeyer – Anatomie des Menschen. DeGruyter 2012).

Das Gelenk selbst hat eine nierenförmige Gelenkfläche. (Abb. 10.11).

Eine Besonderheit ist die große Varianz der Winkel des Gelenkes im kaudalen Gelenkabschnitt. Daher beginnt man bei der Injektion mit echter ap-Einstellung mit zentrierter Dornfortsatzreihe, schwenkt nach kontralateral bis zu der Einstellung, in der die größte Strahlentransparenz zwei klare Linien von Sakrum und Ilium zeigt (Abb. 10.12).

10.3.2 Intervention

An Materialien wird empfohlen:
– Nadel 22–25 G
– 0,5 ml Kontrastmittel
– maximal 2 ml Bupivacain 0,2 % und 8 mg Dexamethason
  oder 10 mg Triamcinolon

1. Bauchlage, Einstellen des kaudalen Anteils des Gelenkes.

2. Jetzt unter Sicht kontralaterales Rotieren, so dass der anteriore und posteriore Gelenkanteil im kaudalen Drittel des Gelenkes übereinander liegen.

3. Einstellen, so dass ein scharfer Rand des medialen und lateralen Gelenkanteils zu sehen ist (Abb. 10.12).

4. Kippen des C-Bogens leicht nach kranial, damit die Nadel einen größeren Gelenkanteil erreicht und die Perforation durch das Gelenk unwahrscheinlich wird.

5. Zielpunkt ist 1–2 cm kranial des kaudalen Endes des Gelenkes. Markieren der Haut über den Zielpunkt und einbringen von Lokalanästhesie.

6. Wenn die Nadel Knochenkontakt hat, vorsichtiges Zurückziehen und dirigieren der Nadel in den Gelenkspalt (Abb. 10.13). Häufig ändert sich der Stempeldruck nach Eindringen ins Gelenk. Protokollierung der Nadellage mit einem Bild.

7. Einbringen von Kontrastmittel (Abb. 10.14). In einem ap-Bild sollte sich das Kontrastmittel entlang der Gelenkfläche ausbreiten. Nochmalige Dokumentation.

8. Umschwenken nach lateral (Abb. 10.15), die Nadel sollte in der Höhe von Sw2 bis Sw3 liegen und maximal ⅓ im Sakrum.

9. Einbringen von ca. 2 ml Injektat (Lokalanästhesie/Steroid Dexamethason oder Triamcinolon).

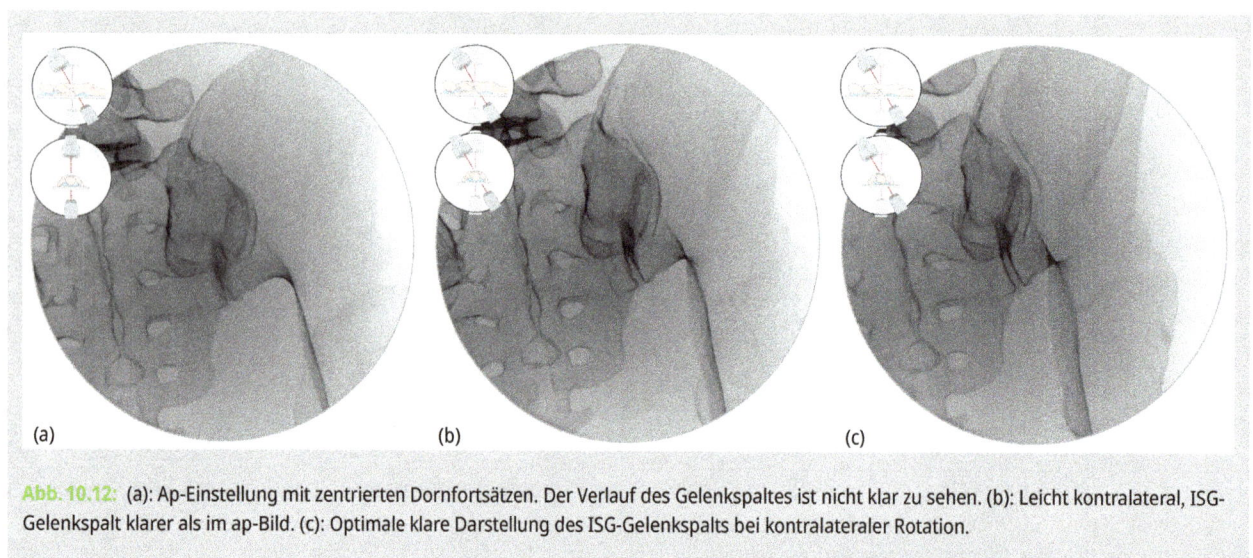

(a)   (b)   (c)

Abb. 10.12: (a): Ap-Einstellung mit zentrierten Dornfortsätzen. Der Verlauf des Gelenkspaltes ist nicht klar zu sehen. (b): Leicht kontralateral, ISG-Gelenkspalt klarer als im ap-Bild. (c): Optimale klare Darstellung des ISG-Gelenkspalts bei kontralateraler Rotation.

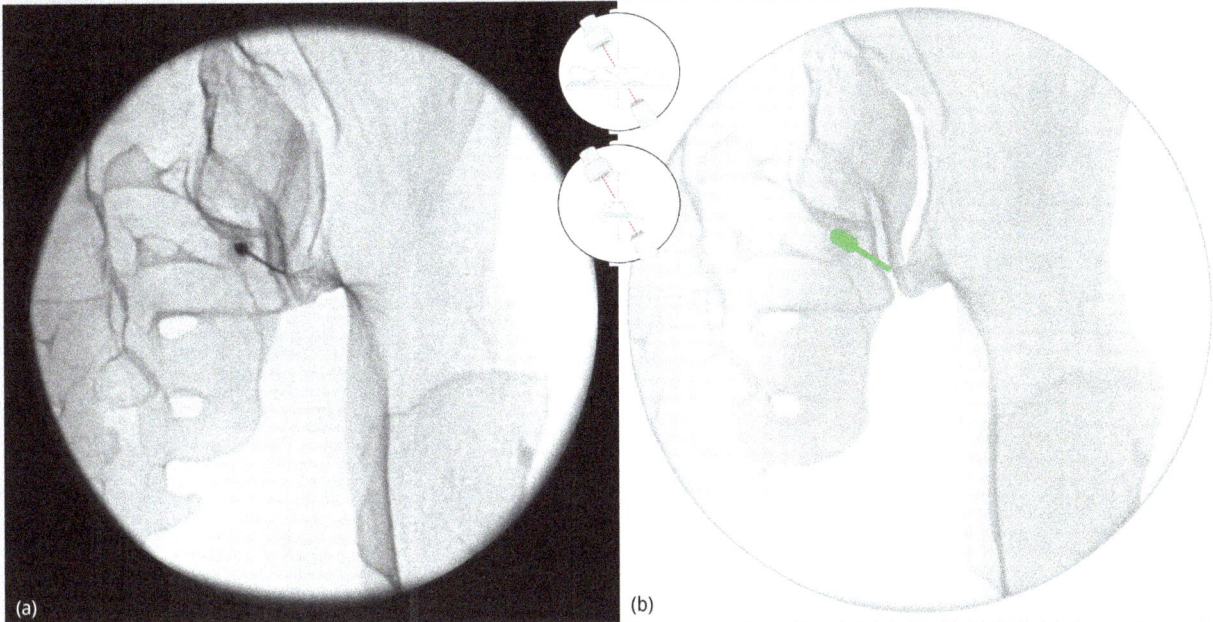

Abb. 10.13: (a, b): Fluoroskopie und schematische Darstellung: Die Nadel hat die Gelenkkapsel am kaudalen Gelenkabschnitt perforiert.

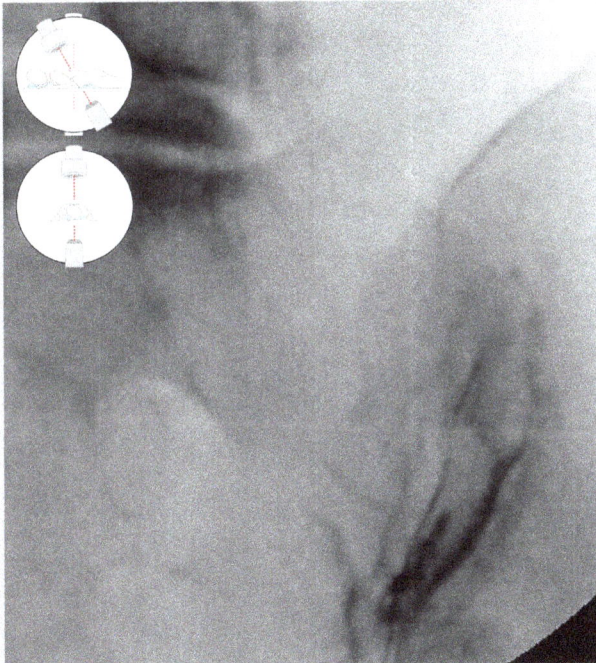

Abb. 10.14: Kontrastmittelausbreitung im Gelenkspalt.

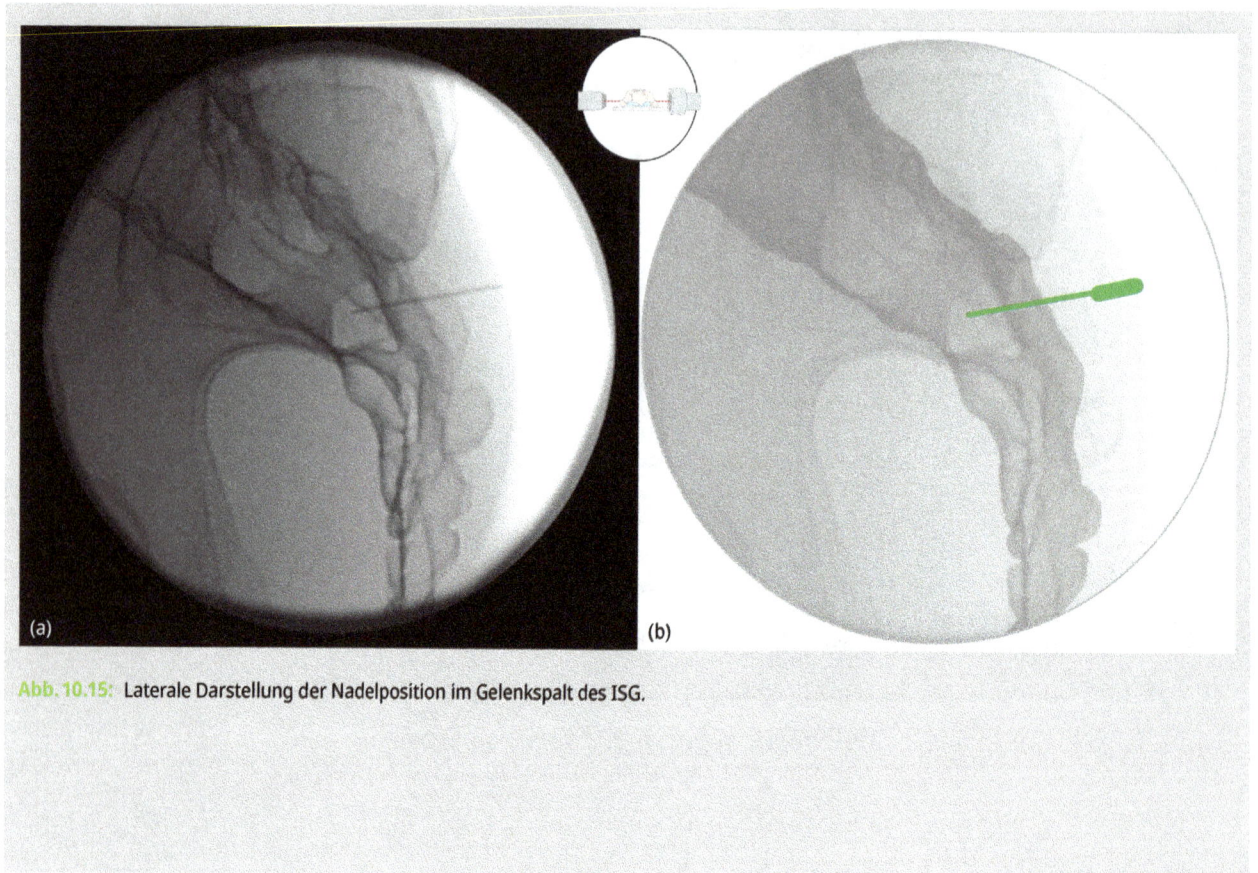

Abb. 10.15: Laterale Darstellung der Nadelposition im Gelenkspalt des ISG.

10.3.3 Evidenz

Wird gemeinsam unter Kap. 10.4.3 behandelt.

10.4 Intervention an den dorsalen Nervenästen des ISG

Wie oben beschrieben, begann die Therapie am ISG mit intraartikulären Injektionen. Im Rahmen der zunehmenden Forschung am ISG und anatomischen Studien der Innervation konnte Grob [21] bereits 1995 zeigen, wie diffizil und variabel die Äste von L5 bis S3 zum ISG ziehen. Zusätzlich sah man, dass nicht alle Pathologien rein intraartikulär auftreten, sondern ein großer Teil auch am posterioren Bandapparat, der einen großen Teil der Nozizeption enthält [22,23]. Genauere Darstellung der dorsalen Rami erfolgten dann durch Roberts 2014 [24].

Nachdem Dreyfuss et al. 2008 [25] zeigten, dass die nur am Foramen auf einer Höhe gesetzten Injektionen keine ausreichende Anästhesie des Gelenkes und des posterioren Bandapparates bewirken, konnte die gleiche Arbeitsgruppe [2] ein Jahr später darlegen, dass wegen der anfangs erwähnten hohen Variabilität der Anatomie sowohl ossär als auch im Nervenverlauf nur eine Injektion an mehreren Orten (multi-site) und in verschiedenen Höhen (multi-level) zu einem zuverlässigen Block führen kann.

10.4.1 Röntgenanatomie

Bei der ap-Darstellung des Sakrums mit orthograd eingestellter Deckplatte von Sw1 sind die Foramina Sw1–Sw3 gut sichtbar (Abb. 10.16). Durch leichtes ipsilaterales Rotieren können die Foramina, wie oben beschrieben, besser dargestellt werden. Der dorsale Ast von L5 wird analog dem Vorgehen wie beim Block des Facettengelenkes Lw5/Sw1 beschrieben, dargestellt. Zielpunkt sind neben dem dorsalen Ast von L5 je 3 Punkte lateral der Foramina Sw1 und Sw2 jeweils bei 8–10 mm lateral der Foramina sowie 2 Punkte bei Sw3. Eine Aufstellung der Punkte zeigt Abb. 10.17.

10.4.2 Intervention

An Materialien wird empfohlen:
- Kanülen 22–25 G
- 0,5 ml Kontrastmittel pro Injektionsstelle
- 1 ml Lokalanästhesie / Injektion

1. Ap-Darstellung des Sakrums mit orthograd eingestellter Deckplatte Sw1.

2. Durch ipsilaterales Rotieren und ggf. kraniales Kippen Darstellung der Foramina.

3. Aufsuchen und injizieren des dorsalen Astes von L5 lateral des SAP an der Massa lateralis (Abb. 10.18).

4. Nun Anlage der Nadeln wie in Abb. 10.16 gezeigt, ggf. unter Verwendung eines Epsilons, um den optimalen Abstand von 8–10 mm vom lateralen Foramenrand zu erreichen (geringerer Abstand kann zur Miterfassung kutaner Äste führen).

5. Zunächst zum Ausschluss einer intravasalen Lage 0,5 ml Kontrastmittel injizieren, dann entsprechend das Lokalanästhetikum.

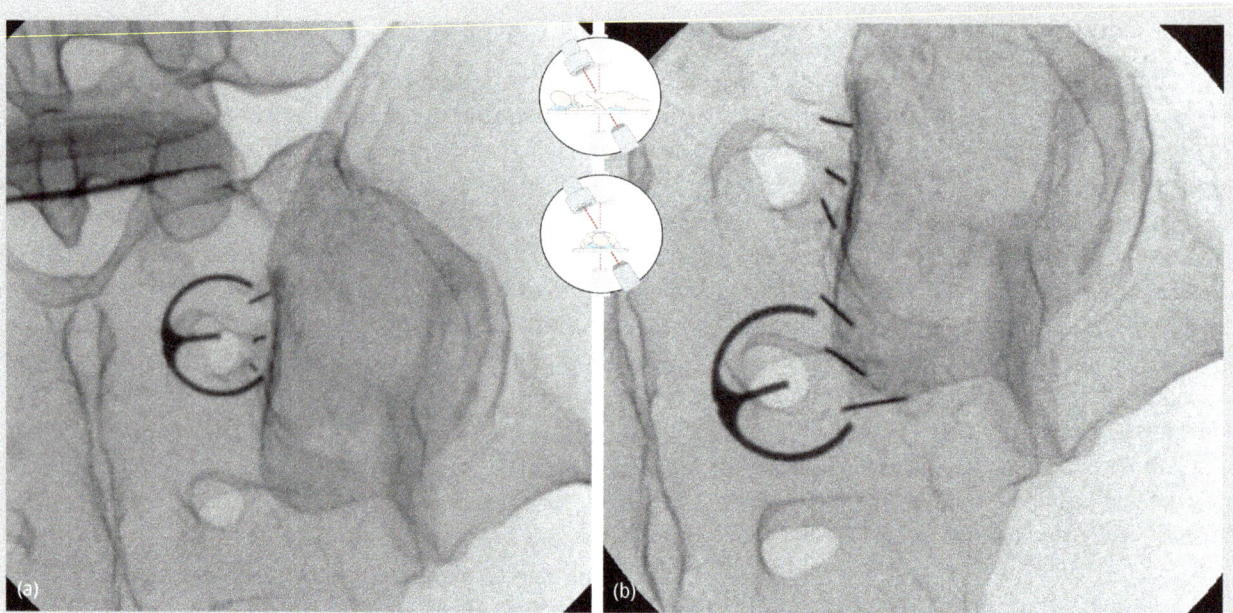

Abb. 10.16: Darstellung der Foramina im ISG. (a): Verwendung eines Epsilons am Foramen Sw1 zur Markierung der Nadelpositionen. (b): Nadelpositionen zusätzlich für das Foramen Sw2 und Sw3 (hier wieder Verwendung eines Epsilons).

L5 Ramus posterior (RP)	
Rechts	
S1 und S2	2:30, 4:00, 5:30
S3	2:30, 4:00
Links	
S1 und S2	9:30, 8:00, 6:30
S3	9:30, 8:00

Abb. 10.17: Die Nadelpositionen an den sakralen Foramina werden durch „Uhrzeiten" angegeben. Hier die entsprechenden Angaben für beide Seiten.

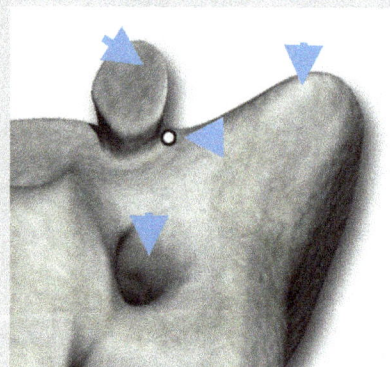

Abb. 10.18: Position des Ramus dorsalis L5 (blaues Dreieck). Zusätzlich sind durch Pfeile der Processus articularis superior, das Foramen Sw1 und das kraniale Ende des ISG markiert (Quelle: Fa. Avanos, mit freundl. Genehmigung).

10.4.3 Evidenz

Die röntgengesteuerte intraartikuläre Injektion erfolgte seit den 80er Jahren und war lange Goldstandard der Diagnose und Therapie von intraartikulären ISG-Pathologien. In den 2000er Jahren wurde dann aufgrund anatomischer Studien [21] die Bedeutung auch des posterioren Bandapparates als Schmerzgenerator zunehmend beachtet [22,23]. Aus der Manualmedizin war die Problematik des Fehlens evidenter klinischer Tests bekannt [26]. 2006 zeigte Berthelot die Problematik fehlender Reliabilität sowohl von klinischen Tests als auch von intraartikulären Blocks am ISG auf [26]. In einem systematischen Review 2015 von Kennedy et al. [27] wurden 39 Arbeiten zu diagnostischen und 15 Artikel zu therapeutischen ISG-Injektionen untersucht und konstatiert, dass die positive Voraussagequalität der diagnostischen Injektionen und die Effektivität der therapeutischen Injektionen nur befriedigend (moderate nach GRADE-Kriterien) sei. Die Prävalenz von ISG-induziertem Schmerz bei Patienten mit vermutetem ISG-Problem lag in den Studien bei 20–30 %. Dreyfuss konnte in seiner bereits zitierten Arbeit zeigen, dass bei experimentell erzeugten ISG-Schmerzen durch Distension des Gelenkes bei gesunden Probanden durch die multi-site multi-level Technik wie oben beschrieben eine adäquate Schmerzausschaltung erreicht werden konnte und auch extraartikuläre Schmerzgeneratoren im Bandapparat mit dieser Methode adressiert werde können.

10.5 Radiofrequenz-Denervation

Zur Therapie der Beschwerden des ISG ist die Anästhesie der dorsalen Äste naturgemäß nicht geeignet. Hier kommt, wie auch an den lumbalen Facettengelenken, die Radiofrequenztherapie zum Tragen. Während jedoch durch die eindeutigen anatomischen Verläufe mit einer konventionellen Radiofrequenz mit ihrem elliptischen Läsionsgebiet bei paralleler Anlage zum Nerven an der HWS und LWS gute Ergebnisse erzielt werden können, ergibt sich am ISG die Problematik der großen anatomischen Varianz. Daher erkannte man schnell, dass größere Läsionszonen benötigt werden, und es wurden entsprechende Methoden entwickelt.

Neben der konventionellen Radiofrequenz berichtete Ferrante [28] über eine bipolare, streifenförmige Denervierung am inferioren Pol des ISG. Ebenfalls zu Beginn der 2000er Jahre wurde die wassergekühlte RF von Kapural [29] dargestellt, wobei man sich den physikalischen Effekt einer größeren Läsionszone bei Kühlung der eigentlichen Elektrode zu Nutzen machte. Einen anderen Weg beschritt die Firma Neurotherm mit der Einführung der Simplicity© Sonde: Aus einer Mischung einer bipolaren und monopolaren Denervierung wird durch eine durchgehende Sonde lateral der sakralen Foramina eine Denervierung der dorsalen Rami bewirkt, von Schmidt 2014 [30] in einer Fallserie beschrieben.

Da die Beschreibung aller Methoden den Rahmen des Kapitels sprengen würde, beschränken wir uns auf die Dar-stellung der wassergekühlten Radiofrequenz-Denervierung am ISG. Es wird jedoch ausdrücklich darauf hingewiesen, dass vermutlich jede Art der RF-Denervation, die streifenförmig einen möglichst vollständigen Bereich lateral der Foramina S1–S3 sowie den dorsalen Ast von L5 am Sakrum erfasst (siehe Abb. 10.19), geeignet ist, einen Schmerz im dorsalen Bandapparat des ISG für Monate bis 2 Jahren zu verbessern. Die Größe der Läsionszone spielt am ISG wegen der Variabilität der Nervenverläufe eine wichtige Rolle (siehe hierzu auch Kapitel zur Evidenz 10.5.3.).

10.5.1 Röntgenanatomie

Da die Denervierungszielpunkte mit den Zielpunkten der Infiltrationen zur multi-site, multi-depth Injektion der dorsalen Rami identisch ist, wird auf die Beschreibung unter Kap. 10.4 verwiesen.

10.5.2 Intervention

Technische Voraussetzungen:
- Pumpensystem und Radiofrequenzgenerator der Fa. Avanos (www.avanos.de)
- COOLIEF Sinergy Set mit wassergekühlten Sonden in entsprechende Länge mit 4 mm aktiver Spitze
- Lokalanästhesie Bupivacain oder Ropivacain 2 %

1. Aufsuchen des dorsalen Astes L5 wie in Abb. 10.18 gezeigt. Dazu zentrieren des Gebietes lateral des Processus articularis von Sw1.

2. Anästhesie der Haut und des Stichkanals.

3. Direktes Vorgehen im Zentralstrahl auf die Zielregion mit der Einführungs-Kanüle.

4. Zunächst sensorische und motorisch Testung, um eine Schädigung der L5 Wurzel auszuschließen.

5. Nun analog Darstellen des Sw1 Foramens, Markieren des lateralen Randes und Setzen von 3 Läsionen wie in Abb. 10.16 angegeben.

6. Danach Setzen von 3 Läsionen am Foramen Sw2 und 2 Läsionen bei Sw3, wie in Abb. 10.16 gezeigt so dass sich ein Bild wie in Abb. 10.19 ergibt.

7. Wegen des größeren Weichteilschadens durch die Kanülendicke empfiehlt sich eine Kühlung durch Eispacks im Interventionsgebiet anschließend.

Anmerkungen: Es wird empfohlen den Patienten zu informieren, dass im Gegensatz zur Injektion oft keine sofortige Besserung erreicht wird, sondern erst nach Ausheilung der Läsion nach 6–8 Wochen damit zu rechnen ist und dass manchmal ein „sonnenbrand-ähnlicher" Schmerz entstehen kann, da trotz korrekter Durchführung manchmal kutane Äste mit denerviert werden. Dies verschwindet jedoch im Allgemeinen nach 3–4 Wochen.

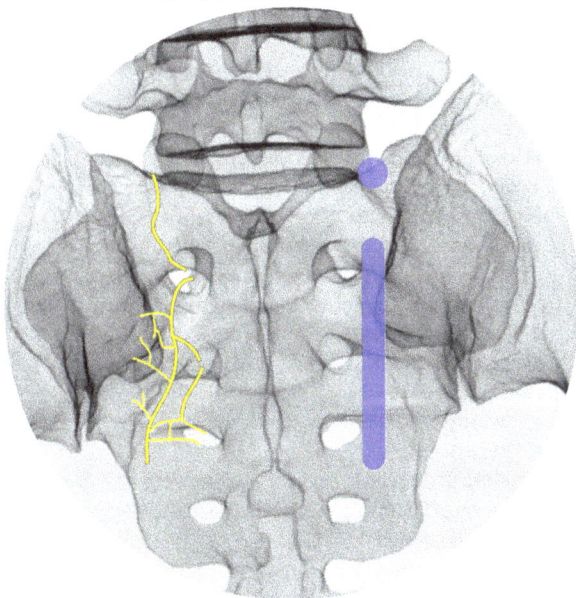

Abb. 10.19: Markierung der Bereiche in blau, die für eine vollständige Denervation des ISG ausgewählt werden sollten. Links in Gelb: Verlauf des Nervengeflechts schematisch.

10.5.3 Evidenz

Da alle Verfahren ca. 10–13 Jahre alt sind, gibt es zwar Arbeiten über die einzelnen Verfahren, relativ wenig jedoch vergleichend. 2008 hat Cohen [31] eine erste RCT-Studie wassergekühlte RF (cooled-RF = cRF) gegen Sham publiziert mit relativ kleiner Fallzahl (n = 28). Hier zeigte sich eine Verbesserung im VAS von 6 zu 2,6 Punkte zugunsten der cRF nach 6 Monaten. Patel [32] zeigte 2013 in einer RCT (cRF n = 34, sham n = 17, Cross-over nach 6 Monaten möglich) eindeutige Verbesserungen sowohl im VAS-Wert als auch im Oswestry Disability Index (ODI) bis 12 Monate.

Tinirello verglich 2017 [33] cRF mit der Simplicity-Methode, wobei hier die cRF deutlich und statistisch signifikant beim ODI der Simplicity©-Methode nach 6 und 12 Monaten überlegen war. Die guten Ergebnisse spiegelten sich bereits 2011 in einem Buch von van Zundert et al. [34] wider, in dem evidenzbasierte Methoden der interventionellen Schmerztherapie betrachtet wurden. Während die konventionelle RF und die gepulste RF eine 2C+ Empfehlung (to be considered) erhielt, wurde die cRF mit 2B+ (recommended) bewertet. Im aktuellen update von 2018 [35] wird die Simplicity mit „moderate against" bewertet, konventionelle RF mit „weak" und cRF mit „moderate".

Aufgrund der Vielzahl und der unklaren Evidenz der einzelnen Methoden wurde von Klessinger und Wichert 2023 [36] für Deutschland eine S3-Leitlinie zur Radiofrequenz-Denervation an Facettengelenken und dem ISG entwickelt, die die aktuelle Literatur berücksichtigt und nach GRADE in Evidenzgrade einordnete. Es fanden sich zum Teil widersprüchliche Ergebnisse auch bei gleicher Fragestellung, so fand jeweils im gleichen Jahr 2020 Bayerl [37] eine deutliche Überlegenheit der Simplicity©-Sonde gegenüber einer konventionellen monopolaren Sonde, während Speldewinde [38] bei der gleichen Fragestellung keine Unterschiede zeigen konnte. In Vitro als Kadaverstudie konnte Roberts 2018 [39] zeigen, dass die Wahrscheinlichkeit, alle Lateral Branches am ISG zu erreichen mit der bipolaren Technik (Palisadentechnik) größer war als mit der cooled-RF, am schlechtesten schnitt die monopolare Technik mit herkömmlichen 18 G Kanülen ab.

Die in der S3-Leitlinie durchgeführte Auswertung der vorhandenen Studien bemängelte die niedrige bis moderate Qualität der Studien wegen zum Teil fehlender Verblindung und hohem Loss-to-follow-up, so dass keine Empfehlung für oder gegen die Verwendung eines bestimmten Sondentyps gegeben werden konnte (Starker Konsens 100 % bei sehr niedriger Evidenz).

2019 hat Schneider [40] in einem Review-Artikel sehr schön die Abkehr von der intraartikulären Diagnostik hin zur zunehmenden Bedeutung der dorsalen Äste am Sakrum und deren verschiedene Denervierungsmethoden beleuchtet.

Literatur

[1] Cox M, Ng G, Mashriqi F, et al. Innervation of the Anterior Sacroiliac Joint. World Neurosurgery. 2017;107:750–752.

[2] Dreyfuss P, Henning T, Malladi N, Goldstein B, Bogduk N. The Ability of Multi-Site, Multi-Depth Sacral Lateral Branch Blocks to Anesthetize the Sacroiliac Joint Complex. Pain Medicine. 2009;10(4):679–688.

[3] Maugars Y, Mathis C, Vilon P, Prost A. Corticosteroid injection of the sacroiliac joint in patients with seronegative spondylarthropathy. Arthritis & Rheumatology. 1992;35(5):564–568.

[4] Szadek KM, Hoogland PVJM, Zuurmond WWA, Lange JJD, Perez RSGM. Possible nociceptive structures in the sacroiliac joint cartilage: An immunohistochemical study. Clinical Anatomy. 2010;23(2):192–198.

[5] Szadek KM, Hoogland PV, Zuurmond WW, de Lange JJ, Perez RS. Nociceptive nerve fibers in the sacroiliac joint in humans. Reg Anesth Pain Med. 2008;33(1):36–43.

[6] Sekiguchi M, Yabuki S, Satoh K, Kikuchi S. An anatomic study of the sacral hiatus: a basis for successful Kaudal epidural block. Clin J Pain. 2004;20(1):51–54.

[7] H. Levin J, Wetzel R, W. Smuck M. The Importance of Image Guidance during Epidural Injections: Rates of Incorrect Needle Placement during Non-Image Guided Epidural Injections. J Spine [Internet]. 2012 [zitiert 7. August 2019];01(02). Verfügbar unter: https://www.omicsonline.org/open-access/the-importance-of-image-guidance-during-epidural-injections-rates-of-incorrect-needle-placement-during-non-image-guided-epidural-injections-2165-7939.1000113.php?aid=4800

[8] Stitz MY, Sommer HM. Accuracy of blind versus fluoroscopically guided Kaudal epidural injection. Spine. 1999;24(13):1371.

[9] Botwin KP, Gruber RD, Bouchlas CG, et al. Complications of fluoroscopically guided Kaudal epidural injections. American journal of physical medicine & rehabilitation. 2001;80(6):416–424.

[10] Klocke R, Jenkinson T, Glew D. Sonographically guided Kaudal epidural steroid injections. Journal of ultrasound in medicine. 2003;22(11):1229–1232.

[11] Chou R, Atlas SJ, Stanos SP, Rosenquist RW. Nonsurgical interventional therapies for low back pain: a review of the evidence for an American Pain Society clinical practice guideline. Spine. 2009;34(10):1078–1093.

[12] Kimberly A, Manchikanti L. Results of 2-year follow-up of a randomized, double-blind, controlled trial of fluoroscopic Kaudal epidural injections in central spinal stenosis. Pain Physician. 2012;15:371–384.

[13] Manchikanti L, Cash KA, Pampati V, McManus CD, Damron KS. Evaluation of fluoroscopically guided Kaudal epidural injections. Pain Physician. 2004;7(1):81–92.

[14] Conn A, Buenaventura RM, Datta S, Abdi S, Diwan S. Systematic Review of Kaudal Epidural Injections in the Management of Chronic Low Back Pain. Pain Physician. 2009;12(1):109–135.

[15] Furman MB, O'Brien EM, Zgleszewski TM. Incidence of Intravascular Penetration in Transforaminal Lumbosacral Epidural Steroid Injections. Spine (Phila Pa 1976). 2000;25(20):2628–2632.

[16] Haldeman KO, Soto-HallL R. The diagnosis and treatment of sacro-iliac conditions by the injection of procaine (Novocain). JBJS. 1938;20(3):675–685.

[17] Dussault RG, Kaplan PA, Anderson MW. Fluoroscopy-guided Sacroiliac Joint Injections. Radiology. 2000;214(1):273–277.

[18] Fortin J, Tolchin R. Sacroiliac joint provocation and arthrography. Arch Phys Med Rehabil. 1993;74:1259–1261.

[19] Fortin JD, Washington WJ, Falco FJE. Three Pathways between the Sacroiliac Joint and Neural Structures. American Journal of Neuroradiology. 1999;20(8):1429–1434.

[20] Hansen HC. Is Fluoroscopy Necessary for Sacroiliac Joint Injections? 2003;6(2):155–158.

[21] Grob KR, Neuhuber WL, Kissling RO. [Innervation of the sacroiliac joint of the human]. Z Rheumatol. 1995;54(2):117–122.

[22] Sakamoto N, Yamashita T, Takebayashi T, Sekine M, Ishii S. An Electrophysiologic Study of Mechanoreceptors in the Sacroiliac Joint and Adjacent Tissues. Spine. 2001;26(20):E468.

[23] Murakami E, Tanaka Y, Aizawa T, Ishizuka M, Kokubun S. Effect of periarticular and intraarticular lidocaine injections for sacroiliac joint pain: prospective comparative study. Journal of Orthopaedic Science. 2007;12(3):274–280.

[24] Roberts SL, Burnham RS, Ravichandiran K, Agur AM, Loh EY. Cadaveric study of sacroiliac joint innervation: implications for diagnostic blocks and radiofrequency ablation. Reg Anesth Pain Med. 2014;39(6):456–464.

[25] Dreyfuss P, Snyder BD, Park K, et al. The Ability of Single Site, Single Depth Sacral Lateral Branch Blocks to Anesthetize the Sacroiliac Joint Complex. Pain Medicine. 2008;9(7):844–850.

[26] von Heymann W. Über die Diagnostik des Sakroiliakalgelenks. Manuelle Medizin. 2018;56(1):13–19.

[27] Kennedy DJ, Engel A, Kreiner DS, et al. Fluoroscopically Guided Diagnostic and Therapeutic Intra-Articular Sacroiliac Joint Injections: A Systematic Review. Pain Med. 2015;16(8):1500–1518.

[28] Ferrante FM, King LF, Roche EA, et al. Radiofrequency sacroiliac joint denervation for sacroiliac syndrome. Reg Anesth Pain Med. 2001;26(2):137–142.

[29] Kapural L, Nageeb F, Kapural M, et al. Cooled Radiofrequency System for the Treatment of Chronic Pain from Sacroiliitis: The First Case-Series. Pain Practice. 2008;8(5):348–354.

[30] Schmidt PC, Pino CA, Vorenkamp KE. Sacroiliac joint radiofrequency ablation with a multilesion probe: a case series of 60 patients. Anesth Analg. 2014;119(2):460–462.

[31] Cohen SP, Hurley RW, Buckenmaier CC, et al. Randomized placebo-controlled study evaluating lateral branch radiofrequency denervation for sacroiliac joint pain. Anesthesiology: The Journal of the American Society of Anesthesiologists. 2008;109(2):279–288.

[32] Patel N, Gross A, Brown L, Gekht G. A Randomized, Placebo-Controlled Study to Assess the Efficacy of Lateral Branch Neurotomy for Chronic Sacroiliac Joint Pain. Pain Medicine. 2012;13(3):383–398.

[33] Tinnirello A, Barbieri S, Todeschini M, Marchesini M. Conventional (Simplicity III) and Cooled (SInergy) Radiofrequency for Sacroiliac Joint Denervation: One-Year Retrospective Study Comparing Two Devices. Pain Med. 2017;18(9):1731–1744.

[34] Zundert JV, Hartrick C, Patijn J, et al. Evidence-Based Interventional Pain Medicine According to Clinical Diagnoses. Pain Practice. 2011;11(5):423–429.

[35] Huygen F, Kallewaard JW, Tulder M, et al. "Evidence-Based Interventional Pain Medicine According to Clinical Diagnoses": Update 2018. Pain Pract. 2019;19(6):664–675.

[36] Klessinger S, Wiechert K, Deutsche Wirbelsäulengesellschaft. S3-Leitlinie Radiofrequenz-Denervation der Facettengelenke und des ISG. Version 01, 2023. Verfügbar unter: https:www.awmf.org/leitlinien/detail/ll/004-151.html.

[37] Bayerl SH, Finger T, Heiden P, et al. Radiofrequency denervation for treatment of sacroiliac joint pain-comparison of two different ablation techniques. Neurosurg Rev. 2020;43(1):101–107.

[38] Speldewinde GC. Successful Thermal Neurotomy of the Painful Sacroiliac Ligament/Joint Complex-A Comparison of Two Techniques. Pain Med. 2020;21(3):561–569.

[39] Roberts SL, Stout A, Loh EY, et al. Anatomical Comparison of Radiofrequency Ablation Techniques for Sacroiliac Joint Pain. Pain Med. 2018;19(10):1924–1943.

[40] Schneider BJ, Rosati R, Zheng P, McCormick ZL. Challenges in Diagnosing Sacroiliac Joint Pain: A Narrative Review. PM & R. 2019;11(S1):40–45.

Teil III: **Interventionen mit Ultraschall**

11 Sonographisch gesteuerte Interventionen

Martin Legat

In den letzten 30 Jahren haben sich an der Wirbelsäule unter Bildgebung assistierte interventionelle Verfahren etabliert. Dabei entwickelten sich auch zunehmend Verfahren unter sonographischer Steuerung. Die Injektionen im Bereich der Lendenwirbelsäule sind insbesondere an den Facettengelenken und dem Iliosakralgelenk sinnvoll. Es wird in der Regel ein Sektorschallkopf verwendet, da sich die zu therapierenden Strukturen in einer Tiefe von 5–6 cm (Facettengelenke) und ca. 8–10 cm (ISG) befinden. Noch besser konnten sich die sonographiegestützten Verfahren an der Halswirbelsäule entwickeln. Die anatomisch relevanten Strukturen befinden sich in einer Tiefe von nur 2–3 cm.

11.1 Technische Ausstattung

Üblicherweise kommen Geräte mit integrierter Tastatur und Bildschirm zur Anwendung, eine Touchscreen-Bedienung ist mittlerweile obligat. Seit ca. 5 Jahren sind auch Geräte in Anwendung, welche alle Fähigkeiten im Transducer vereinigen und das Bild beispielsweise auf ein Smartphone oder Tablet per Bluetooth übertragen können.

Eine Farbdopplerfunktion gehört zur Grundausstattung, damit können entsprechende Gefäßstrukturen dargestellt werden. Insbesondere die Powerdopplerfunktion bietet die Möglichkeit, auch den Flow des injizierten Medikaments darzustellen.

Im ergonomischen Setup ist es ideal, wenn sich der Patient zwischen dem Interventionalisten und dem Monitor befindet. Eine gerade Linie zwischen Monitor, Ultraschallkopf und Arzt ist optimal.

11.2 Geräteeinstellungen

Entscheidend ist die Ultraschallfrequenz, welche gewählt werden muss. Wie bereits geschildert, befinden sich die wichtigen Strukturen an der Halswirbelsäule in einer Tiefe von 2–3 cm, so dass eher hochauflösende Frequenzen zwischen 8 und 16 Megahertz mit einem linearen Schallkopf verwendet werden. An der LWS ist ein konvexer Sektorschallkopf mit Frequenzen von 2–6 MHz zu empfehlen.

Die Helligkeit sollte sich über den ganzen Bildschirm gleichmäßig verteilen. Der sogenannte Focus wird an die Tiefe der Zielregion angepasst.

Mit der Zoomfunktion können sogenannte „Areas of interest" herausgearbeitet werden. Statische Bilder werden zur Dokumentation oder als Rückblick verwendet. Mit Videos besteht insbesondere bei dynamischen Untersuchungen, zum Beispiel Instabilitäten, oder Interventionen eine gute Möglichkeit der Dokumentation.

https://doi.org/10.1515/9783111171746-011

11.3 Ultraschallkopfführung

Der Ultraschallkopf wird idealerweise direkt an der Basis umfasst, dabei wird mit Zeigefinger und Daumen ein C geformt, der Hypothenar ruht auf dem Patienten.

Es gibt insgesamt 4 grundlegende Bewegungen des Ultraschallkopfes:

1. Der sogenannte Tilt: ein Kippen des Schallkopfes (Abb. 11.1).

2. Die Translation: eine Verschiebung in Längsrichtung (Abb. 11.2).

3. Die Rotation des Schallkopfes um die Hochachse (Abb. 11.3).

4. Das Rocking: das Anheben eines Schallkopfendes (Abb. 11.4) kann zur Verbesserung der Nadeldarstellung bei steilen Einstichwinkeln dienen.

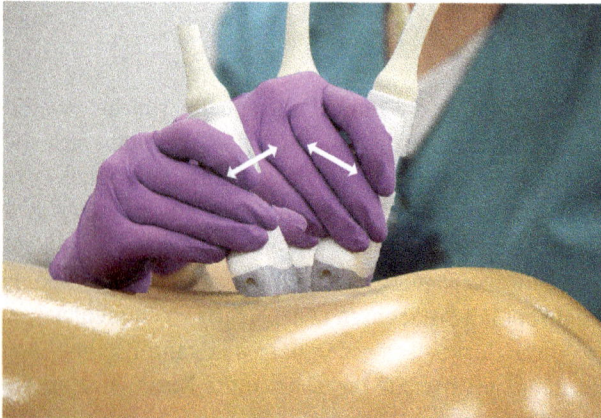

Abb. 11.1: Tilt: das seitliche Kippen des Schallkopfes.

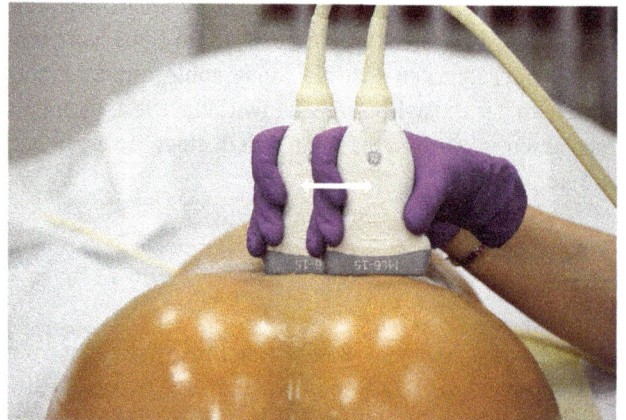

Abb. 11.2: Translation: Längsverschiebung des Schallkopfes.

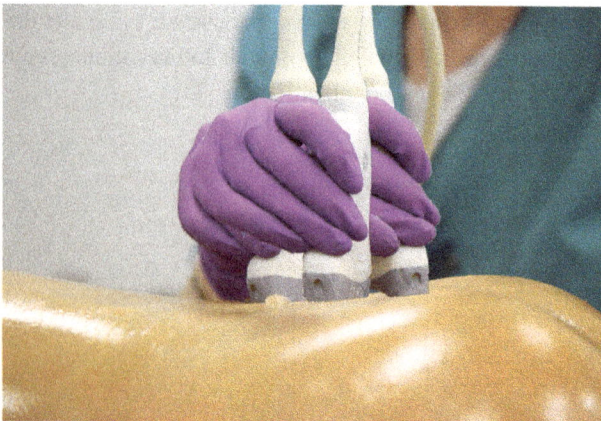

Abb. 11.3: Rotation: Drehen des Schallkopfes um die Hochachse.

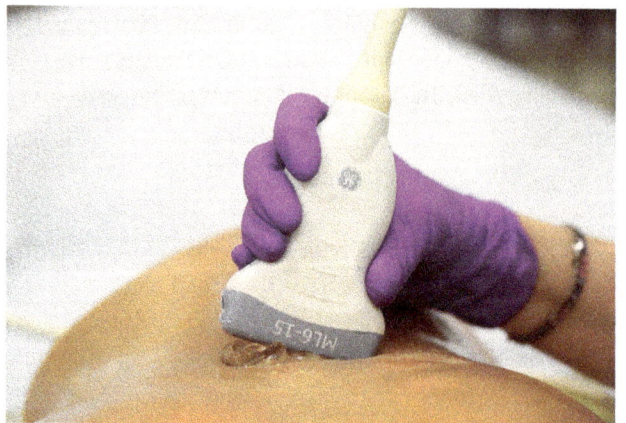

Abb. 11.4: Rocking: Einseitiges Anheben des Schallkopfes

11.4 Bildachsen und Bildebenen

Bei den Interventionen zeigt eine sogenannte In-plane-Darstellung die Nadel im Längsverlauf des sonographischen Schnittes (Abb. 11.5a). Je oberflächlicher die Struktur liegt, desto weiter entfernt kann die Punktion erfolgen. Die Nadel wird parallel zum Ultraschallkopf vorgeschoben (Abb. 11.5b).

Die out-of-plane-Technik bezeichnet die Nadelinsertion mittig quer zum Ultraschallkopf auf der Längsseite (Abb. 11.6 a). Die Nadel kann dabei nur als Punkt dargestellt werden (Abb. 11.6 b).

Zum allgemeinen Verständnis für die weiteren Sonographiekapitel gelten folgende Definitionen:

Longitudinalebene: läuft längs zur Körperachse, dabei ist im Sonographiebild *links immer kranial und rechts immer kaudal* definiert.

Transversalebene: ist quer zur Körperlängsachse verlaufend festgelegt. Dabei ist an der *HWS links immer medial und rechts lateral* im Ultraschallbild bezüglich Körpermittellinie definiert. *Lumbal ist links auch im Ultraschallbild links* orientiert.

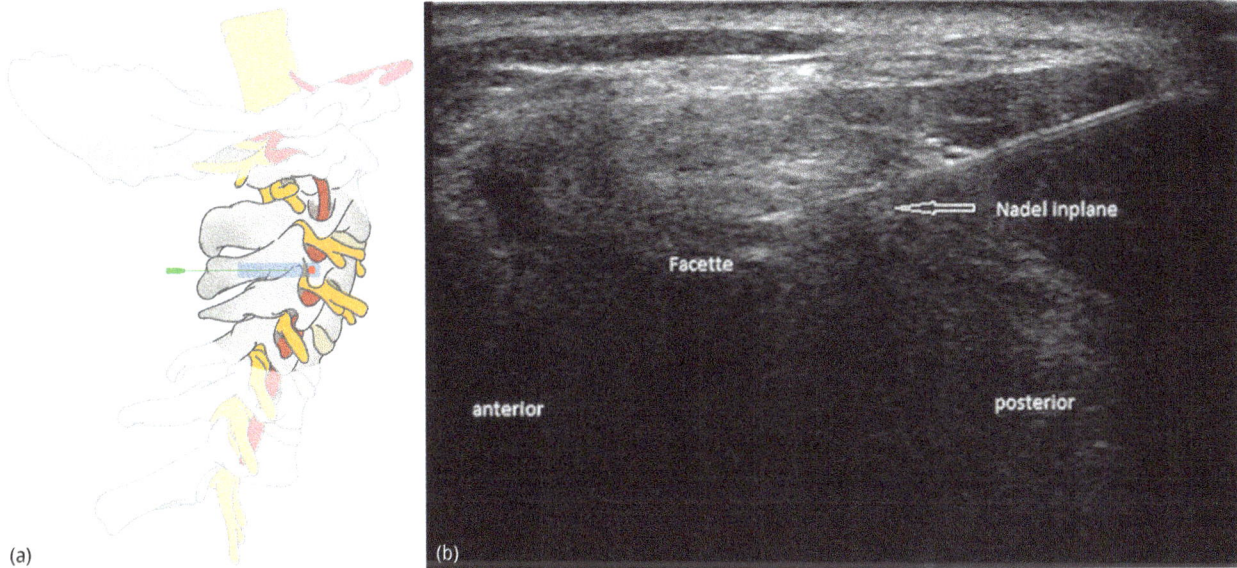

(a) (b)

Abb. 11.5: (a): Der Schallkopf ist hier transversal direkt über dem Facettengelenk Hw2/3 eingestellt. Die Nadelführung erfolgt in-plane direkt parallel zum Ultraschallkopf. (b): Die Nadel wird in ihrer gesamten Länge einschließlich der Zielstruktur dargestellt. Zu beachten ist, dass an der HWS medial immer links im Sonographiebild lokalisiert wird. Der Nadelverlauf ist somit von posterior-lateral nach anterior gezeigt.

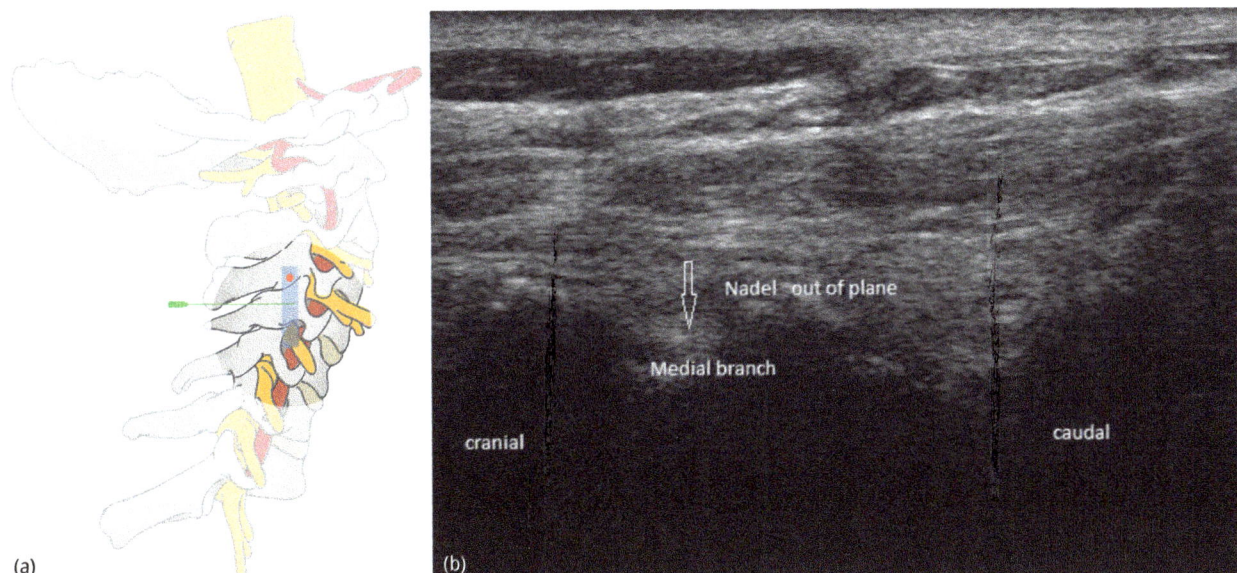

(a) (b)

Abb. 11.6: (a): Die Nadel befindet sich in der out-of-plane Einstellung quer zum Schallkopf. (b): Im Ultraschallbild wird die Kanüle nur punktförmig gesehen (offener Pfeil). Eine gleichzeitige Einstellung der Zielstruktur und des Nadelverlaufs ist nicht möglich.

11.5 Tipps und Tricks

Ein Farb- bzw. Powerdoppler ist von Vorteil, um beim Eingriff die Gefäße an der HWS, insbesondere die Arteria vertebralis und Arteria carotis, darstellen zu können. Der Powerdoppler kann zusätzlich den Flow des Medikamentes und damit auch die Nadelspitze darstellen, falls sich hier Schwierigkeiten ergeben. Dies ist meistens dann der Fall, wenn die Injektionsnadel nicht senkrecht zum Schallbereich bzw. parallel zum Schallkopf geführt werden kann. Zusätzlich kann man sich hier mit einem Anheben des Schallkopfes, dem sogenannten „Rocking" (Abb. 11.4), behelfen. Dies gelingt natürlich nur mit genügend Ultra-

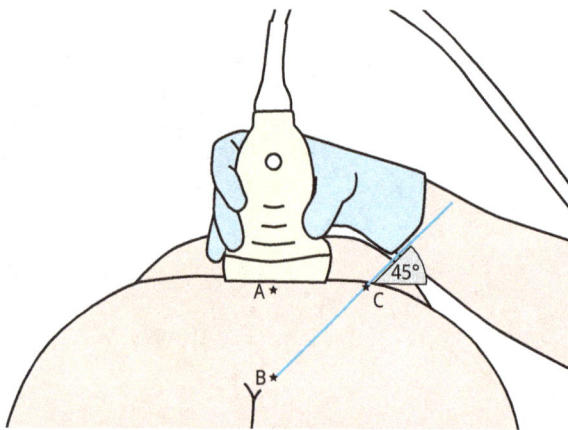

Abb. 11.7: Die Triangulation. Der Punkt A kennzeichnet die Mitte des Sonokopfes, der Punkt B das Target. Punkt C ist der dermale Einstichpunkt. Blau ist der Verlauf der Nadelführung markiert. Bei einem Einstichwinkel von 45° wird der Zielpunkt sicher unter der Mitte des Schallkopfes erreicht.

schallgel auf der betroffenen Seite. Die meisten Ultraschallgeräte bieten auch die Möglichkeit, den Winkel des Sonographiekegels nach lateral zu schwenken und damit ein senkrechtes Auftreffen des Ultraschalls auf die Kanüle zu ermöglichen.

Auch das Vor- und Zurückziehen der Nadel mit minimalsten Ausschlägen kann über die Vibration im umliegenden Gewebe eine ungefähre Lokalisation der Nadel bei steilen Einstichwinkeln ermöglichen.

Hilfreich ist hier zusätzlich die sogenannte Triangulation. Dabei entspricht bei einem Einstichwinkel von 45° die Tiefe der Zielstruktur dem Abstand des Einstichpunktes zur Ultraschallkopfmitte, welche senkrecht über der Zielstruktur steht (Abb. 11.7).

Der Andruck des Schallkopfes kann evtl. Gefäße unsichtbar machen. Bei der Grundeinstellung sollte hier zunächst auf eine variable Druckgabe geachtet werden, so dass sowohl Venen als auch Arterien bereits im 2D-Bild identifizierbar sind (Abb. 11.8a und b). Im Ultraschall ist es im Gegensatz zum Bildwandler möglich, Gefäßstrukturen vor einer versehentlichen Punktion zu erkennen. Dagegen besteht keine Möglichkeit eine Punktion zu verifizieren, während dies unter Fluoroskopie mit Kontrastmittel möglich ist.

Als Artefakt sollte das Phänomen der Anisotropie beachtet werden. Bei nicht senkrecht auftreffendem Ultraschall entsteht eine echoarme bzw. echofreie Zone und damit kann Flüssigkeit vorgetäuscht werden. Insbesondere bei Injektionen sind zusätzlich Bogenartefakte vorhanden. Dabei werden durch starke Schallreflexion an der Injektionskanüle sogenannte bogenförmige „Nebenkeulenartefakte" ausgelöst.

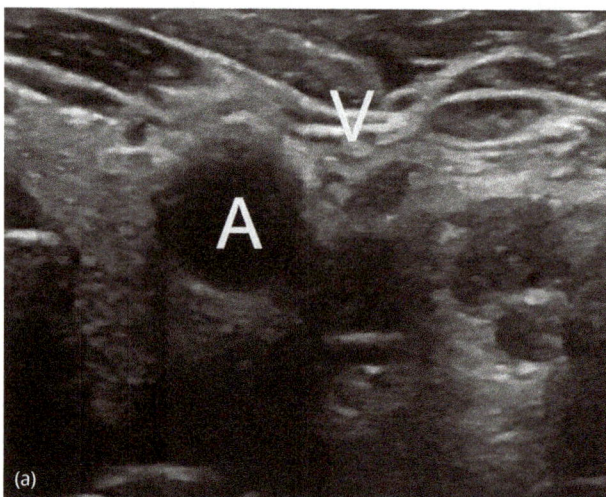

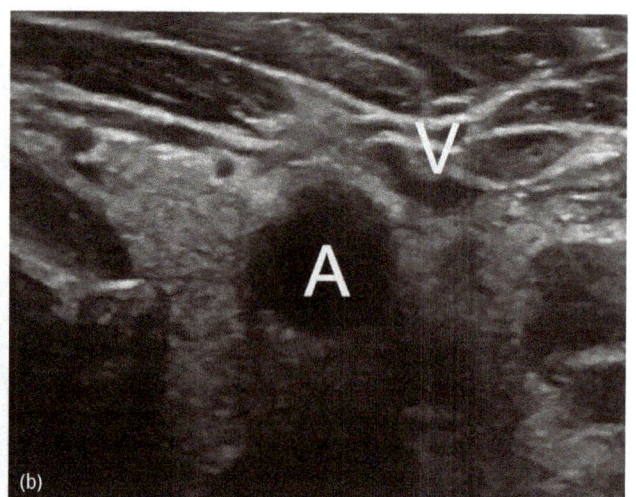

Abb. 11.8: (a): Der Schallkopfdruck zeigt eine vollständige Kompression der Vene (V), während die Arterie (A) weiterhin sichtbar bleibt. (b): Ein Nachlassen des Drucks öffnet die Vene, welche dadurch dargestellt wird. Der Focus ist auf die Ebene der Arterie eingestellt.

Zur Differenzierung von Weichteilschichten und zur Identifikation der Nadelspitze ist die sogenannte Hydrodissektion zu empfehlen. Dabei können mit geringen Mengen physiologischer Kochsalzlösung beispielsweise Faszienstrukturen, Muskeln und Nerven differenziert werden.

Minimale Luftbeimengungen, unter 0,1 ml, können durch Blasen als eine Art Kontrastmittel dienen. Größere Mengen sollten wegen der Gefahr der Luftembolisation und Einschränkung der Bildqualität vermieden werden.

Bei sämtlichen Eingriffen ist eine Hautdesinfektion, ein steriler Überzug des Schallkopfes und die Applikation eines sterilen Sonogels obligat. Ausnahmsweise kann auch die alleinige Alkoholsprühdesinfektion durchgeführt werden, dann muss die No-touch-Technik beachtet werden. Zu berücksichtigen ist, dass die Laminierung des Schallkopfes nicht für eine Alkoholdesinfektion vorgesehen ist und hier Ablösungen entstehen können [1].

11.6 Aufklärung

Hier kann auf die vorangegangenen Kapitel verwiesen werden. Insbesondere im Bereich der HWS kann auf Grund der Möglichkeit der Gefäßdarstellung unter der Punktion in Realtime mit geringeren Risiken gerechnet werden. Bei der Spinalnerveninjektion besteht eine vermehrte Sicherheit, da distal und lateral vom Neuroforamen die Medikamenteninjektion erfolgt.

Literatur

[1]   Legat M. Sonografie-gestützte Infiltration an HWS und BWS. OUP 2019;8:516–519.

12 Interventionen an der HWS

Martin Legat

Die wichtigsten Strukturen, welche sonographisch an der Halswirbelsäule erreicht werden können, sind die Spinalnerven, die Facettengelenke und der sogenannte Medial Branch der einzelnen Segmente. Letzterer ist hauptsächlich für die Gelenknozizeption zuständig. Diese Strukturen und die Lokalisation sollen im Folgenden näher erläutert werden. Zusätzlich bietet sich das Ganglion stellatum an.

Grundsätzlich ist vor jedem Eingriff an der HWS die korrekte Ermittlung der betroffenen Segmenthöhe notwendig. Dazu bestehen zwei Möglichkeiten:

1. In der *Longitudinalebene*, lateral längs zur Halswirbelsäule, können ventral gut die Processus transversi dargestellt werden. Verschiebt man den Schallkopf etwas nach dorsal auf Höhe des Gehörgangs, so werden die Massa lateralis und die sogenannte Facettengelenklinie sichtbar (Abb. 12.1). In diesem Schnitt kann die Höhe lokalisiert werden. Direkt kranial des Facettengelenkes Hw2/3 kommt es zu einem steilen Abfall der Gelenklinie, da das nächste Facettengelenk Hw1/2 deutlich verschoben zur Mittellinie liegt (Abb. 12.1b, Abb. 12.2). Dieser Abfall der Gelenklinie identifiziert die Wirbel Hw1 und Hw2 [1].

2. Die *Transversalebene* ist an der unteren HWS geeignet, die Höhe Hw6 und Hw7 zu bestimmen. Dabei orientiert man sich zunächst am Ringknorpel und legt den Schallkopf transversal an (Abb. 12.3a). Bewegt man denselben nach lateral, so werden nacheinander die Vena jugularis und die Arteria carotis sichtbar. Bei 10–20 % der Patienten kann auch hier eine freilaufende Form der Arteria vertebralis gefunden werden. Etwas weiter lateral kommt der Processus transversus von Hw6 ins Blickfeld. Dieser hat eine eigene Form, das anteriore Tuberkel ist deutlich prominent

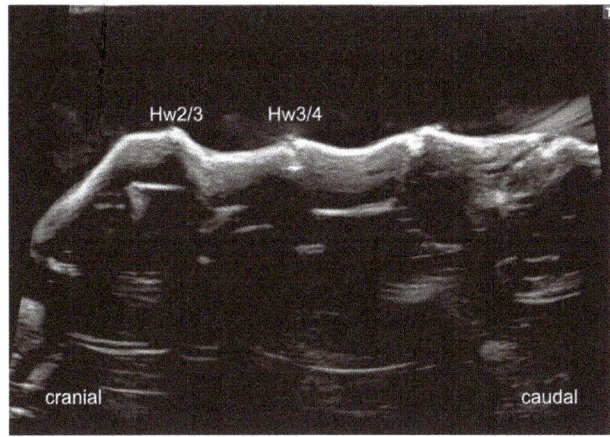

Abb. 12.2: Ultraschallbild am Modell mit klarer Darstellung der Facettengelenke Hw2/3 und Hw3/4.

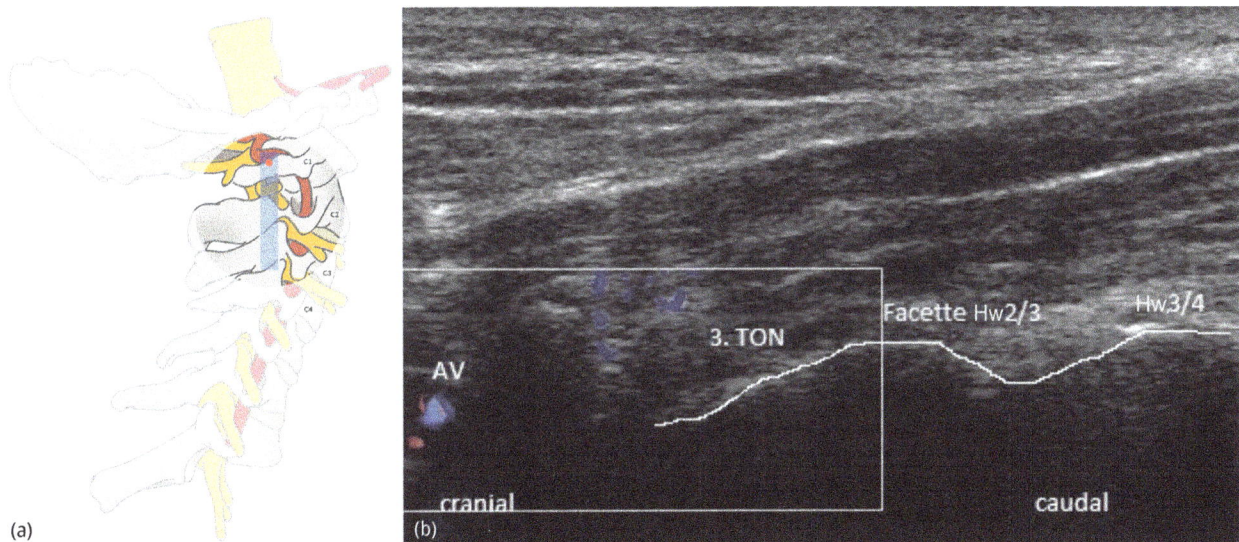

(a)

(b)

Abb. 12.1: (a): Höhenorientierung in der Longitudinalebene an der oberen HWS, der Schallkopf ist von Hw2–Hw4 aufgelegt. (b): Das Sonographiebild zeigt die typische Hügeltalkette, hier am Patienten von Hw2 bis Hw4 reichend. Dargestellt sind die Facettengelenke Hw2/3 bis Hw3/4 auf den Erhebungen. Der TON kann als echodichte Struktur oberhalb des Facettengelenks Hw2/3 dargestellt werden. Auffallend ist die abfallende Silhouette der Massa lateralis von Hw2, welche nur dort beobachtet werden kann. In diesem Fall ist mittels Doppler die Arteria vertebralis-Schleife um Hw1 dargestellt.

https://doi.org/10.1515/9783111171746-012

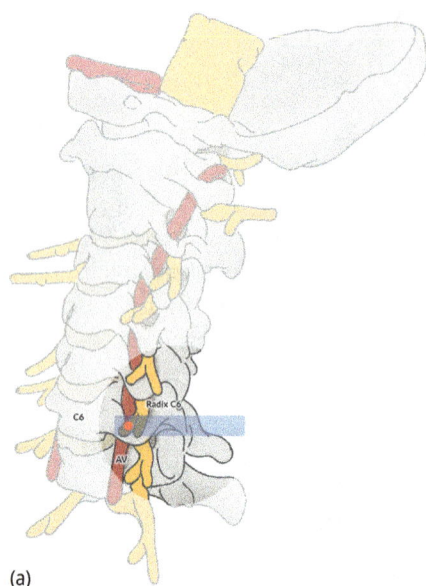

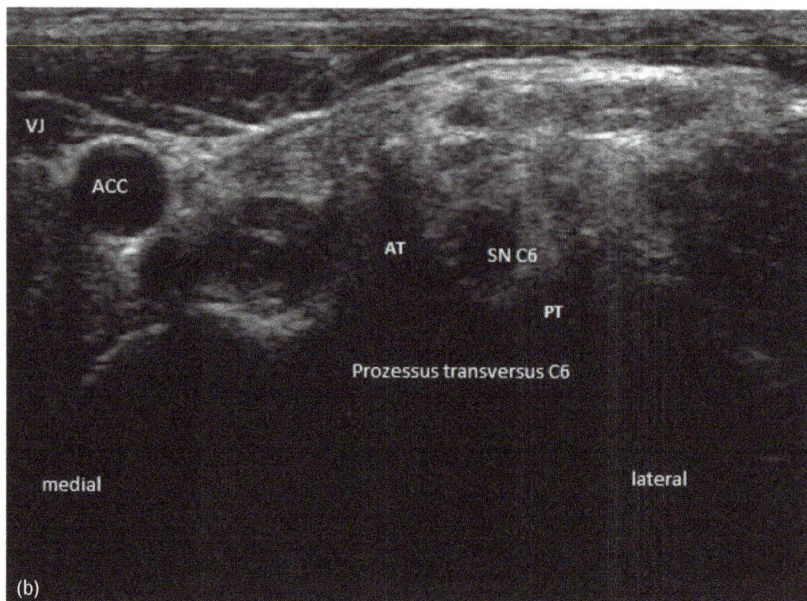

Abb. 12.3: (a): Einstellung transversal in Höhe Hw6. (b): Darstellung im Sonographiebild, man beachte den ausgeprägten anterioren Tuberkel (AT) des Processus transversus Hw6. Posteriorer Tuberkel (PT), Spinalnerv C6 (SN C6), Arteria carotis communis (ACC), Vena jugularis (VJ).

(Abb. 12.3b) und das posteriore Tuberkel kleiner abgebildet. Bei den kranial gelegenen Halswirbeln sind die Processus transversi gleich groß ausgeprägt. Verschiebt man den Schallkopf nach kaudal, so erscheint der Processus transversus von Hw7, welcher nur einen großen dorsalen Tuberkel besitzt. Die Arteria vertebralis verläuft frei am vorderen Anteil.

12.1 Medial Branch Block

12.1.1 Sonoanatomie

In der Longitudinalebene, lateral längs zur Halswirbelsäule, können wie bereits in der Einleitung beschrieben, ventral gut die Massa lateralis und die sogenannte Facettengelenkslinie dargestellt werden (Abb. 12.1b). Im Bereich der Anhebungen laufen senkrecht die Facettengelenke und im Bereich der Absenkungen die betreffenden Medial Branches.

In Höhe Hw2/3 ist sehr deutlich der TON darstellbar (Abb. 12.1b, Abb. 12.6). Kaudal der Erhöhung des Facettengelenks Hw2/3 verläuft der Medial Branch (MB) C3 in der Vertiefung, kaudal Hw3/4 der MB C4 usw. (Abb. 12.1b).

Das Facettengelenk Hw6/7 kann meist noch gut dargestellt werden, der MB C7 ist wegen der ossären Umgebung eher schwierig zu sonographieren, die Ergebnisse der Injektionen fallen schlechter aus als an höher gelegenen MBs [2].

Der Patient ist auf der Seite gelagert, so dass die zu therapierende Seite oben ist. Das Ultraschallgerät ist gegenüber platziert. Es wird ein linearer Ultraschallkopf benutzt, da sämtliche Strukturen relativ oberflächlich liegen.

Nach sterilem Bezug des Ultraschallkopfes und Desinfektion des Eingriffsgebietes wird das sterile Ultraschallgel aufgebracht. Es erfolgt zunächst die Darstellung der Artikularpfeiler in Längsachse der HWS. Es können sowohl die Facettengelenke (Erhebungen) sowie der Verlauf der Medial Branches in den Absenkungen der lateralen Gelenkpfeiler identifiziert werden. Das Tal des Gelenkpfeilers zeigt sich in der Regel echoreich, ist jedoch etwas kontrastärmer in der Darstellung als die Erhebung mit dem Gelenkspalt (Abb. 12.1b).

Die Höhenorientierung erfolgt wie oben geschildert. Bei korrekter Einstellung ist der Weg zum Zielpunkt äußerst kurz.

Die Nadel inseriert nach Identifikation der notwenigen Höhe und des Targets von posterior nach anterior in out-of-plane-Technik die Haut (Abb. 12.1a). Danach wird der Ultraschallkopf durch eine 90°-Drehung in In-plane-Position gebracht (Abb. 12.4a). So kann sicher der Gelenkpfeiler erreicht werden (Abb. 12.4b). Das gleiche Verfahren bietet sich für den TON an. Auch hier erfolgt zunächst die Höhenorientierung longitudinal, das Target liegt über der Massa lateralis von Hw2 (Abb. 12.6).

Dann erfolgt die Injektion des Medikamentes, dies zeigt sich als echoarme Differenzierung. Mittels Powerdoppler kann der Flow dargestellt werden.

Die posteriore Technik hat den Vorteil, dass die anterior des Gelenkpfeilers liegenden Strukturen, Spinalnerven und Vertebralarterie, auch bei zu flachem Winkel nicht erreicht werden, da diese tiefer liegen. Bei zu steilem Winkel wird der posteriore Raum erreicht [1].

12.1.2 Intervention

An Materialien wird empfohlen:
1. Nadel: 25 G ohne Mandrin 60 mm Länge
2. 2 Spritzen à 2 ml
3. Doppelverbindungsröhrchen (damit kann eine getrennte Applikation der Medikation erreicht werden)
4. Medikation
   - diagnostischer Block: Lokalanästhetikum Lidocain 1 %, 0,2–0,4 ml
   - therapeutischer Block: Lokalanästhetikum Lidocain 1 %, 0,5 ml, Dexamethason ca. 2–3 mg

1. Patient in Seitenlage, zu therapierende Seite oben. Seitneigung oder Rotation vermeiden.

2. Desinfektion, sämtliche Spritzen mit Medikament und aufgesetzter Kanüle vorbereitet, Sonokopf steril bezogen.

3. Höhenbestimmung im Longitudinalschnitt (Abb. 12.1a).

4. Zielpunkte im Longitudinalschnitt: TON: leicht kranial des Gelenkspalts Hw2/3 (Abb. 12.1b), Hw3 bis Hw7 in der Vertiefung der jeweiligen Massa lateralis.

5. Auf dem Zielpunkt drehen in die Transversalebene, evtl. Korrektur nach kranial oder kaudal, um die maximale Vertiefung der Massa lateralis zu erreichen. Schallkopfmarkierung (links) zeigt nach medial (Abb. 12.4a).

6. Blick fixiert Schallkopf, Einführen der Nadel von posterior-lateral In-plane.

7. Führen der Nadel unter Realtime von rechts auf dem Monitor an die knöcherne Struktur der Massa lateralis (Abb. 12.4b), schrittweises Vorgehen (Abb. 12.5a-d).

8. Applikation der Medikation bis ein echoarmer Flow zu sehen ist; in der Regel sind 0,3 bis 0,5 ml ausreichend; Verbesserung der Flow-Darstellung unter Powerdoppler.

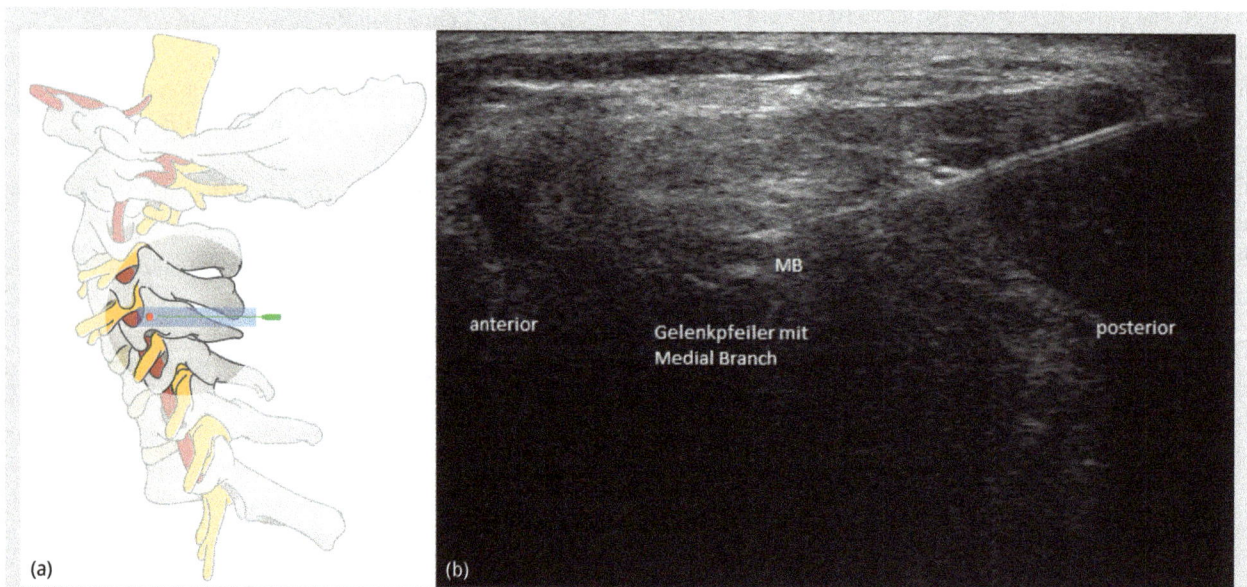

(a)

(b)

anterior

Gelenkpfeiler mit Medial Branch

MB

posterior

Abb. 12.4: (a): Einstellung in der Transversalebene direkt über dem Medial Branch C4. (b): Im entsprechenden Sonographiebild dargestellte Zielstruktur Medial Branch und Führung der Kanüle von posterior-lateral an das Ziel, Nadelspitze ist ca. 2 mm superfizial davon lokalisiert.

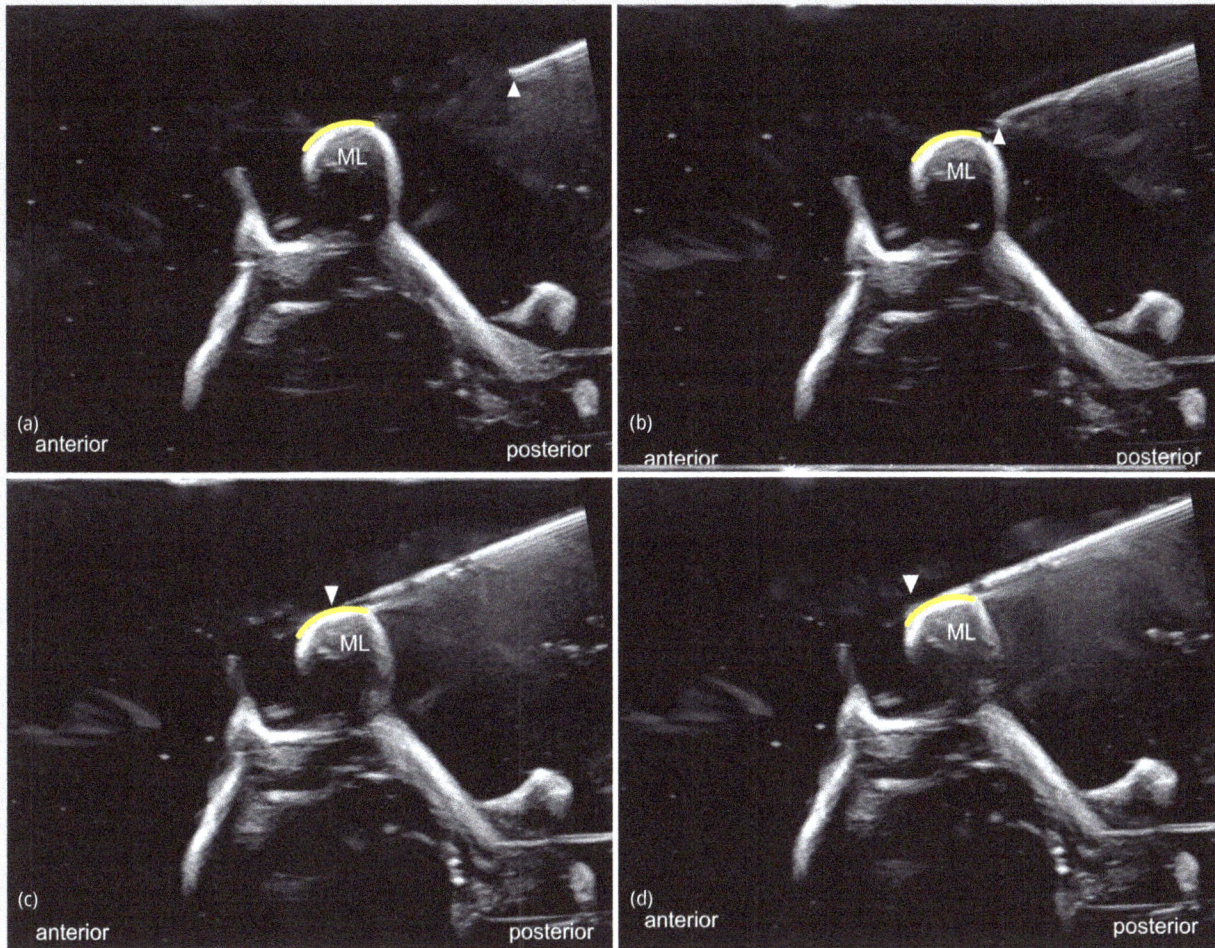

Abb. 12.5: (a–d): Schrittweises Vorführen der Nadel (am Modell) zum Medial Branch C4 von posterior-lateral. (ML) Massa lateralis bzw. Gelenkpfeiler, (gelbe Struktur) Medial Branch, (Pfeil) Nadelspitze.

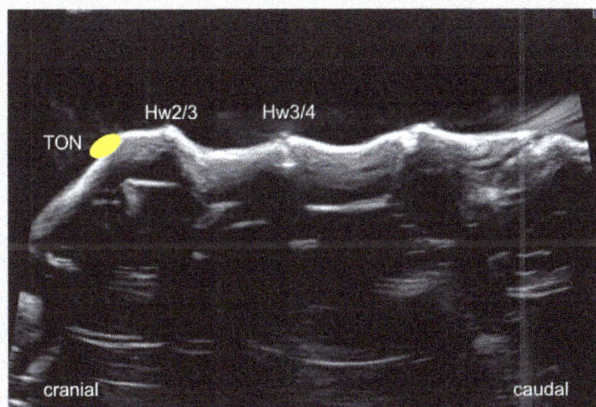

Abb. 12.6: Oberhalb der Massa lateralis von Hw2 läuft der Third occipital nerv (TON, gelb gezeichnet).

12.1.3 Evidenz

Seitens der Halswirbelsäule liegen insbesondere für die Injektion am Medial Branch gute Studien [2] vor. In einer Sondierungsstudie untersuchten Siegenthaler et al. [3] zunächst die visuelle Darstellung des TON und der MBs mittels Sonographie und konnten eine gute Darstellung kaudal bis Level C6 nachweisen. Hervorzuheben ist eine Studie vom gleichen Autorenteam [4], in welcher auf sämtlichen Höhen der Intervention, einschließlich des 3. Occipitalnerven, ein randomisierter Vergleich zwischen Ultraschall und Fluoroskopie durchgeführt wurde. Dabei konnten für den TON und die MBs C3–C6 eine hohe Übereinstimmung hinsichtlich der Zielstruktur gezeigt werden.

Eichenberger et al. [5] zeigten in ihrer Untersuchung, dass speziell am TON eine Trefferquote von 82 % und eine Anästhesiequote von 90 % vorhanden war. Hier führte wahrscheinlich ein gewisses „Spreading" des Lokalanästhetikums zur erhöhten Erfolgsquote. Der TON konnte in 96 % der Fälle visualisiert werden.

Finlayson [6,7] untersuchte in insgesamt 4 Studien die Erfolgsrate (korrekte Lokalisation) von Ultraschall versus Fluoroskopie auf sämtlichen Leveln der HWS und konnte eine annähernd identische Erfolgsrate nachweisen. Thonnagith et al. [2] zeigten 2016 in einem Review auf, dass eine hohe Trefferquote bei sämtlichen Medial Branches und dem TON, ausschließlich C7, erzielt werden konnte. Dabei wurde die gleiche Erfolgsquote bei geringerer Performancezeit für die Ultraschallintervention versus Fluoroskopie festgestellt.

Lee et al. [8] führten eine Kadaverstudie durch, in welcher sie visuell die Ergebnisse einer Ultraschall-gestützten RF-Neurotomie explorierten.

12.2 Intraartikulärer Zugang

12.2.1 Sonoanatomie

Die Facettengelenke selbst können unter Ultraschall auch von posterolateral in einer In-plane Technik erreicht werden. Dabei liegt der Patient ebenfalls auf der Seite, die zu therapierende Seite ist oben, der Interventionalist steht hinter dem Patienten. Das Ultraschallgerät ist wiederum gegenüber dem Operateur platziert. Es erfolgt die Darstellung der lateralen Gelenkreihe und die Höhenorientierung wie oben geschildert. Das Ziel ist dann die Erhöhung in der Gelenkpfeilerreihe bei Längsausrichtung des Sonokopfes zur HWS.

Nachdem das Zielgelenk identifiziert ist, wird der Ultraschallkopf um 90° gedreht, das Zielgelenk zeigt sich relativ oberflächlich und abgerundet im Vergleich zu den tiefer liegenden Gelenkpfeilern (Abb. 12.7b). Der Ultraschallkopf kann dann etwas nach ventral verschoben werden, so dass das Zielgelenk näher an den Nadeleintrittspunkt rückt. Die Nadel wird inseriert und in einer leicht anterio-medialen Richtung an den Gelenkspalt geführt. Vermieden werden sollte eine Nadelinsertion über den Vorderrand des lateralen Gelenkpfeilers, um den Spinalnerv nicht zu verletzen. Absolut verhindert werden muss eine Punktion komplett durch das Facettengelenk, um nicht die Vertebralarterie zu treffen [1]. Da die Arteria carotis communis und die Jugularvene deutlich weiter ventral liegen, sollten diese in der Regel nicht verletzt werden.

Alternativ besteht die Möglichkeit die Facettengelenke auch von dorsal zu punktieren. Dabei befindet sich der Patient in Bauchlage. Die Höhenbestimmung kann auch hier zunächst in der Darstellung der lateralen Gelenkreihe stattfinden. Danach wird der Schallkopf longitudinal nach dorsal verschoben (Abb. 12.9a). Die Massae laterales liegen hier dachziegelartig übereinander und formieren jeweils die Facettengelenke. Die Punktion erfolgt von dorsal in plane (Abb. 12.9b, Abb. 12.10a–d). Mit einer Hautinsertion können mit unterschiedlichen Winkeln mehrere Höhen erreicht werden.

12.2.2 Intervention

An Materialien wird empfohlen:
1. Nadel: 25 G ohne Mandrin, 60 mm Länge
2. 2 Spritzen à 2 ml
3. Doppelverbindungsröhrchen (damit kann eine getrennte Applikation der Medikation erreicht werden)
4. Medikation:
   – Lokalanästhetikum Lidocain 1 %, 0,2–0,4 ml
   – Dexamethason ca. 2–3 mg

1. Patient in Seitenlage, zu therapierende Seite oben. Seitneigung oder Rotation vermeiden.

2. Desinfektion, sämtliche Spritzen mit Medikament und aufgesetzter Kanüle vorbereitet, Sonokopf steril bezogen.

3. Höhenbestimmung im Longitudinalschnitt (Abb. 12.1a).

4. Zielpunkte im Longitudinalschnitt: Erhöhungen der Massa lateralis (Abb. 12.1b).

5. Auf dem Zielpunkt drehen in die Transversalebene (um 90°), evtl. Korrektur nach kranial oder kaudal, um maximale Erhöhung der Massa lateralis zu erreichen. Schallkopfmarkierung (links) zeigt nach medial (Abb. 12.7a).

6. Blick fixiert Schallkopf, Einführen der Nadel von posterior-lateral In-line.

7. Führen der Nadel unter Echtzeit von rechts auf dem Monitor an die knöcherne Struktur des Gelenkes von dorsal (Abb. 12.7b), schrittweises Vorgehen (Abb. 12.8a–d).

8. Applikation der Medikation, bis ein echoarmer Flow zu sehen ist; es muss ein Enhancement und eine Distension der Gelenkkapsel sichtbar sein (Abb. 12.8.d), in der Regel sind 0,3 bis 0,5 ml ausreichend; Verbesserung der Flow-Darstellung unter Powerdoppler möglich.

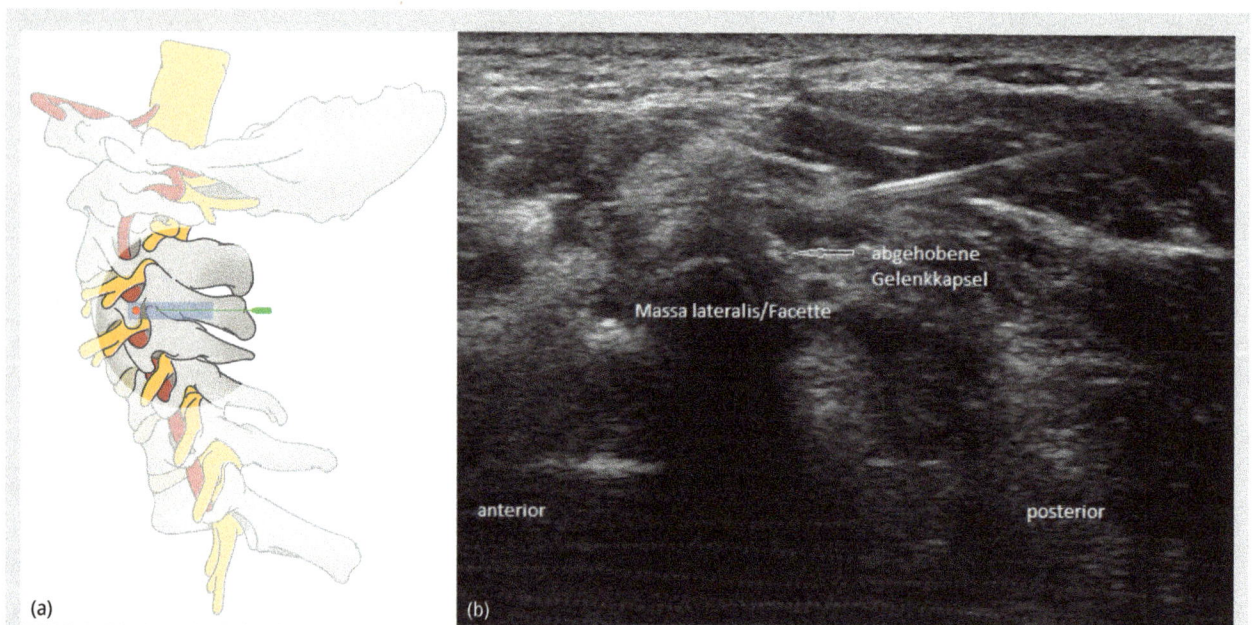

Abb. 12.7: (a): Einstellung des Transducer in der Transversalebene zur Punktion des Facettengelenks Hw3/4. (b): Applikation der Medikation im entsprechenden Ultraschallbild. Es ist bereits gut die abgehobene Facettengelenkskapsel sichtbar.

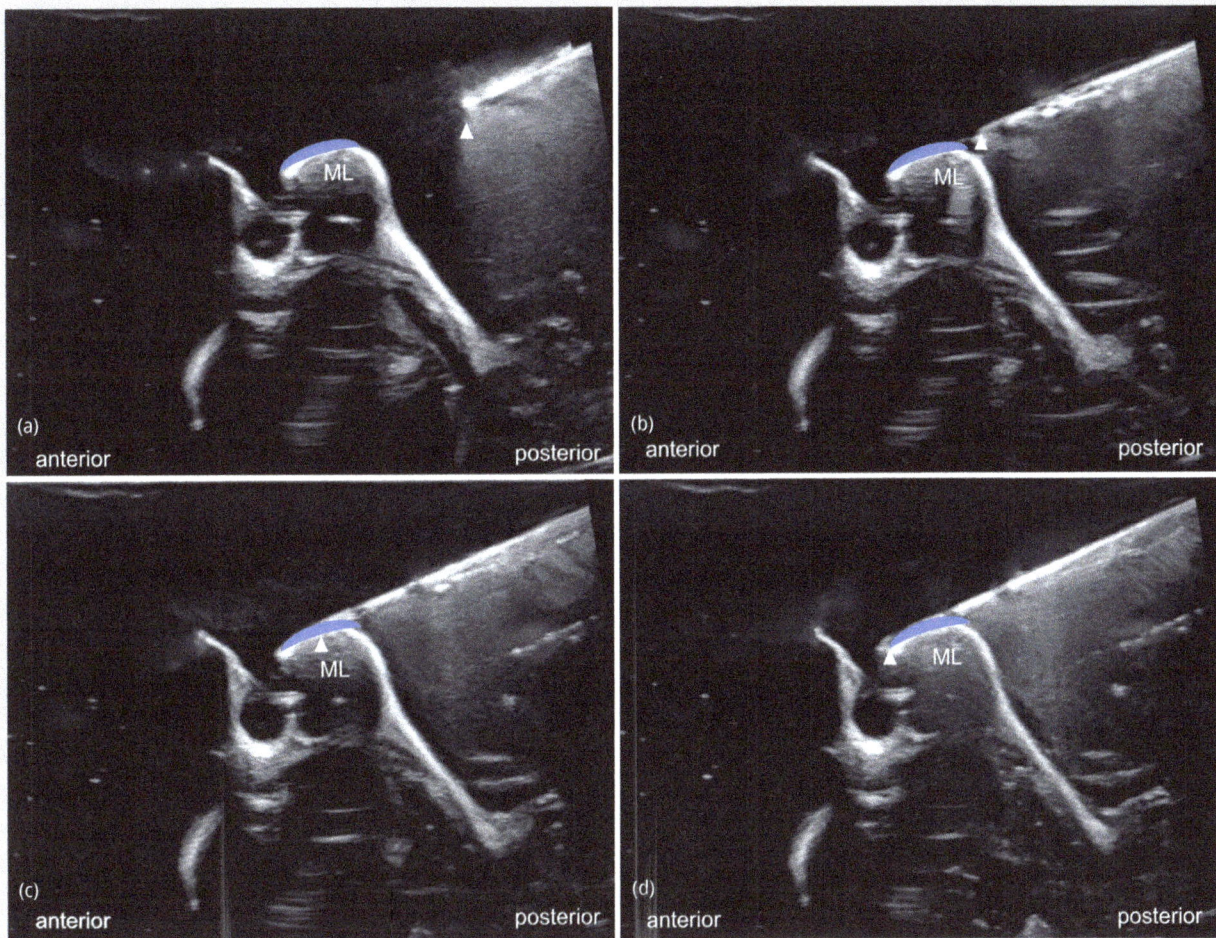

Abb. 12.8: (a–d): Schrittweises Vorführen der Nadel (am Modell) zu den Facettengelenken von posterior-lateral. (ML) Massa lateralis, (blaue Struktur) Facettengelenkskapsel, (Pfeil) Nadelspitze.

Alternative Intervention von dorsal

1. Patient in Bauchlage, leichte Extension der HWS.

2. Desinfektion, sämtliche Spritzen mit Medikament und aufgesetzter Kanüle vorbereitet, Sonokopf steril bezogen.

3. Höhenbestimmung im Longitudinalschnitt (Abb. 12.1a).

4. Verschieben des Schallkopfes nach dorsal (Abb. 12.9a) bis die rein dorsale Einstellung erreicht ist.

5. Blick fixiert Schallkopf, Einführen der Nadel von dorsokaudal In-line.

6. Führen der Nadel unter Echtzeit von rechts auf dem Monitor an die knöcherne Struktur des Gelenkes von dorsal (Abb. 12.9b, Abb. 12.10a–d).

7. Applikation der Medikation, bis ein echoarmer Flow zu sehen ist; es muss ein Enhancement und eine Distension der Gelenkkapsel sichtbar sein, in der Regel sind 0,3 bis 0,5 ml ausreichend; Verbesserung der Flow-Darstellung unter Powerdoppler möglich.

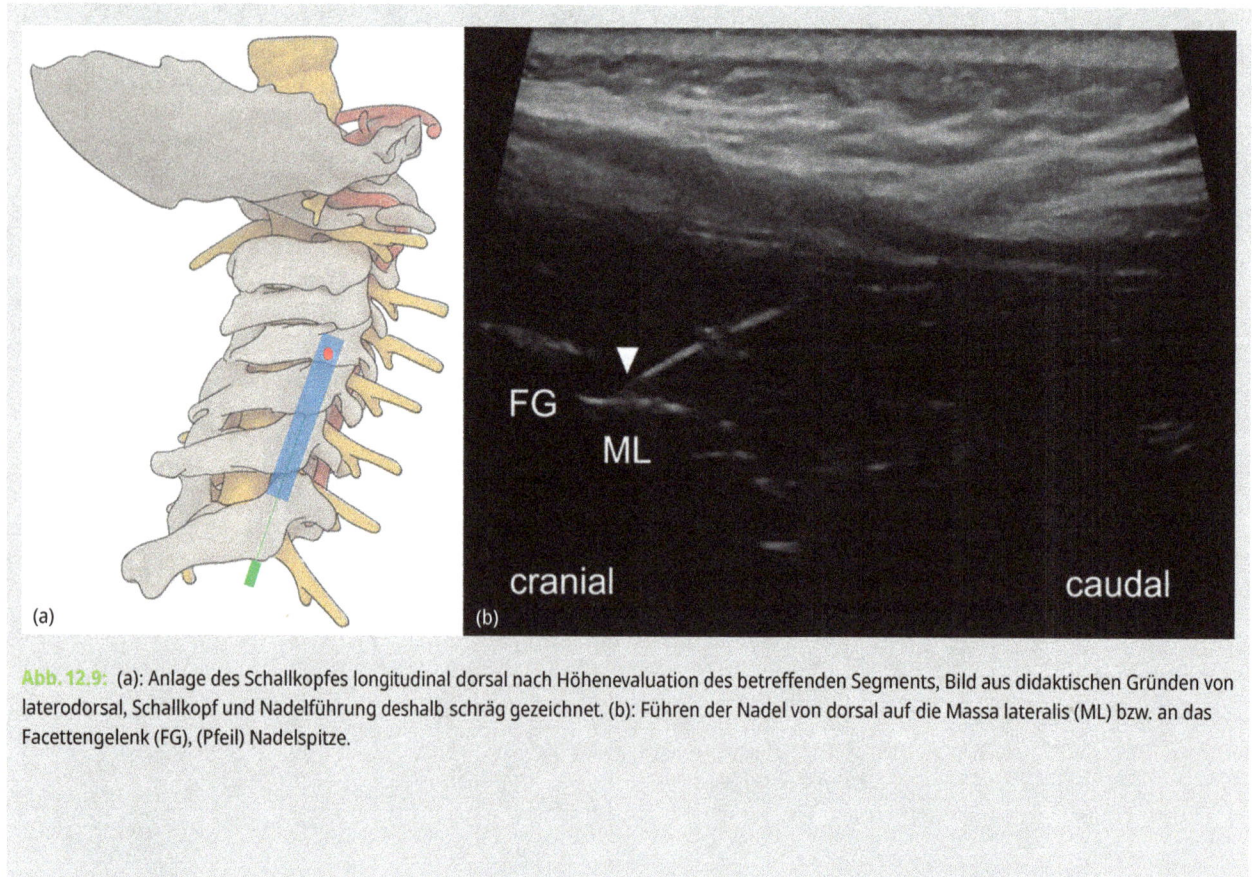

Abb. 12.9: (a): Anlage des Schallkopfes longitudinal dorsal nach Höhenevaluation des betreffenden Segments, Bild aus didaktischen Gründen von laterodorsal, Schallkopf und Nadelführung deshalb schräg gezeichnet. (b): Führen der Nadel von dorsal auf die Massa lateralis (ML) bzw. an das Facettengelenk (FG), (Pfeil) Nadelspitze.

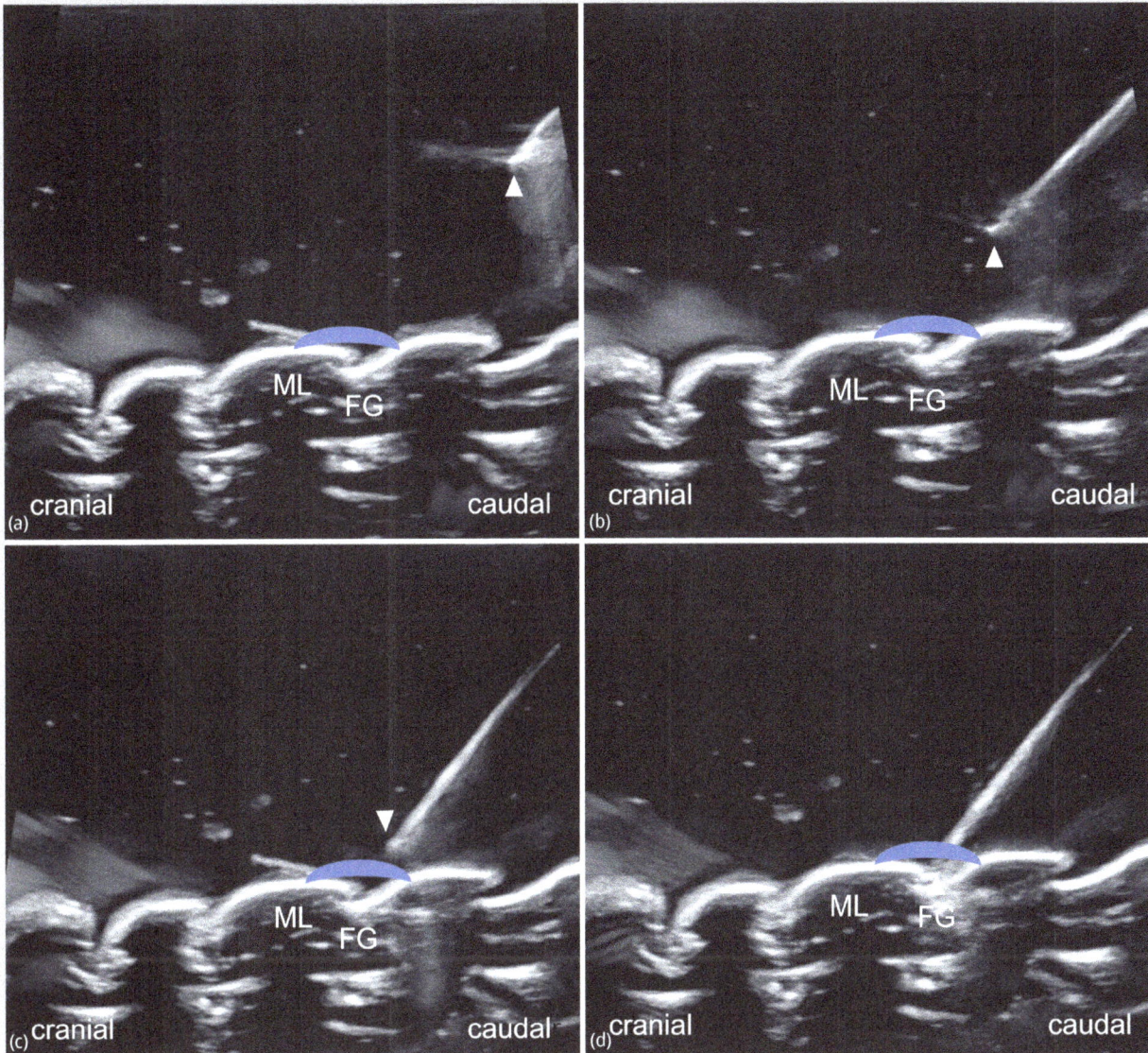

Abb. 12.10: (a–d): Schrittweises Vorführen der Nadel (am Modell) zu den Facettengelenken von dorsal. (ML) Massa lateralis, (FG) Facettengelenk, (blaue Struktur) Facettengelenkskapsel, (Pfeil) Nadelspitze.

12.2.3 Evidenz

In einer Machbarkeitsstudie [9] konnte nachgewiesen werden, dass mit der Sonographie, verglichen mit CT erstens die gleichen Abstände zu den Facettengelenken bestimmt werden konnten und zweitens mit Injektionskanülen die Trefferquote gleich hoch war. Obernauer [10] zeigte anhand von 40 Patienten in einer RCT, dass die Injektion unter Ultraschall an den Facettengelenken genauso effektiv hinsichtlich der Schmerzreduktion wie unter CT war. Ansonsten sind für die intraartikulären Blockaden zervikal keine weiteren RCTs in der Literatur zu finden.

12.3 Zugang zum Spinalnerven

Von hohem Interesse ist eine gefahrlose Injektion an die zervikalen Nervenwurzel bzw. den Spinalnerv im Bereich des Neuroforamens. Mittels Ultraschall ist es möglich, den Spinalnerv etwas weiter distal also nur periforaminal und nicht transforaminal aufzusuchen. Ist der Patient mit der HWS nach kontralateral rotiert, so kann die Medikation nach Re-Rotation ebenfalls in den Epiduralraum des lateralen Rezessus und an das Spinalganglion gelangen. Jee et al. [11] konnten dies in einer Studie mit Kontrolle unter Fluoroskopie mit Kontrastmittel nachweisen (Abb. 12.11). Lohmann et al. [11,12] wiesen in einer anatomischen Studie bei der Überprüfung des Upper Limb-Test die Beweglichkeit der Nervenwurzel im zervikalen Neuroforamen nach, was eine Erklärung für den oben geschilderten Medikamenten-Flow sein kann.

12.3.1 Sonoanatomie

Die am häufigsten betroffenen Nervenwurzeln zervikal sind C5–C7. Wie oben beschrieben, ist die Höhenbestimmung gut in der Transversalebene in Höhe des Ringknorpels möglich. Eindrucksvoll kann hier der Processus transversus mit dem prominenten anterioren Tuberkel, welcher zum Chassaignactuberkel gehört, dargestellt werden. Der posteriore Tuberkel fällt wesentlich kleiner aus. Ist diese Einstellung gemacht, so kann zwischen den Tuberkeln als eine eher echoarme runde Struktur der Spinalnerv C6 ausgemacht werden. Etwas superfizialer ist in der gleichen Ebene der Spinalnerv C5 auszumachen, welcher bei Verschieben des Sonokopfes nach kranial zwischen den Tuberkeln (gleich groß) des Processus transversus (kelchartige Form) von Hw5 eintaucht. Verschiebt man den Schallkopf nach kaudal, so kommt der Querfortsatz von Hw7 ins Bild, welcher lediglich einen großen massiven posterioren Tuberkel besitzt. In diesem Bereich kann die Arteria vertebralis häufig freilaufend dargestellt werden, dies ist auch zu circa 10 % auf dem Level C6 der Fall.

12.3.2 Intervention

An Materialien wird empfohlen:
1. Nadel: 25 G ohne Mandrin 60 mm Länge
2. 2 Spritzen à 2 ml
3. Doppelverbindungsröhrchen (damit kann eine getrennte Applikation der Medikation erreicht werden)
4. Medikation
- diagnostisch: Lokalanästhetikum Lidocain 1 %, 0,2–0,5 ml
- therapeutisch: Lokalanästhetikum Lidocain 1 %, 1–2 ml, Dexamethason ca. 2–3 mg

Der Autor warnt ausdrücklich vor der Kombination von Ropivacain mit Dexamethason, da in der Literatur makro- und mikroskopisch Kristallbildungen beschrieben sind [13].

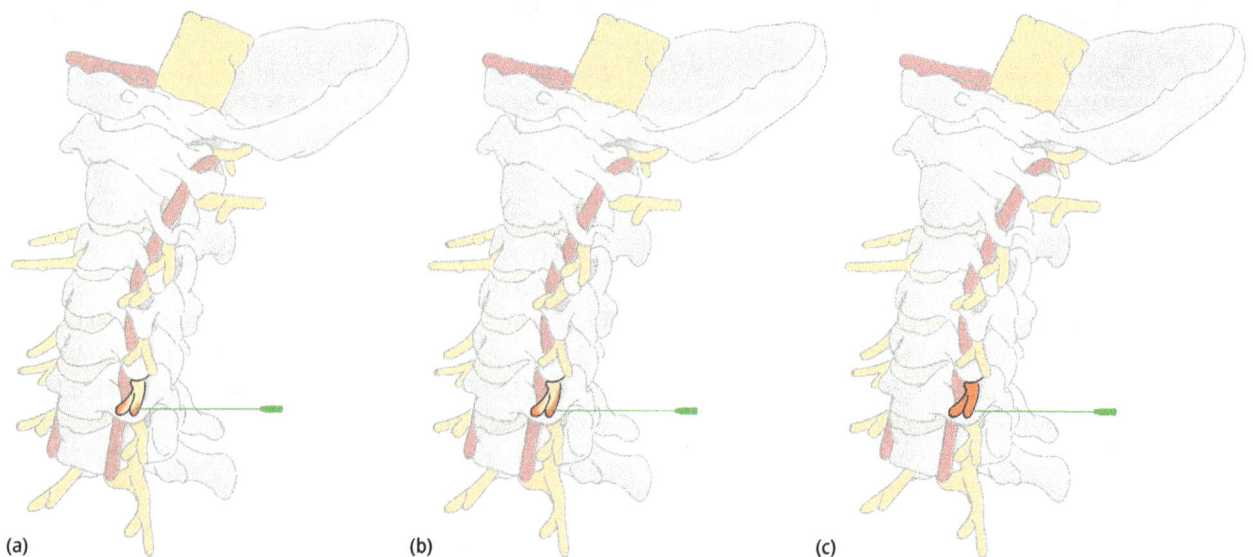

(a) (b) (c)

Abb. 12.11: Verteilung des injizierten Medikaments, hier Spinalnerv C6, mit Enhancement entlang des Nerven nach epidural. Aus einer zunächst perineuralen Infiltration resultiert eine periradikuläre Applikation.

1. Patient in Seitenlage, zu therapierende Seite oben. Seitrotation nach kontralateral.

2. Desinfektion, sämtliche Spritzen mit Medikament und aufgesetzter Kanüle vorbereitet, Sonokopf steril bezogen.

3. Höhenbestimmung im Transversalschnitt (Abb. 12.12a).

4. Ziel im Transversalschnitt:
   – C6: grobe Orientierung Höhe Ringknorpel; Darstellung der typischen Processus transversus Struktur mit prominenten anterioren Tuberkeln (Abb. 12.12b).
   – C7: Verschieben des Schallkopfes nach kaudal: Processus Transversus nur mit dorsalem Tuberkel.
   – C5: Verschieben des Schallkopfes nach kranial: Processus Transversus mit gleich ausgeprägten dorsalen und ventralen Tuberkeln.

5. Eindeutige Darstellung der jeweiligen runden echoarmen Strukturen der betreffenden Spinalnerven zwischen den Tuberkeln (Hw5, Hw6) bzw. vor dem dorsalen Tuberkel (Hw7).

6. Blick fixiert Schallkopf, Einführen der Nadel von posterior-lateral In-plane.

7. Führen der Nadel unter Echtzeit von rechts auf dem Monitor an die echoarme Struktur (Spinalnerv) dorsaler Abstand ca. 2 mm (Abb. 12.12b), schrittweises Vorgehen (Abb. 12.13a–d).

8. Applikation der Medikation, bis ein echoarmer Flow zu sehen ist; es muss ein Enhancement um den Spinalnerv sichtbar sein, in der Regel sind 1 bis 2 ml bei einer therapeutischen Injektion ausreichend; Verbesserung der Flow-Darstellung unter Powerdoppler.

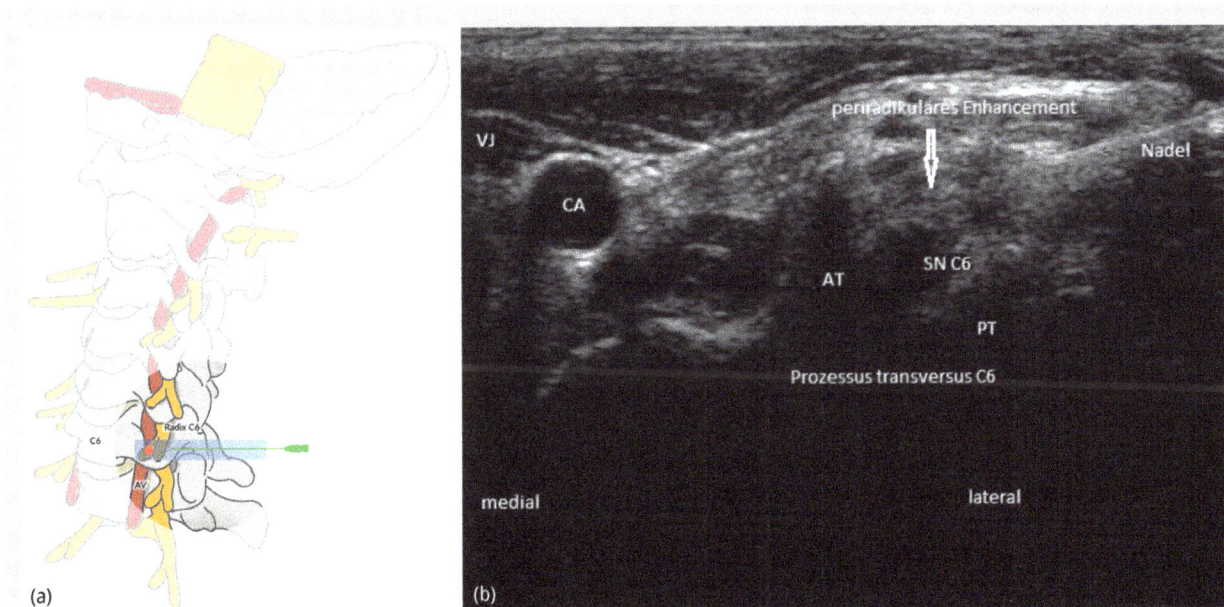

Abb. 12.12: (a): Anlage des Schallkopfes in der Transversalebene über dem Processus transversus. (b): Darstellung im Sonographiebild, anteriorer Tuberkel (AT) des Processus transversus Hw6, posteriorer Tuberkel (PT), Spinalnerv C6 (SN C6), Arteria carotis communis (ACC), Vena jugularis (VJ). Die Kanüle ist bis auf 2 mm an den Spinalnerven herangeführt. Ein perineural-periradikuläres Enhancement ist vorhanden.

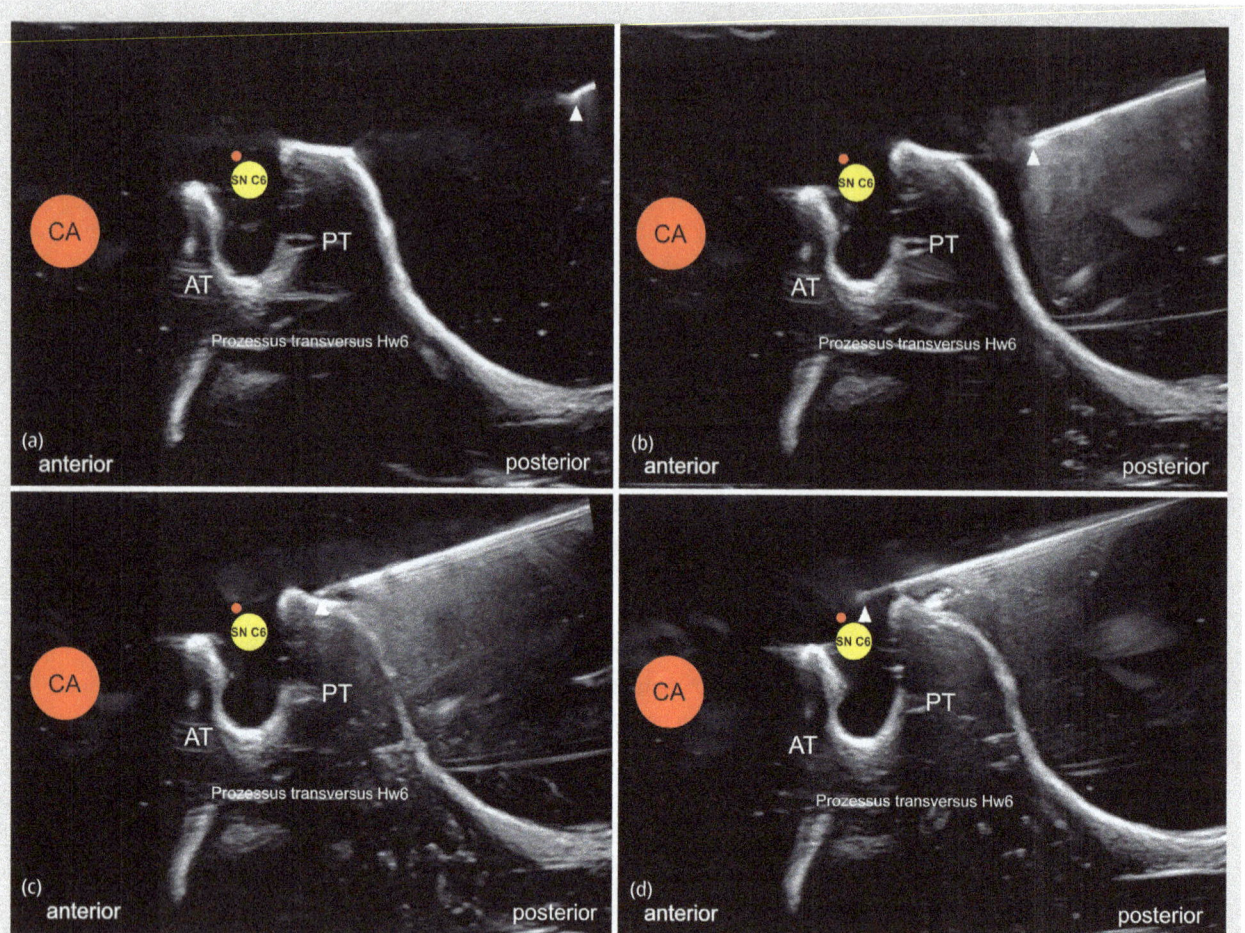

Abb. 12.13: (a–d): Schrittweises Vorführen der Nadel (am Modell) von posterolateral über das posteriore Tuberkel (PT) Hw6 bis zum Spinalnerven C6 (SN C6). Arteria carotis communis (CA), anteriores Tuberkel (AT), Arteria radicularis direkt über dem Spinalnerven (SN). Die Punktion der Spinalarterie muss vermieden werden. Die Nadelspitze muss immer hinter dem Spinalnerven liegen, (Pfeil) Nadelspitze. Zu beachten ist in der Bildabfolge die Korrektur der Nadel, um das dorsale Tuberkel zu passieren.

12.3.3 Evidenz

Jee et al. [11] verglichen in einer RCT die Ergebnisse nach zervikaler Nervenwurzelinfiltration unter Sonographie gegen Fluoroskopie. Dabei war die initiale Schmerzreduktion annähernd gleich und betrug 50 % nach 2 und 12 Wochen. Langzeitergebnisse nach einem Jahr wiesen retrospektiv bei 58 % (Bildwandler) und 62 % (Ultraschall) einen Schmerzrückgang > 50 % [14] nach.

Nauroze et al. [15] zeigten in einer Machbarkeitsstudie, in welcher primär bei 10 Patienten eine Nadelpositionie-rung mit Ultraschall durchgeführt wurde, dass unter der Kontrolle mit Fluoroskopie bei 5 Patienten der Zielpunkt korrekt getroffen war, bei den übrigen befand sich die Nadel 3 mm um den Zielpunkt. Interessant war, dass unter Sonographie bei 2 Patienten Blutgefäße intraforaminal dargestellt wurden und damit eine Punktion vermieden werden konnte. Unter Fluoroskopie, so wurde gefolgert, mit dem üblichen Zielpunkt wäre hier eine Punktion möglich gewesen. Bereits 2005 wurden von Galiano et al. [16] eine periradikuläre Technik unter Sonographie mit positiven Ergebnissen beschrieben.

12.4 Ganglion stellatum Block

In diesem Kapitel soll die Ganglion stellatum Blockade dargestellt werden. Damit wird kein nozizeptive oder neuropathische Ursache an der Wirbelsäule behandelt, sondern eine Schmerzsymptomatik im Bereich der oberen Extremitäten bspw. das CRPS (Complex Regional Pain Syndrom) der Hand. Dabei findet diese Intervention auch im Rahmen eines multidisziplinären Ansatzes ihren Platz (Abb. 12.14).

Für die zervikale Grenzstrangblockade, speziell am Ganglion stellatum, hat sich mittlerweile die Injektion unter Sonographie etabliert. Diese bietet gegenüber einer Fluoroskopie-gesteuerten Injektion den Vorteil, dass relevante gefährdete Strukturen rechtzeitig erkannt werden. Eine versehentliche Punktion, insbesondere der Arteria vertebralis, kann so rechtzeitig vermieden werden. Diese läuft in Höhe Hw7 weitgehend frei, auf Höhe Hw6 ist dies zu ca. 10 % der Fall, wie anatomische Studien zeigen. Zusätzlich gibt es Verläufe der aufsteigenden Halsarterie, welche mit der Arteria vertebralis und Arteria spinalis anterior Anastomosen bildet. Auch Punktionen der Arteria und Vena thyroidea inferior sind bei einem ventrolateralen Zugang unter Fluoroskopie oder einem ventralen Zugang, Landmark orientiert am Tuberculum Chassaignac (vorderes Tuberculum des Prozessus transversus Hw6), als Komplikation bekannt. Hier kann es zu einem retropharyngealen Hämatom kommen. Insbesondere bei Injektionen in Höhe des zervikalen Grenzstranges von links kann auch versehentlich der Oesophagus getroffen werden, was eine Mediastinitis auslösen kann.

12.4.1 Sonoanatomie

Anatomisch gesehen handelt es sich beim Ganglion stellatum um eine Verschmelzung des Ganglion cervicale inferius und dem ersten Thorakalganglion, alternativ Ganglion cervicothoracicum genannt (Abb. 12.15). Hier entspringen die postganglionären sympathischen Fasern für die Versorgung der oberen Extremitäten, während in Höhe Hw5 und Hw6 die postganglionären Fasern für den Kopf aus

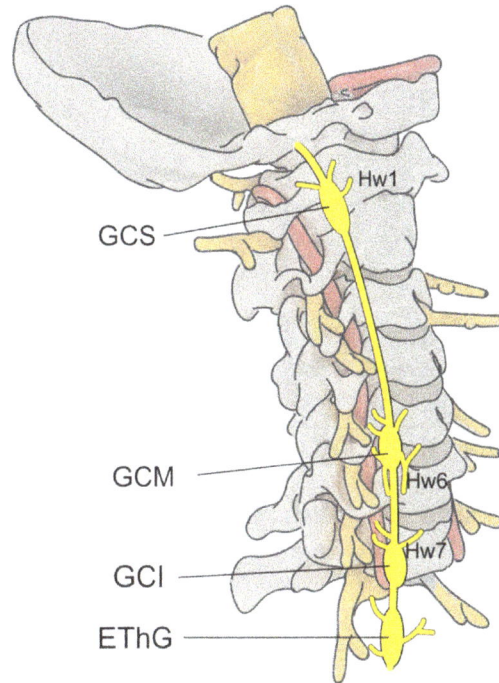

Abb. 12.15: Anatomie des zervikalen Grenzstrangs. Ganglion stellatum in Höhe Hw7, bestehend aus Ganglion cervicale inferius (GCI) und erstem Thorakalganglion (EThG); Ganglion cervicale superius (GCS), Ganglion cervicale medius (GCM).

Diagnostik und Therapie komplexer regionaler Schmerzsyndrome (CRPS) – Leitlinien für Diagnostik und Therapie in der Neurologie, AWMF-Registernummer: 030/116

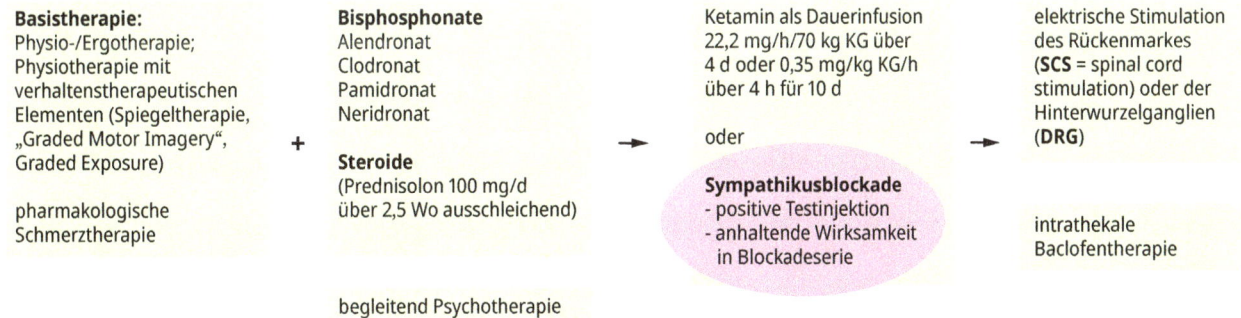

| **Basistherapie:** Physio-/Ergotherapie; Physiotherapie mit verhaltenstherapeutischen Elementen (Spiegeltherapie, „Graded Motor Imagery", Graded Exposure) pharmakologische Schmerztherapie | **Bisphosphonate** Alendronat Clodronat Pamidronat Neridronat **Steroide** (Prednisolon 100 mg/d über 2,5 Wo ausschleichend) begleitend Psychotherapie | Ketamin als Dauerinfusion 22,2 mg/h/70 kg KG über 4 d oder 0,35 mg/kg KG/h über 4 h für 10 d oder **Sympathikusblockade** - positive Testinjektion - anhaltende Wirksamkeit in Blockadeserie | elektrische Stimulation des Rückenmarkes (**SCS** = spinal cord stimulation) oder der Hinterwurzelganglien (**DRG**) intrathekale Baclofentherapie |

Abb. 12.14: Therapie sequenziell mit Basistherapie, den Interventionen (rot gekennzeichnet) und den invasiven Maßnahmen wie SCS und Baclofen-Pumpe. Nach den AWMF-Leitlinien.

dem mittleren und oberen zervikalen Ganglion, zervikaler Sympathikus (CST), kommen. Sonographisch erfolgt deswegen der Zugang von dorsolateral in Höhe von Hw7 (Abb. 12.16a), wenn beispielsweise ein CRPS der Hand therapiert werden soll. Im Gegensatz zu den darüber liegenden Processus transversi, ist bei Hw7 nur ein dorsales Tuberkel vorhanden. Damit ist diese Interventionshöhe gut zu identifizieren. Dabei wird über das Tuberkel gegangen, die Arteria vertebralis vermieden und im Bereich der Faszie des Musculus longus coli dann ein Lokalanästhetikum oder ein Opioid (Ganglionäre Opioidanalgesie, GLOA) appliziert.

12.4.2 Intervention

An Materialien wird empfohlen:
1. Nadel: 25 G ohne Mandrin 60 mm Länge
2. 1 Spritze à 2 ml
3. Verbindungsröhrchen (damit kann eine ruhende Nadel gewährleistet werden)
4. Medikation
   - diagnostisch: Lokalanästhetikum Lidocain 1 %, 0,2–0,5 ml
   - therapeutisch: Lokalanästhetikum Lidocain 1 %, 1–2 ml oder als Ganglionäre Opioidanalgesie (GLOA) mit 0,03 mg Buprenorphin in 5 ml 0,9 % NaCl

1. Patient in Seitenlage, zu therapierende Seite oben. Seitrotation nach kontralateral.

2. Desinfektion, sämtliche Spritzen mit Medikament und aufgesetzter Kanüle vorbereitet, Sonokopf steril bezogen.

3. Höhenbestimmung im Transversalschnitt (Abb. 12.12a).

4. Eindeutige Darstellung des Prozessus transversus Hw6, da mit prominentem vorderem Tuberkel gut zu identifizieren (Abb. 12.12b).

5. Verschieben des Schallkopfes nach kaudal (Abb. 12.16a) bis zur Darstellung des breitflächigen Prozessus transversus Hw7 mit dem Spinalnerven vor dem dorsalen Tuberkel.

6. Leichte Verschiebung des Schallkopfes nach ventral bis sich der Musculus longus colli zwischen Arteria carotis communis und Arteria vertebralis darstellt (Abb. 12.16b)

7. Blick fixiert Schallkopf, Einführen der Nadel von posterior-lateral In-plane.

8. Führen der Nadel unter Echtzeit von rechts auf dem Monitor über den Prozessus transversus Hw7 über die echoarme Struktur (Spinalnerv) bis an die dorsolaterale Faszie des Musculus longus colli. (Abb. 12.16b). Schrittweises Vorgehen (12.17a–d).

9. Applikation der Medikation, bis ein echoarmer Flow zu sehen ist; es muss ein Enhancement an der Faszie sichtbar sein, in der Regel sind 1 bis 2 ml bei einer therapeutischen Injektion ausreichend; Verbesserung der Flow-Darstellung unter Powerdoppler.

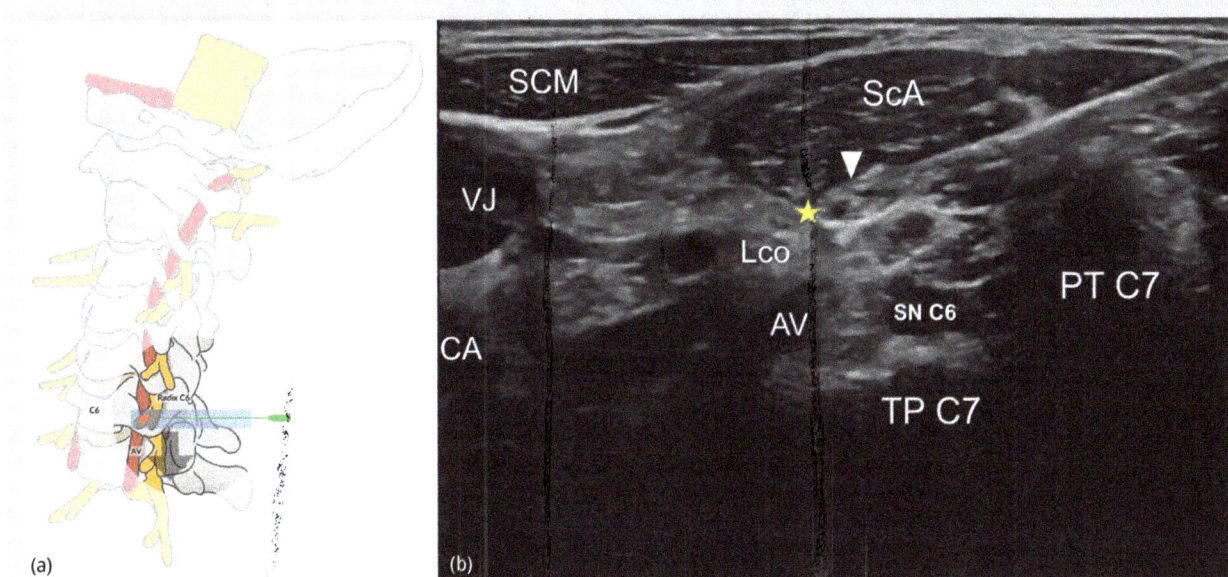

Abb. 12.16: (a): Anlage des Schallkopfes in der Transversalebene über dem Processus transversus C6, danach Verschieben des Schallkopfes nach kaudal (b): Darstellung im Sonographiebild, posteriorer Tuberkel (PT) des Processus transversus Hw7, Spinalnerv C6 (SN C6), Arteria carotis communis (CA), Vena jugularis (VJ), Arteria vertebralis (AV). Die Kanüle ist durch den Musculus scalenus anterior (ScA) an die Faszie des M. longus colli (Loc) herangeführt, (gelber Stern) unterer zervikaler Grenzstrang, (SCM) M. sternocleidomastoideus, (TP) Processus transversus Hw7, (Pfeil) Nadelspitze.

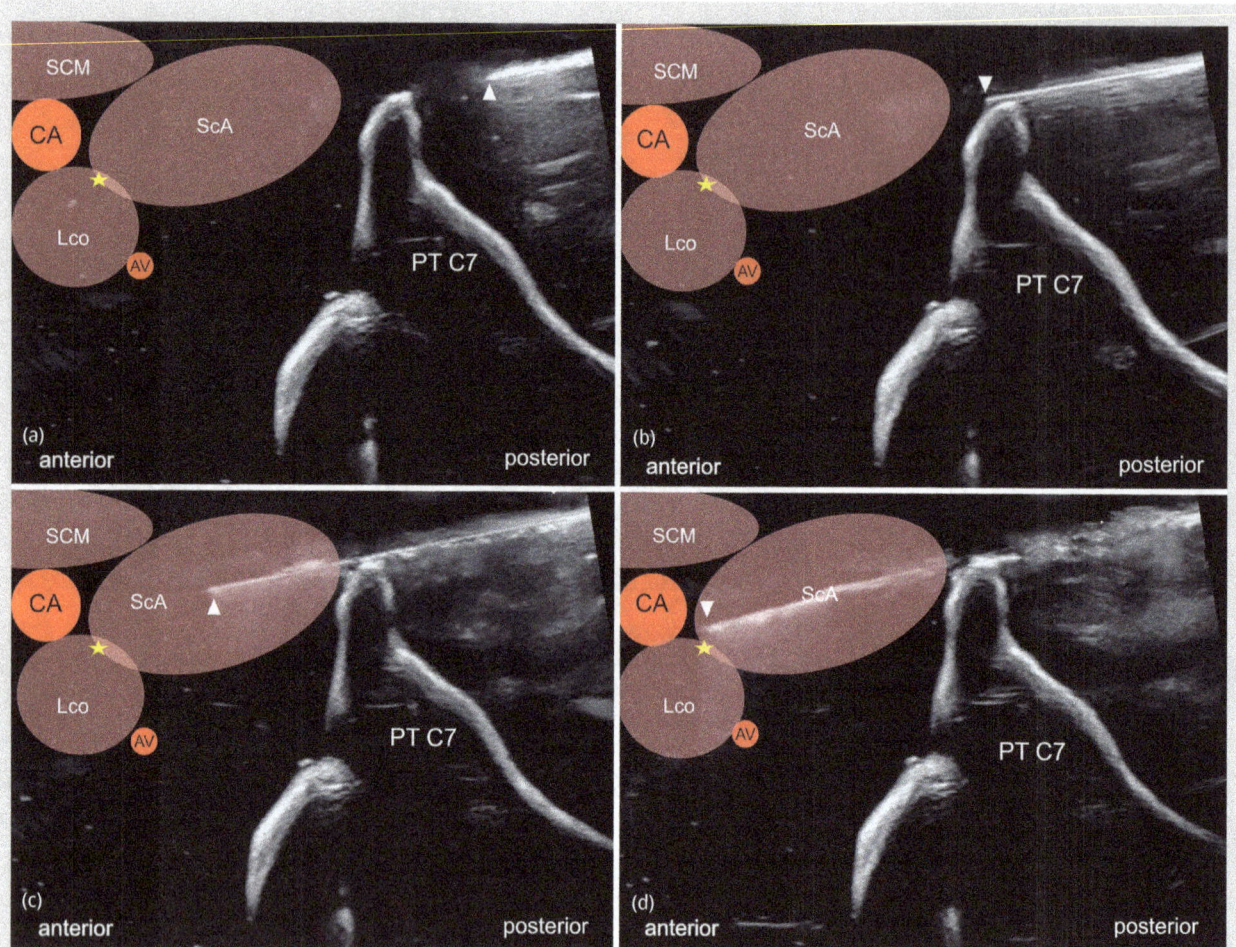

Abb. 12.17: (a– d): Schrittweises Vorführen der Nadel von posterolateral (am Modell) über den posterioren Pedikel (PT) C7 bis zur Faszie des M. longus colli (Loc). Arteria carotis communis (CA), Arteria vertebralis (AV), (gelber Stern) unterer zervikaler Grenzstrang, (SCM) M. sternocleidomastoideus, (ScA) M. scalenus anterior, (Pfeil) Nadelspitze.

12.4.3 Evidenz

Wissenschaftlich gesehen wird der Erfolg der Sympathikusblockade mittlerweile kritischer beurteilt als dies in früheren Jahren der Fall war. Noch vor ca. 10 Jahren wurden teilweise Injektionsserien mit 8–10 Injektionen empfohlen. Neuere wissenschaftliche Ergebnisse zeigen eine doch reduzierte Wirksamkeit der Grenzstrangblockaden. Eventuell ist dies auch von der Technik abhängig. Aleanakian et al. [17] wiesen in einer Studie 2020 nach, dass Stellatumblockaden unter Sonographie sicher sind. Es bestehe eine Effektivität bei sympathisch unterstützten neuropathischen Schmerzen. Dabei sei es wesentlich, dass nach der ersten Blockade eine Schmerzreduktion vorhanden sei, denn dies sei ein Prädiktor für die Wirksamkeit einer Injektionsserie. Dagegen zeigte eine frühere Metaanalyse aus dem Jahr 2013 von Stanton [18], in welche 12 Studien inkludiert wurden, dass betreffend Sympathikusblockaden mit Lokalanästhetikum zu anderen Therapien kein zusätzlicher Effekt vorhanden sei. Auch seien diese Injektionen anderen Therapien nicht überlegen.

Literatur

[1]   Legat M. Sonografie-gestützte Infiltration an HWS und BWS. OUP 2019;8:516–519.

[2]   Thonnagith A, Elgueta MF, Chalermkitpanit P, De QH Tran, Finlayson RJ. Ultrasound-Guided cervical medial branch blocks: a technical review. Int J Phys Med Rehabil. 2016;4:2.

[3]   Siegenthaler A, Schliessbach J, Curatolo M, Eichenberger U. Ultrasound anatomy of the nerves supplying the cervical zygapophyseal joints: an exploratory study. Regional Anesthesia and Pain Medicine. 2011;36(6):606–610.

[4] Siegenthaler A, Mlekusch S, Eichenberger U. Accuracy of Ultrasound-guided Nerve Blocks of the Cervical Zygapophysial Joints. Anesthesiology. 2012;117(2):347–352.

[5] Eichenberger U, Greher M, Kapral S, et al. Sonographic visualization and ultrasound-guided block of the third occipital nerve: Prospective for a new method to diagnose C2–C3 zygapophysial joint pain. Anesthesiology. 2006;104:303–308.

[6] Finlayson RJ, Gupta G, Alhujairi M, Dugani S, Tran de QH. Cervical medial branch block: a novel technique using ultrasound guidance. Reg Anesth Pain Med. 2012;37:219–223.

[7] Finlayson RJ, Etheridge JP, Vieira L, Gupta G, Tran de QH. A randomized comparison between ultrasound- and fluoroscopy-guided third occipital nerve block. Reg Anesth Pain Med. 2013;38:212–217.

[8] Lee SH, Kang CH, Derby R, et al. Ultrasound-guided radiofrequency neurotomy in cervical spine: sonoanatomic study of a new technique in cadavers. Clin Radiol. 2008;63:1205–1212.

[9] Galiano K; Obwegeser A, et al. Ultrasound-guided Facet Joint Injections in the Middle to Lower Cervical Spine: A CT-controlled Sonoanatomic Study. The Clinical Journal of Pain. 2006;22:538–543.

[10] Obernauer J, Galiano K, et al. Ultrasound-guided versus Computed Tomography-controlled facet joint injections in the middle and lower cervical spine: a prospective randomized clinical trial. Med Ultrason. 2013;15(1):10–15.

[11] Jee H, Lee JH, Kim J, et al. Ultrasound-guided selective nerve root block versus fluoroscopy-guided transforaminal block for the treatment of radicular pain in the lower cervical spine: A randomized, blinded, controlled study. Skeletal Radiology. 42;1:69–78.

[12] Lohman CM, Gilbert KK, Sobczak S, et al. Cervical Nerve Root Displacement and Strain During Upper Limb Neural Tension Testing: Part 1: A Minimally Invasive Assessment in Unembalmed Cadavers. Spine. 2015;40(11):793–800.

[13] Watkins TW, Dupre S, et al. Ropivacaine and dexamethasone: a potentially dangerous combination for therapeutic pain injections . Journal of Medical Imaging and Radiation Oncology. 2015;59:571–577.

[14] Park Y, Ahn JK. Treatment Effects of Ultrasound Guide Selective Nerve Root Block for Lower Cervical Radicular Pain: A Retrospective Study of 1-Year Follow-up. Ann Rehabil Med. 2013;37(5):658–667.

[15] Narouze SN, Vydyanathan A, Kapural L, et al. Ultrasound-Guided Cervical Selective Nerve Root Block: A Fluoroscopy-Controlled Feasibility Study Regional Anesthesia & Pain Medicine. 2009;34:343–348.

[16] Galiano K, Obwegeser AA, Bodner G, et al. Ultrasound-Guided Periradicular Injections in the Middle to Lower Cervical Spine: An Imaging Study of a New Approach. Regional Anesthesia & Pain Medicine. 2005;30:391–396.

[17] Aleanakian R, Chung BY, Feldmann RE Jr, Benrath J. Effectiveness, Safety, and Predictive Potential in Ultrasound-Guided Stellate Ganglion Blockades for the Treatment of Sympathetically Maintained Pain. Pain Pract. 2020;20(6):626–638.

[18] Stanton TR, Wand BM, Carr DB, et al. Local anaesthetic sympathetic blockade for complex regional pain syndrome. Cochrane Database Syst. Rev., Nr. 8, 2013, doi: 10.1002/14651858.CD004598.pub3.

13 Interventionen an der BWS

Björn Carsten Schultheis

13.1 Thorakale Facettengelenke

Ultraschallgesteuerte Infiltrationen stellen insbesondere im Bereich der Brustwirbelsäule einen zusätzlichen Sicherheitsaspekt dar. Die Facetten- und Kostotransversalgelenke liegen eng aneinander und bewirken eine etwas abweichende Lage des Medial Branch. Die sonographisch gut darstellbare Pleura erlaubt eine sichere Nadelführung unter Sicht und verringert somit die Wahrscheinlichkeit einer Pleurapunktion.

Ultraschallgesteuerte thorakale periartikuläre Facettenblockaden kommen sowohl als Diagnostikum als auch als therapeutische Maßnahme in Betracht.

Ultraschallgesteuerte periartikuläre Infiltrationen können sowohl beim liegenden als auch sitzenden Patienten durchgeführt werden. Injiziert werden pro Facettengelenk 1–2 ml eines langwirksamen Lokalanästhetikums mit niedriger Konzentration. Wird eine inflammatorische Ursache vermutet, kann auch ein Steroid hinzugefügt werden. Erstmalig wurden ultraschallgesteuerte Facetteninfiltrationen von Stulc et al. an Kadavern beschrieben [1].

13.1.1 Sonoanatomie

Die thorakalen Facettengelenke werden aus dem Pars infraarticularis und dem angrenzenden Pars supraarticularis des darunterliegenden Wirbelkörpers gebildet. Das Gelenk wird von einer Synovia und einer kräftigen Gelenkkapsel umschlossen. Die Gelenkkapsel ist dicht innerviert. Jedes Facettengelenk wird über den Ramus dorsalis auf Segmenthöhe und den Ramus dorsalis des darüber liegenden Wirbelkörpers versorgt. Somit setzt sich auch in der Brustwirbelsäule die „doppelte Innervierung" der Facettengelenke, wie auch im Bereich der Lendenwirbelsäule, weiter fort. Dies ist klinisch/diagnostisch wichtig, wenn die Medial Branches zur Austestung einer geplanten Radiofrequenztherapie blockiert werden sollen.

Hier ist jedoch zu beachten, dass der Verlauf der Medial Branches in unterschiedlichen BWS-Abschnitten variiert. In dem Bereich Bw8–Bw10 tritt der MBB an der superior-lateralen Kante des Processus transversus unter der Rippe hervor. Dann teilt er sich in zwei Teile auf. (Abb. 13.1). Ein Teil zieht zur Gelenkkapsel des Facettengelenkes auf gleicher Höhe und ein Teil zur Gelenkkapsel des kaudal liegenden Facettengelenkes. In den Bereichen Bw11–Bw12 entspricht der Verlauf dem der Lendenwirbelsäule.

Die Technik erfolgt in 2 Schritten.

1. Schritt: Zunächst Darstellung eines paramedianen, longitudinalen Schnittes etwa 3–4 cm lateral der Mittellinie auf der Höhe des zu infiltrierenden Facettengelenkes mit einer Tiefeneinstellung von 7–8 cm. Von hier aus wird nun der Schallkopf nach medial geführt, bis die Processi transversi als hyperechogene breite Streifen sichtbar werden. Die Rippenköpfe verlaufen hier leicht nach kranial versetzt ventral der Processi transversi. Dieses klassische Zeichen wird aus als „Tridentzeichen" beschrieben (Abb. 13.2b und 13.4b).

2. Schritt: Nach Identifizierung der Processi transversi erfolgt ein weiteres medialisieren des Transducers bis die Partes infra- und supraarticularis des Facettengelenkes sichtbar werden. Diese erscheinen an der lateralen Begrenzung zunächst als echoreiche Hügel und Täler (Abb. 13.2c und 13.4c). Wenn das gewünschte Facettengelenk dargestellt ist, wird eine 22 G-Nadel in-plane durch die Haut gestochen und unter direkter Visualisierung an die Pars inferior oder superior des Facettengelenkes geführt und die Gelenkkapsel mit 1 ml Lokalanästhetikum und einem Steroid nach Aspiration umflutet.

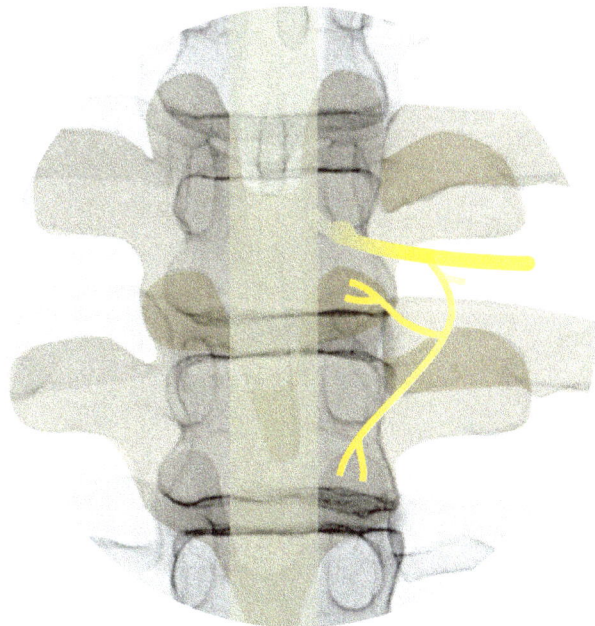

Abb. 13.1: Verlauf des Medial Branch im Bereich C8–T9.

https://doi.org/10.1515/9783111171746-013

13.1.2 Intervention

An Materialien wird empfohlen:
- Hautdesinfektion
- sterile Abdeckung und sterile Handschuhe
- 10 ml Spritzenkörper
- Aufziehnadel
- sterile Kompressen
- 0,8 × 120 mm Nadel
- sterile Wundauflage (Pflaster)

Medikation:
- diagnostischer Block: 1–1,5 ml Bupivacain 0,125 %–0,25 %
- therapeutischer Block: 1 ml Bupivacain 0,125 %–0,25 % + 1 ml
  Dexamethason (= 4 mg)

1. Patient in Bauch- oder Seitenlage. Seitneigung oder Rotation vermeiden.

2. Desinfektion, sämtliche Spritzen mit Medikament und aufgesetzter Kanüle vorbereitet, Sonokopf steril bezogen.

3. Höhenbestimmung im Longitudinalschnitt 3–4 cm lateral der Mittellinie (Abb. 13.2a, Abb. 13.4a).

4. Medialisierung des Schallkopfes bis zur Darstellung der Processi transversi (Abb. 13.2b, Abb. 13.4b).

5. Weitere Medialisierung bis zur Darstellung der Pars infra- und supraarticularis des Facettengelenkes.

6. 22 G Nadel in plane an Pars supra- oder infraarticularis.

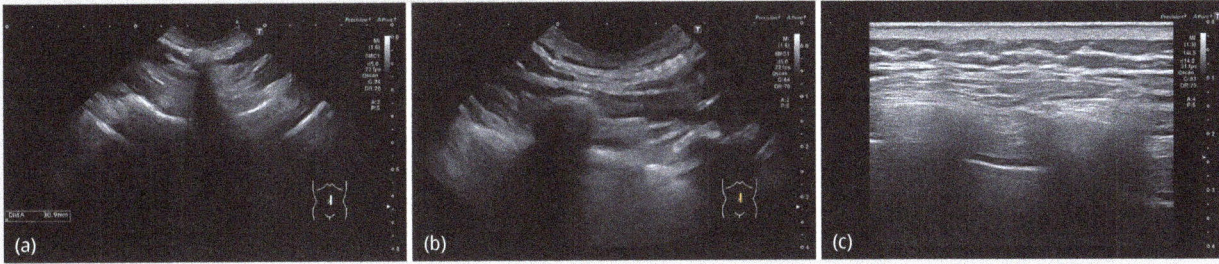

Abb. 13.2: Darstellung eines Überblicks im Ultraschall am Probanden. (a): Transversale Darstellung. (b): „Trident". (c): Hügel-Täler der Facettengelenke.

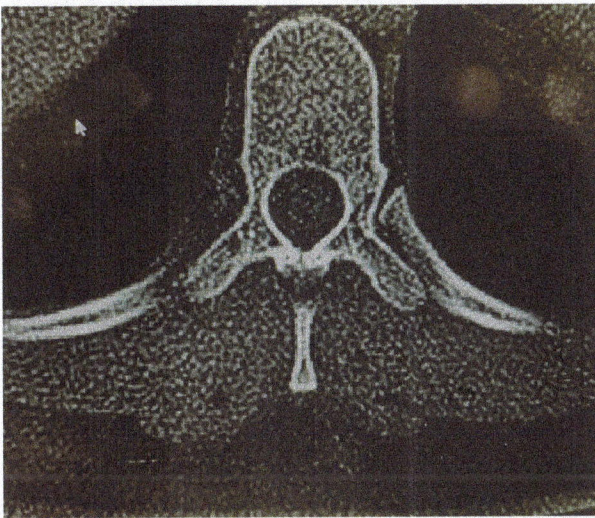

Abb. 13.3: Transversales CT zum Vergleich.

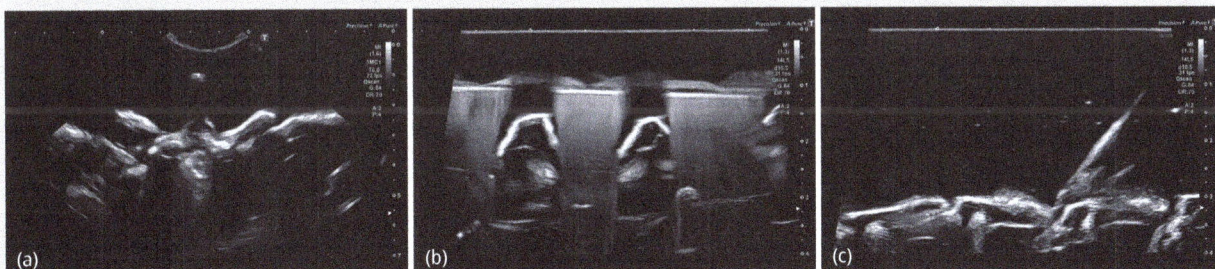

Abb. 13.4: Darstellung eines Überblicks am Modell. (a): Transversale Darstellung. (b): „Trident". (c): Hügel-Täler der Facettengelenke.

13.1.3 Evidenz

In einem systematischen Review von Atluri et al. kommt dieser zum Entschluss einer Evidenz Level I–II für diagnostische komparative Facettenblöcke mit Lokalanästhetika, IA oder IB/strong für therapeutische Medial Branch Blocks [2].

13.2 Nervus intercostalis

Im Gegensatz zu den bildwandlergesteuerten Infiltrationen der Interkostalnerven stellen ultraschallgesteuerte Infiltrationen einen deutlichen Sicherheitsgewinn dar, da der Interkostalraum kontinuierlich dargestellt wird und somit auch die Pleura. Weiterhin lassen sich auch die den Nerven begleitenden Gefäße darstellen, was die Wahrscheinlichkeit einer intravasalen Lokalanästhetikainjektion verringert.

Ultraschall gesteuerte N. intercostalis Blockaden können in einer Vielzahl klinischer Szenarien aus therapeutischen und diagnostischen Gründen durchgeführt werden. Diese reichen von der Akutschmerztherapie nach Rippenfrakturen bis zur Verabreichung neurolytischer Substanzen in chronischen und palliativen Schmerzszenarien.

Der ultraschallgesteuerte Interkostalblock kann sowohl in Bauchlage, Seitenlage, als auch in sitzender Position durchgeführt werden. Injiziert werden etwa 1–1,5 ml eines langwirksamen Lokalanästhetikums mit niedriger Konzentration. Wird eine inflammatorische Ursache vermutet, kann auch ein Steroid wie Dexamethason 4–8 mg zusätzlich verabreicht werden.

13.2.1 Sonoanatomie

Nach dem Austritt aus dem Neuroforamen gibt der Interkostalnerv einen N. recurrens ab, der durch das Neuroforamen zurück in den Spinalkanal zieht und hier u. a. die Meningen, Ligamente und teilweise die Wirbelkörper innerviert. Den Spinalnerven begleiten auch sympathische Nervenfasern (myelinisierte präganglionäre Fasern der weißen Rr. communicantes und unmyelinisierte postganglionäre Fasern der Rr. grisei).

Der Interkostalnerv teilt sich dann auf in einen posterioren und anterioren Ast. Der posteriore Ast versorgt die thorakalen Facettengelenke, die dorsale Rückenmuskulatur und die Haut. Der dickere ventrale Ast zieht weiter nach la-teral und verläuft hier gemeinsam mit den Interkostalgefäßen im Sulcus subcostalis in Richtung Sternum (Abb. 13.5).

Die Interkostalnerven innervieren die Haut, Muskulatur, Rippen und das parietale Peritoneum und die parietale Pleura.

Zunächst erfolgt die Palpation der zu blockierenden Rippe und die anatomischen Landmarken werden markiert.

Ein linearer Hochfrequenz-Transducer wird in der Longitudinalebene am Angulus posterior der Rippe aufgesetzt mit einer Rotation um 15° nach lateral.

Der Interkostalraum stellt ein sehr gutes akustisches Fenster dar, so dass auch die Pleura sehr gut als helle, echoreiche Struktur sichtbar ist.

Wenn alle Strukturen sicher identifiziert wurden, wird eine 22 G Nadel von der unteren Begrenzung des Schallkopfes aus in-plane unter kontinuierlicher Ultraschallkontrolle so weit vorgeschoben, bis die Nadelspitze an der Außenseite des M. intercostalis inferior liegt. Durch Hydrodissektion kann die Nadelposition zusätzlich kontrolliert werden.

13.2.2 Intervention

An Materialien wird empfohlen:
- Hautdesinfektion
- sterile Abdeckung und sterile Handschuhe
- 10 ml Spritzenkörper
- Aufziehnadel
- sterile Kompressen
- 0,8 × 120 mm Nadel
- sterile Wundauflage (Pflaster)

Medikation:
- diagnostischer Block: 1–1,5 ml Bupivacain 0,125 %–0,25 %
- therapeutischer Block: 1 ml Bupivacain 0,125 %–0,25 % + 1 ml Dexamethason (= 4 mg)

1. Patient in Bauch- oder Seitenlage. Seitneigung oder Rotation vermeiden.

2. Desinfektion, sämtliche Spritzen mit Medikament und aufgesetzter Kanüle vorbereitet, Sonokopf steril bezogen.

3. Palpation und Aufsetzen des Schallkopfes am Angulus posterior und Rotation um 15° nach lateral (Abb. 13.5).

4. in-plane unter kontinuierlicher Ultraschallkontrolle vorschieben, bis die Nadelspitze an der Außenseite des M. intercostalis inferior liegt

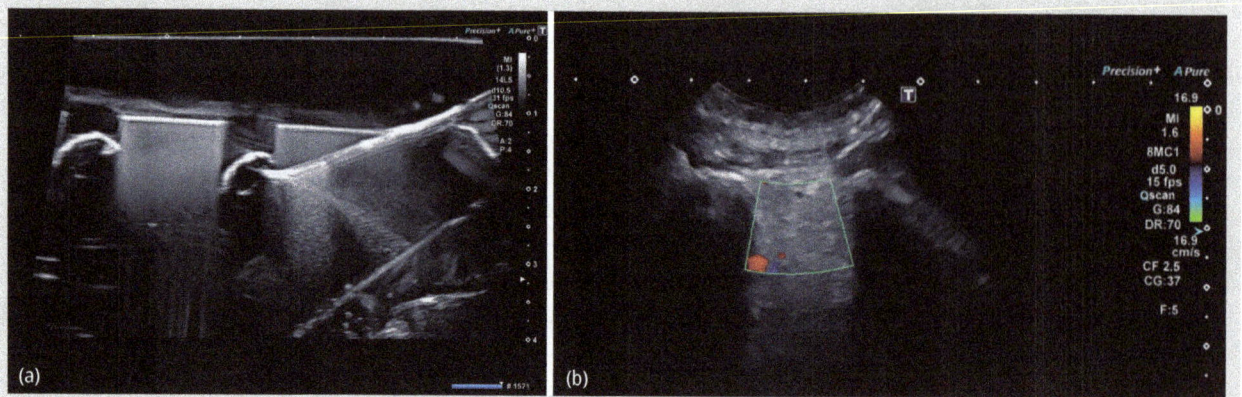

Abb. 13.5: Darstellung der Injektion am Modell (a) mit Intercostalgefäßen und Pleura in vivo (b).

13.2.3 Evidenz

Leider gibt es keine Evidenz zur Sicherheit und Effektivität des Interkostalblocks.

Literatur

[1] Stulc SM, Hurdle MF, Pingree MJ, Brault JS, Porter CA. Ultrasound-guided thoracic facet injections: description of a technique. J Ultrasound Med. 2011;30(3):357–62.

[2] Atluri S, Datta S, Falco FJ, Lee M. Systematic review of diagnostic utility and therapeutic effectiveness of thoracic facet joint interventions. Pain Physician. 2008;11(5):611–29.

14 Interventionen an der LWS

Patrick Weidle, Martin Legat

Die Bedeutung der ultraschallgesteuerten Injektionen an der LWS erfährt mit fortschreitender Entwicklung der sonographischen Hardware einen zunehmenden Stellenwert. Insbesondere die Beachtung der Strahlenhygiene bei vollständig fehlender Röntgenstrahlenbelastung für den Patienten und das Behandlungsteam, der Gewinn an Behandlungszeit und die breitflächige Ausstattung der Kliniken und Praxen mit modernen Ultraschallgeräten wird zukünftig die Bedeutung der Sonographie-Kontrolle in der interventionellen Schmerztherapie an der Wirbelsäule progredient etablieren. Die entsprechende Darstellung der anatomischen Target-Strukturen ist bei der Wahl und optimierten Einstellung der entsprechenden Technik und Ultraschallköpfe in Kenntnis der „Ultraschallanatomie" problemlos möglich. Zur Anwendung kommen dabei für tiefer liegende Gewebestrukturen (5–15 cm) der konvexe Schallkopf mit einer Frequenz von 2–6 MHz (LWS-Facettengelenke intra- und periartikulär, MBB, arthroligamentäres kraniales ISG) und für oberflächliche Strukturen (2–5 cm) der lineare Schallkopf mit einer Frequenz von 8–16 MHz (Sakraler Epiduralblock). Bei leptosomem Habitus des Patienten ist es auch durchaus möglich, ausschließlich den linearen Transducer zu nutzen und so die Visualisierung zu optimieren.

Für eine standardisierte Darstellung und im Sinne einer optimierten Didaktik zeigt in der Longitudinalebene die linke Seite des Transducers nach kranial und in der Transversalebene zur linken Körperseite.

Es sind verschiedene Lagerungsmöglichkeiten zu den sonographisch gesteuerten Interventionen an der LWS beschrieben und kommen entsprechend zur Anwendung. Als Standard gilt, ähnlich den Bildwandler-gesteuerten Techniken, die Bauchlagerung des Patienten. Eine 20° Innenrotation der unteren Extremität, eine pelvine Abstützung mit einem weichen Lagerungskissen, eine Unterstützung der Sprunggelenke mit einer Halbrolle und eine bequeme Lagerung von Schädel, HWS und der oberen Extremität ist zu empfehlen. Insbesondere bei epiduralen Injektionen ist im Anbetracht der klappenlosen Epiduralvenen ein kompressionsfreies Abdomen anzustreben und die Lagerung entsprechend zu modifizieren, um eine Stauung der Epiduralvenen zu vermeiden. Dies kann durch die Anwendung von Schulterlagerungskissen sichergestellt werden.

Mit Ausnahme der sakralen Injektionstechniken können ansonsten sämtliche weiteren Interventionen an der LWS auch in sitzender Patientenposition stattfinden. Da der behandelnde Arzt rückseitig zum Patienten positio-niert ist, ist eine personelle Assistenz, welche ventral des Patienten verortet ist, den Patienten in der Stellung sichert und verbal und optisch „monitort", obligat. Nur so kann sicher vermieden werden, dass der Patient im Verlauf der Injektion nach vorne überfällt. Eine Trittstufe zur subjektiv stabilen Abstützung der unteren Extremität des Patienten wird empfohlen. Der Patient sitzt in der Regel in Flexionsstellung, um die dorsale LWS-Anatomie zu öffnen. Die Unterarme sollten dabei locker auf den Oberschenkeln liegen und die geöffneten Handflächen sollten im Raum nach oben zeigen. So wird die bestmögliche Relaxierung der dorsalen Rückenstreckermuskulatur erreicht.

Bei jeder sonographisch geplanten Intervention der LWS wird empfohlen, sich zu Beginn der Prozedur einen anatomischen Überblick zu verschaffen. Dazu wird der gelagerte Patient manualmedizinisch untersucht und die Kennstrukturen der anatomischen Landmarken (Beckenkämme, Spina iliaca posterior superior, Dornfortsätze der LWS) mit einem alkoholresistenten Stift markiert. Anschließend erfolgt die nicht-sterile Darstellung der Ultraschall-Anatomie. Ausschließlich wenn die anatomischen Target-Strukturen sicher identifiziert werden konnten, wird mit der Intervention fortgefahren. Andernfalls sind alternative Bildsteuerungen anzuwenden. Nach der Desinfektion erfolgt die sterile Abdeckung des Patienten und des Ultraschallkopfs. Als Kontaktmedium wird Desinfektionslösung empfohlen und die eigentliche Intervention kann beginnen.

14.1 Artikuläre Injektionen der Facettengelenke

Die Injektion der Facettengelenke kann aus diagnostischen Gründen solitär mit einem Lokalanästhetikum und zu therapeutischen Zwecken mit einer gemischten Injektionslösung aus einer Kombination eines Lokalanästhetikums mit einem Kortisonpräparat in den intraartikulären (i. a.) Spalt oder in die Gelenkkapsel periartikulär (p. a.) erfolgen.

14.1.1 Sonoanatomie

Die Facettengelenke mit ihren Kapselstrukturen sind in der Regel beim Patienten sonographisch gut darstellbar. Bei zunehmender Degeneration der Gelenke kann eine intraartikuläre Injektion mitunter sehr schwierig anmuten. In diesen Fällen scheint eine periartikuläre Injektion ausreichend. Um keine Kapselruptur zu generieren, empfiehlt sich zu therapeutischen Zwecken maximal eine An-

https://doi.org/10.1515/9783111171746-014

wendung von 1,5 ml Injektat-Gesamtvolumen pro Gelenk, während zu diagnostischen Zwecken sowohl intra- als auch periartikulär maximal 0,5 ml Injektat-Gesamtvolumen zum Einsatz kommen, um selektiv nur die eigentliche Target-Anatomie zu anästhesieren.

14.1.2 Intervention

An Materialien wird empfohlen:
- Nadel 22 G, ≥ 80 mm Länge
- 10 ml Spritze
- Doppelverbindungsstück (Y-Stück) oder 3-Wege-Hahn zur getrennten Applikation der Medikamente
- sterile Handschuhe, sterile Kompressen, Desinfektionsmittel, sterile Abdeckung, Wundpflaster

Medikation pro Facettengelenk:
- diagnostisch (Gesamtvolumen < 0,5 ml): Lokalanästhetikum nach Wahl, z. B. Lidocain 1 % oder Bupivacain 0,5 %
- therapeutisch (Gesamtvolumen < 1,5 ml): Lokalanästhetikum nach Wahl, z. B. Bupivacain 0,5 % (1 ml), Kortisonpräparat, z. B. Dexamethason 2 mg (0,5 ml)

1. Lagerung des Patienten liegend oder sitzend.

2. Manualmedizinische Untersuchung mit Markierung der anatomischen Landmarken.

3. Nicht-sterile Darstellung der sonographischen Anatomie des Patienten.

4. Desinfektion des Patienten und ggf. sterile Abdeckung. Sterile Abdeckung des Schallkopfes.

5. Darstellung der Dornfortsätze im Mittellinienniveau der Longitudinalebene, inkl. Darstellung des Kenn-Dornfortsatzes von Sw1 zur Segmentlokalisation (Abb. 14.1).

6. Fokussierung der beiden Dornfortsätze des anzugehenden Facettengelenkes ins Bildzentrum und Translation des Schallkopfes ca. 2–4 cm nach lateral zur Darstellung der „Gelenkflächenreihe", welche sich in der Longitudinalebene als typische echoreiche Hügel und Täler darstellen. Fokussierung des angezielten Facettengelenks ins Bildzentrum (Abb. 14.2).

7. Rotation des Schallkopfs um 90° in die Transversalebene zur Darstellung von Dornfortsatz, M. multifidus, Lamina, Gelenk inkl. Gelenkspalt und ggf. Querfortsatz. Nadelpunktion in In-Plane-Technik von lateral nach medial etwa in einem 45–60°-Winkel in Richtung Facettengelenkspalt bis zum knöchernen Kontakt. Injektion unter Sicht. Ein echoarmer Flow ist zu sehen (Abb. 14.3).

8. Entfernung der Nadel, Abschlussdesinfektion, Auflage Wundpflaster.

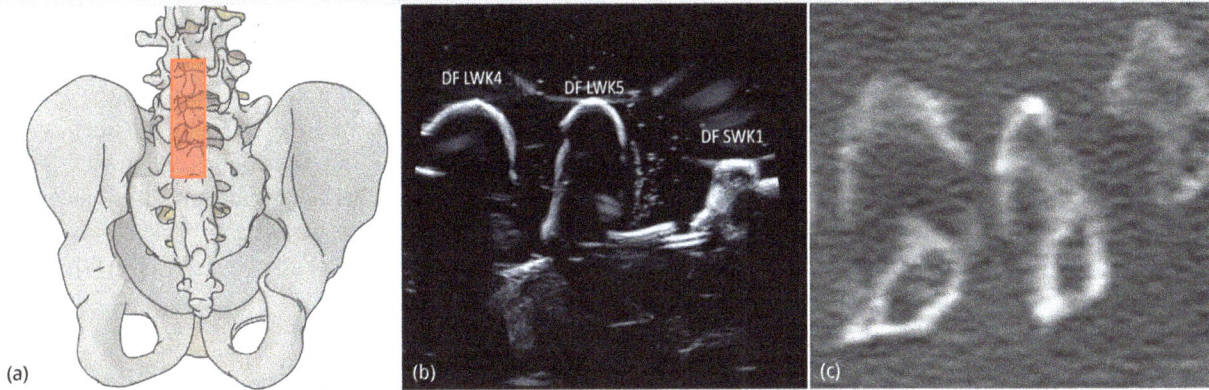

Abb. 14.1: Darstellung der Dornfortsätze im Mittellinienniveau der Longitudinalebene. (a): Schematische Darstellung der Schallkopfposition. (b): Ultraschalldarstellung (DF: Dornfortsatz). (c): sagittale CT-Schicht zum Vergleich.

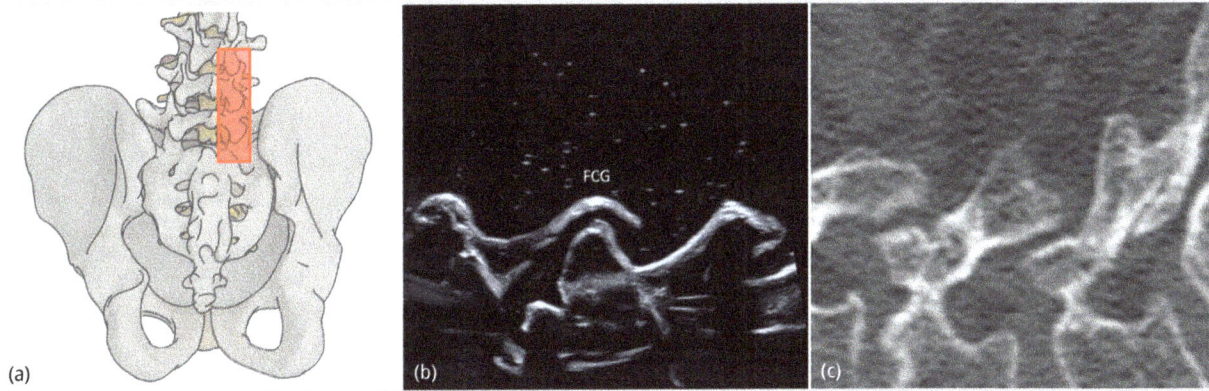

Abb. 14.2: Fokussierung der beiden Dornfortsätze des anzugehenden Facettengelenkes ins Bildzentrum und Translation des Schallkopfes ca. 2–4 cm nach lateral zur Darstellung der Gelenkflächenreihe. (a): Schematische Darstellung der Schallkopfposition. (b): Ultraschalldarstellung (FCG: Facettengelenk). (c): Sagittale CT-Schicht zum Vergleich.

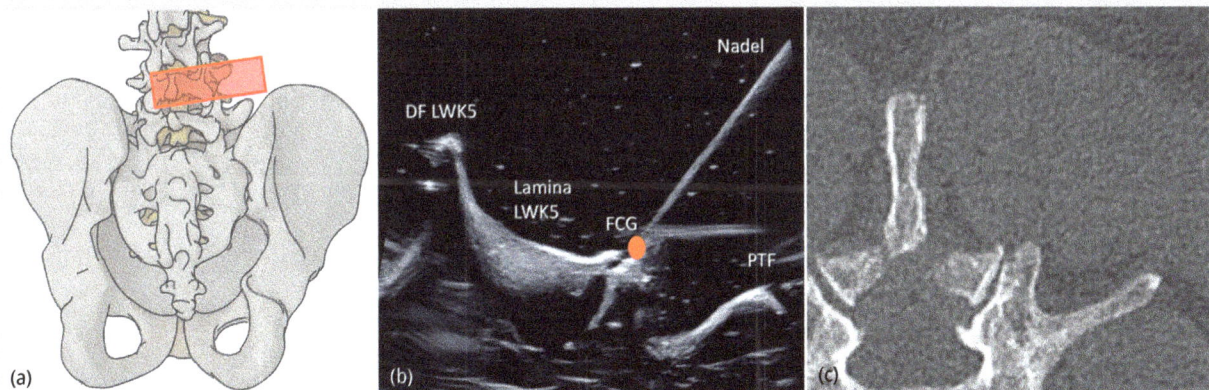

Abb. 14.3: Rotation des Schallkopfs um 90° in die Transversalebene zur Darstellung von Dornfortsatz, Lamina, Gelenk inkl. Gelenkspalt und ggf. Querfortsatz. Nadelpunktion in In-Plane-Technik von lateral nach medial. (a): Schematische Darstellung der Schallkopfposition. (b): Ultraschalldarstellung (DF: Dornfortsatz, FCG: Facettengelenk, PTF: Querfortsatz). (c): Axiale CT-Schicht zum Vergleich.

14.1.3 Evidenz

Es gibt zahlreiche Studien, welche die Evidenz der Facettengelenksinjektionen unter Sonographie belegen [1–5]. Hervorzuheben ist das Review von Hofmeister [6], in welchem 101 Studien zum Thema der Ultraschallinjektionen der LWS analysiert wurden. Dabei kamen 21 Artikel in die nähere Auswahl. Schlussendlich entsprachen 9 Studien einer hochwertigen Evidenz. Die Ergebnisse für ultraschallgesteuerte Facettengelenksinjektionen wurden in Relation zu den Fluoroskopie-gesteuerten Techniken ausgewertet. Die Outcome-Parameter Schmerzreduktion, Dauer der Prozedur, Opioidverbrauch nach dem Eingriff, Verbesserung der Funktions-Scores, Anzahl der notwendigen Punktionen, Komplikationen und Patientenzufriedenheit zeigten keine signifikanten Unterschiede zwischen den beiden Methoden. Lediglich bei Adipositas und abnormaler Anatomie scheint bei den Facettengelenksinjektionen die Sonographiesteuerung der Fluoroskopie unterlegen [7].

14.2 Medial Branch Block

Der Medial Branch Block an der LWS dient als diagnostische Injektion bzw. als ein diagnostischer Test zur Identifikation der Facettengelenke als möglicher Schmerzgenerator von tief lumbalen Rückenschmerzen. Dabei wird durch lokale Anästhesie die Weiterleitung der Nozizeption unterbrochen, indem beide innervierende Medial Branches (MB) des Facettengelenkes mit einem Volumen von jeweils < 0,5 ml betäubt werden. Die aktuelle AWMF-S3-Leitlinie empfiehlt vor einer RF-Denervation eines Facettengelenks in der Regel zwei diagnostische MBBs mit positivem Ansprechen durchgeführt zu haben. Allerdings wird in dieser Leitlinie ausdrücklich empfohlen, die MBBs unter Fluoroskopie mit KM durchzuführen [8]. Eine Erweiterung der Empfehlung zur Steuerung der MBBs auf die Sonographie-Steuerung bleibt abzuwarten.

14.2.1 Sonoanatomie

Die Medial Branches verlaufen in der Kuhle zwischen Processus articularis superior und Processus transversus und in Höhe von Lw5/Sw1 als Ramus dorsalis von L5 auf der Ala sacrum. Der MB wird dorsal des Ligamentum mamilloaccessorium anästhesiert. Dies gelingt gut, wenn im betroffenen Segment nach erfolgter longitudinaler Segmenthöhenlokalisation, nun im Transversalschnitt der Dornfortsatz, der Musculus multifidus, der Processus articularis superior und der Processus transversus dargestellt werden. Mitunter ist der Processus transversus ein wenig mehr kaudal lokalisiert und es bedarf der entsprechenden dezenten Modifikation der Schallkopfposition. Durch eine minimale Translation nach kaudal wandert der Processus transversus in eine superfiziale Position. Die Target-Anatomie liegt nun zwischen Prozessus superior und Processus transversus. Nicht selten wird sie anteilig durch den Schallschatten des Gelenkfortsatzes verdeckt. Eindrucksvoll konnte diese Einstellung in der Kadaverstudie von Greher et al. demonstriert werden [9].

14.2.2 Intervention

An Materialien wird empfohlen:
- Nadel 22 G, ≥ 80 mm Länge
- 5 ml Spritze
- sterile Handschuhe, sterile Kompressen, Desinfektionsmittel, sterile Abdeckung, Wundpflaster

Medikation pro MB:
- Lokalanästhetikum nach Wahl, z. B. Lidocain 1 % oder Bupivacain 0,5 % (Gesamtvolumen < 0,5 ml)

1. Lagerung des Patienten liegend oder sitzend.

2. Manualmedizinische Untersuchung mit Markierung der anatomischen Landmarken.

3. Nicht-sterile Darstellung der sonographischen Anatomie des Patienten.

4. Desinfektion des Patienten und ggf. sterile Abdeckung. Sterile Abdeckung des Schallkopfes.

5. Darstellung der Dornfortsätze im Mittellinienniveau der Longitudinalebene, inkl. Darstellung des Kenn-Dornfortsatzes von Sw1 zur Segmentlokalisation (Abb. 14.4).

6. Fokussierung der beiden Dornfortsätze des anzugehenden Facettengelenkes ins Bildzentrum und Translation des Schallkopfes ca. 2–4 cm nach lateral zur Darstellung der „Gelenkflächenreihe", welche sich in der Longitudinalebene als typische echoreiche Hügel und Täler darstellen. Fokussierung des angezielten Facettengelenks ins Bildzentrum (Abb. 14.5).

7. Rotation des Schallkopfs um 90° in die Transversalebene zur Darstellung von Dornfortsatz, M. multifidus, Lamina, und Processus articularis superior. Translation des Schallkopfes dezent nach kaudal bis der leicht kaudal gelegene Processus transversus latero-ventral des Gelenkes superfizial wandert und sich dem Processus articularis superior annähert. Nadelpunktion in In-Plane-Technik von lateral nach medial etwa in einem 60°-Winkel in Richtung Zielzone zwischen der Basis des Processus articularis superior und Processus transversus bis zum knöchernen Kontakt. Injektion unter Sicht. Ein echoarmer Flow ist zu sehen (Abb. 14.6).

8. Entfernung der Nadel, Abschlussdesinfektion, Auflage Wundpflaster.

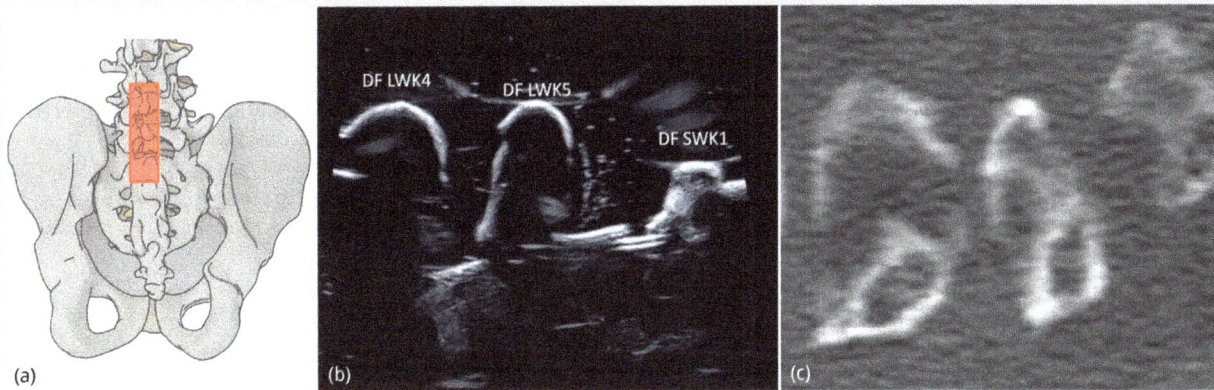

Abb. 14.4: Darstellung der Dornfortsätze im Mittellinienniveau der Longitudinalebene. (a): Schematische Darstellung der Schallkopfposition. (b): Ultraschalldarstellung (DF: Dornfortsatz). (c): Sagittale CT-Schicht zum Vergleich.

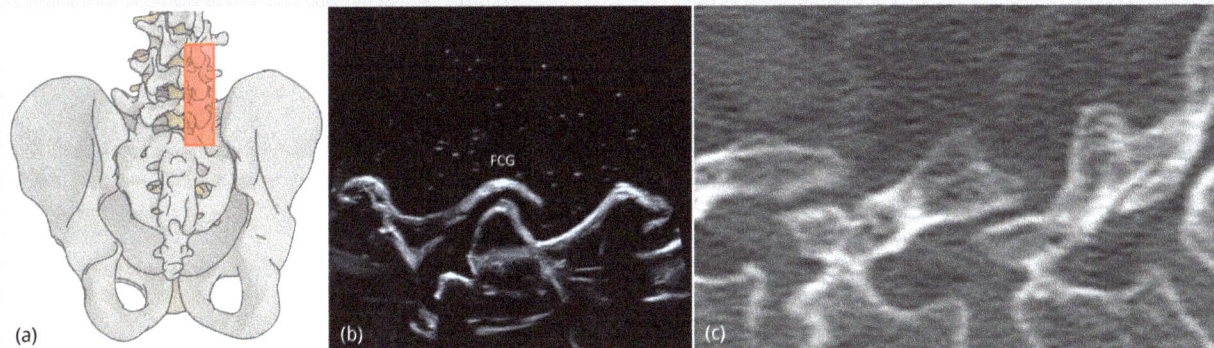

Abb. 14.5: Fokussierung der beiden Dornfortsätze des anzugehenden Facettengelenkes ins Bildzentrum und Translation des Schallkopfes ca. 2–4 cm nach lateral zur Darstellung der Gelenkflächenreihe. (a): Schematische Darstellung der Schallkopfposition. (b): Ultraschalldarstellung (FCG: Facettengelenk). (c): Sagittale CT-Schicht zum Vergleich.

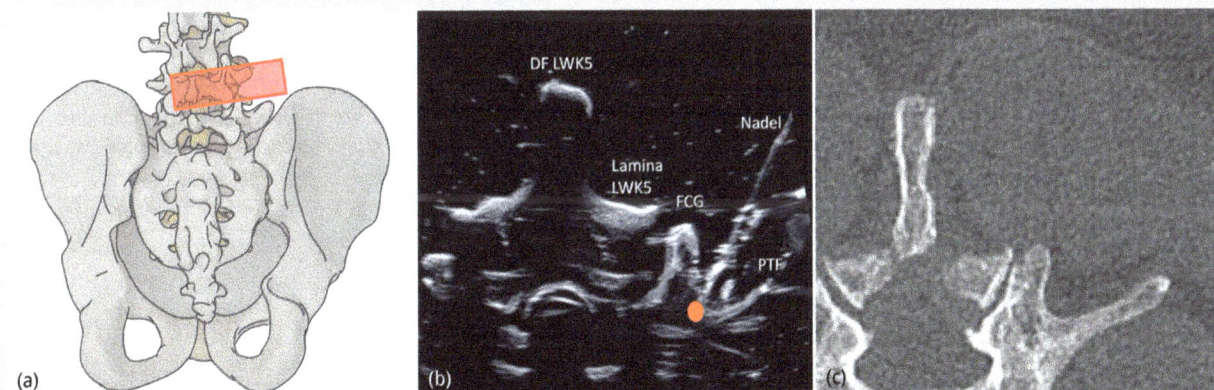

Abb. 14.6: Rotation des Schallkopfs um 90° in die Transversalebene zur Darstellung von Dornfortsatz, Lamina, Gelenk inkl. Gelenkspalt und ggf. Querfortsatz. Nadelpunktion in In-Plane-Technik von lateral nach medial. (a): Schematische Darstellung der Schallkopfposition. (b): Ultraschalldarstellung (DF: Dornfortsatz, FCG: Facettengelenk, PTF: Querfortsatz). (c): Axiale CT-Schicht zum Vergleich.

14.2.3 Evidenz

Zum aktuellen Zeitpunkt bestehen kaum Studien zur Injektion des MB lumbal unter Ultraschall. In der bereits erwähnten Kadaverstudie von Greher et al. [9] wurden unter Ultraschall an 5 Kadavern 28 MBBs durchgeführt und anschließend unter Fluoroskopie verifiziert. Dabei konnten 25 Kanülen exakt am Zielpunkt und 3 in einem Umkreis von 5 mm identifiziert werden. In einer weiteren Untersuchung [10] zeigte die gleiche Forschungsgruppe in einer Kadaverstudie, bei welcher 50 Nadeln an 5 Kadaver gesetzt wurden, in der CT-Kontrolle, dass 45 Kanülen im anatomischen Target exakt platziert waren. Auch hier waren die abweichenden 5 „Fehllagen" innerhalb eines 5 mm-Radius zum Zielpunkt verortet. Jae-Kwang et al. [11] therapierten 20 Patienten mit insgesamt 101 Blockaden unter Ultraschall. Unter der nachfolgenden Bildwandlerkontrolle konnte auch hier eine Trefferquote von 95 % nachgewiesen werden. Der Schmerz zeigte im Median eine Reduktion von VAS 52 auf VAS 16. Ein Case-Report [12] bestätigt diese positiven Ergebnisse. Eine multizentrische RCT-Studie von Nisolle et al. [13] belegt nun aktuell in 2023 die Gleichwertigkeit von sonographiegesteuerten MBBs zur Fluoroskopiesteuerung als diagnostischen Test zur Identifikation der Facettengelenke als Schmerzgenerator und beschreibt die Sonographie bei o. g. Intention als effektive Echtzeitalternative bei gleichzeitiger Röntgenstrahlungsfreiheit. Die Berücksichtigung dieser Erkenntnisse in den Aktualisierungen der geltenden Leitlinien bleibt abzuwarten. Weitere Studien sind hier dringend einzufordern.

Literatur

[1] Galiano K, Obwegeser AA, Bodner G, et al. Ultrasound guidance for facet joint injections in the lumbar spine: a computed tomography-controlled feasibility study. Anesth Analg. 2005;101(2):579–583.

[2] Loizides A, Peer S, Plaikner M, et al. Ultrasound-guided injections in the lumbar spine. Med Ultrason. 2011;13(1):54–8.

[3] Wu T, Zhao WH, Dong Y, Song HX, Li JH. Effectiveness of Ultrasound-Guided Versus Fluoroscopy or Computed Tomography Scanning Guidance in Lumbar Facet Joint Injections in Adults With Facet Joint Syndrome: A Meta-Analysis of Controlled Trials. Arch Phys Med Rehabil. 2016;97(9):1558–1563.

[4] Gofeld M, Bristow SJ, Chiu S. Ultrasound-guided injection of lumbar zygapophyseal joints: an anatomic study with fluoroscopy validation. Reg Anesth Pain Med. 2012;37(2):228–31.

[5] Loizides A, Gruber H, Peer S, et al. Ultrasound guided versus CT-controlled pararadicular injections in the lumbar spine: a prospective randomized clinical trial. AJNR Am J Neuroradiol. 2013;34(2):466–70.

[6] Hofmeister M, Dowsett LE, Lorenzetti DL, Clement F. Ultrasound- versus fluoroscopy-guided injections in the lower back for the management of pain: a systematic review. Eur Radiol. 2019;29(7):3401–3409.

[7] Wong MJ, Rajarathinam M. Ultrasound-guided axial facet joint interventions for chronic spinal pain: A narrative review. Can J Pain. 2023;7(2):2193617.

[8] Klessinger S, Wiechert K, Deutsche Wirbelsäulengesellschaft. S3-Leitlinie Radiofrequenz- Denervation der Facettengelenke und des ISG. Version 01, 2023. Verfügbar unter: https://re- gister.awmf.org/de/leitlinien/detail/151–004.

[9] Greher M, Scharbert G, Kamolz LP, et al. Ultrasound-guided lumbar facet nerve block: a sonoanatomic study of a new methodologic approach. Anesthesiology. 2004;100(5):1242–8.

[10] Greher M, Kirchmair L, Enna B, et al. Ultrasound-guided lumbar facet nerve block: accuracy of a new technique confirmed by computed tomography. Anesthesiology. 2004;101(5):1195–200.

[11] Shim JK, Moon JC, Yoon KB, Kim WO, Yoon DM. Ultrasound-guided lumbar medial-branch block: a clinical study with fluoroscopy control. Reg Anesth Pain Med. 2006;31(5):451–4.

[12] Santiago AE, Leal PC, Bezerra EH, et al. Ultrasound-guided facet block to low back pain: a case report. Braz J Anesthesiol. 2014;64(4):278–80.

[13] Nisolle ML, Ghoundiwal D, Engelman E, et al. Comparison of the effectiveness of ultrasound-guided versus fluoroscopy-guided medial lumbar bundle branch block on pain related to lumbar facet joints: a multicenter randomized controlled non-inferiority study. BMC Anesthesiol. 23(1):76.

15 Interventionen am Sakrum und am ISG

Patrick Weidle, Martin Legat

Die Einleitung dieses Kapitels ist in die Einleitung des vorherigen Kapitels 14 gänzlich inkludiert. Somit sind auch dort die Empfehlungen zu Ultraschall-Hardware, Nomenklatur der Didaktik, Lagerung und dem anatomischen prä-interventionellem Überblick zu entnehmen. Besondere Beachtung wird der Desinfektion dieser Region zuteil. Bedingt durch die anatomische unmittelbare Nachbarschaft zur Analregion, hat die Desinfektion hier besonders akribisch zu erfolgen. Die Wischbewegungen der Kompressen erfolgen immer in Richtung Anus. Die Verwendung von alkoholfreiem Desinfektionsmittel und einer in der Analfalte positionierten Kompresse ist dringend zu empfehlen, um die unmittelbar angrenzenden Schleimhäute nicht zu reizen. Dies ist ansonsten nicht nur extrem schmerzhaft, sondern trägt im weiteren Verlauf auch ein erhöhtes Infektionsrisiko in sich. Arbeitet man gewissenhaft nach diesen Regeln, ist ansonsten die häufig verbalisierte Sorge um Infektionen nach Injektionen in dieser anatomischen Region unbegründet.

15.1 Injektion des arthro-ligamentären Anteils des ISG

Die schmerztherapeutische Injektion unter sonographischer Steuerung erfolgt im kranialen ISG-Bereich. Dabei ist das anatomische Target in den arthroligamentären Strukturen zu finden. Eine Punktion im mittleren Drittel (artikulärer Anteil) in Höhe des Neuroforamens S2 ist ebenfalls möglich [1] und bei einer intraartikulären Intention, z. B. im akuten Schub der Sakroiliitis im Rahmen einer Bechterew-Erkrankung, hoch effektiv.

15.1.1 Sonoanatomie

Diese Form der Intervention erfolgt systematisch in 3 standardisierten Schritten und die sonographische Darstellung der Anatomie geschieht ausschließlich in der Transversalebene. Nach Identifikation des Hiatus sacralis mit den Cornua sacralia wird der Schallkopf in der Medianlinie nach kranial geführt, bis der Dornfortsatz von Sw1 sicher dargestellt werden kann. Er hat eine schmale Basis, ist relativ klein mit abgerundeter Spitze. Seine charakteristische Form hat dieser Struktur im anglo-amerikanischen Raum die Bezeichnung „Batmans Head" zuteil werden lassen. Sollte die eindeutige Visualisierung des Dornfortsatzes Sw1 nicht zufriedenstellend verlaufen, empfiehlt es sich, den Schallkopf weiter nach kranial zu bewegen und den Dornfortsatz von Lw5 zu identifizieren. Dieser ist bedeutend breitbasiger, hat eine schmale Taille und wird zur eigentlichen Spitze wieder ein wenig ausladender. Die visuelle Differenz dieser beiden benachbarten Dornfortsätze ist derart ausgeprägt, dass die eigentliche Identifikation des Dornfortsatz Sw1 nun keine weiteren Schwierigkeiten bereiten sollte. Dieser wird nun weiterhin in der Transversalebene ins Zentrum des Bildes gebracht. Anschließend erfolgt die Translation des Schallkopfes in Richtung des Target-ISG nach lateral. Dabei fällt zunächst die kortikale Begrenzung des Os sacrums ein wenig nach ventral ab, während sich nun dorsolateral die Spina iliaca posterior superior als Erhebung des Iliums präsentiert. Die echoarme Spalte zwischen dem lateralen Rand des Sakrums und der medialen Begrenzung des Iliums ist das Ziel der Injektion als arthroligamentäres Gewebe.

15.1.2 Intervention

An Materialien wird empfohlen:
- Nadel 22 G, ≥ 80 mm Länge, bei adipösen Patienten ≥ 120 mm Länge
- 10 ml Spritze
- Doppelverbindungsstück (Y-Stück) oder 3-Wege-Hahn zur getrennten Applikation der Medikamente
- sterile Handschuhe, sterile Kompressen, Desinfektionsmittel, sterile Abdeckung, Wundpflaster

Medikation pro Seite:
- Lokalanästhetikum nach Wahl, z.B. Bupivacain 0,5 % (4 ml), Kortisonpräparat, z.B. Dexamethason 4 mg (1 ml) oder Triamcinolon 10 mg

https://doi.org/10.1515/9783111171746-015

1. Lagerung des Patienten liegend oder sitzend.

2. Manualmedizinische Untersuchung mit Markierung der anatomischen Landmarken.

3. Nicht-sterile Darstellung der sonographischen Anatomie des Patienten.

4. Desinfektion des Patienten und ggf. sterile Abdeckung. Sterile Abdeckung des Schallkopfes.

5. Es erfolgt die Darstellung Hiatus sacralis und der sakralen Cornua in der Transversalebene. Durch eine sehr geringe Weichteildeckung sind diese charakteristischen Kennstrukturen auch beim adipösen Patienten sehr gut darstellbar (Abb. 15.1).

6. Der Transducer wird nun in der Transversalebene nach kranial bewegt, bis der Dornfortsatz von Sw1 („Batmans Head") sicher identifiziert werden kann. Fokussierung des Dornfortsatzes Sw1 ins Bildzentrum (Abb. 15.2).

7. In der Transversalebene wird nun der Schallkopf in Richtung des Target-ISG nach lateral bewegt, bis die echoarme Spalte zwischen dem lateralen Sakrumrand und der Spina iliaca posterior superior als Ziel der Injektion einwandfrei identifiziert ist. Punktion und Vorschieben der Kanüle bis zum knöchernen Kontakt in einem Winkel von ca. 45° von medial nach lateral in In-Plane-Technik unter dauerhafter Nadelspitzenvisualisierung bis zum knöchernen Kontakt. Injektion unter Sicht. Ein echoarmer Flow ist zu sehen (Abb. 15.3).

8. Entfernung der Nadel, Abschlussdesinfektion, Auflage Wundpflaster

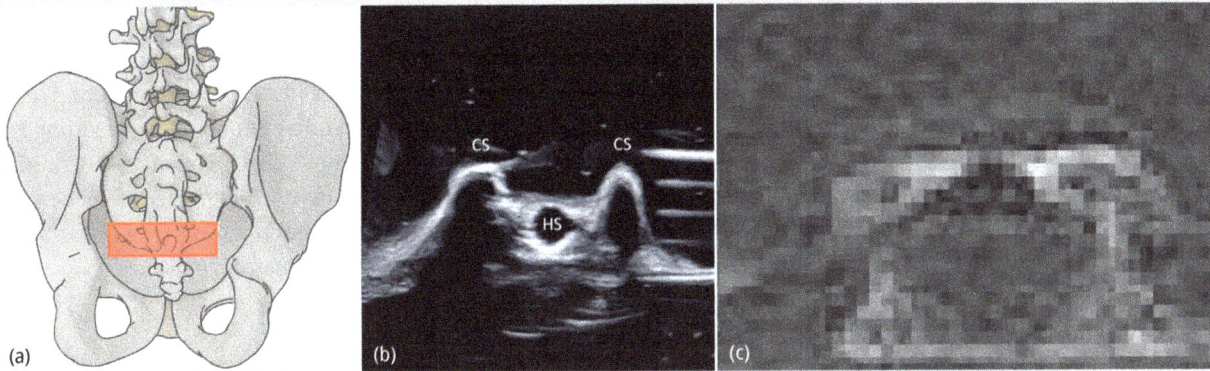

Abb. 15.1: Darstellung Hiatus sacralis und der sakralen Cornua in der Transversalebene. (a): Schematische Darstellung der Schallkopfposition. (b): Ultraschalldarstellung (CS: Cornua sacralia, HS: Hiatus sacralis). (c): Axiale CT-Schicht zum Vergleich.

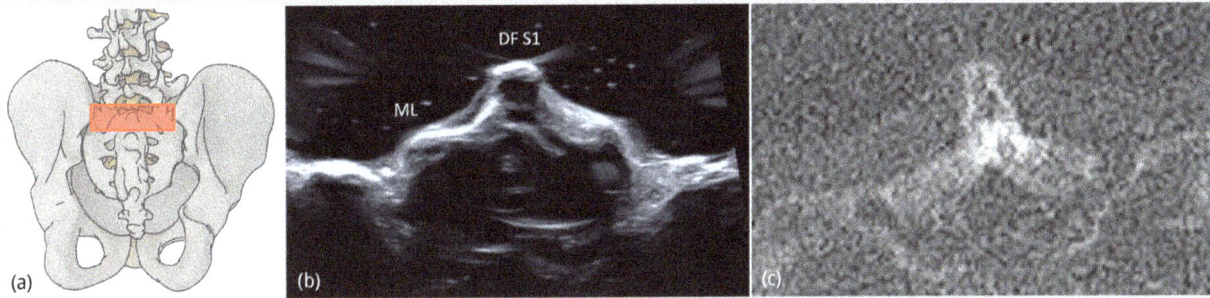

Abb. 15.2: Bewegen des Transducers in der Transversalebene nach kranial, bis der Dornfortsatz von Sw1 („Batmans Head") sicher identifiziert werden kann. (a): Schematische Darstellung der Schallkopfposition. (b): Ultraschalldarstellung (DF: Dornfortsatz, ML: Massa lateralis). (c): Axiale CT-Schicht zum Vergleich.

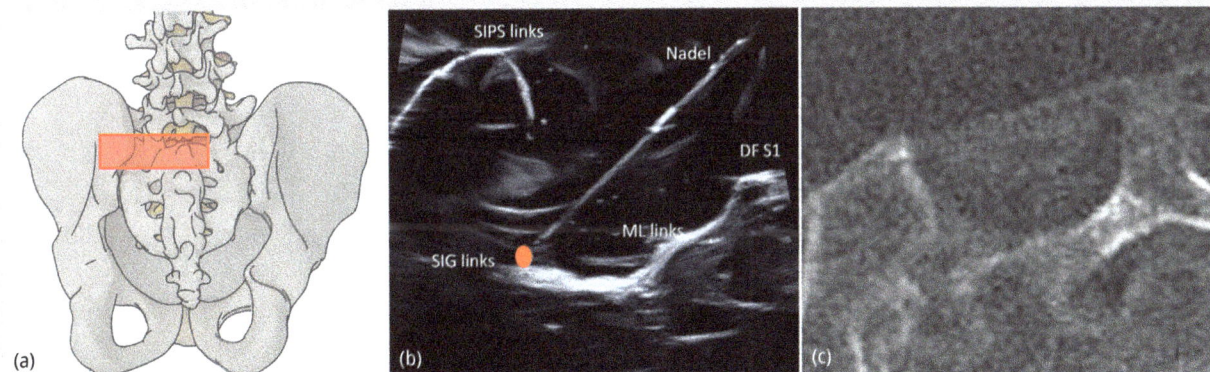

Abb. 15.3: Bewegung des Schallkopfes in der Transversalebene in Richtung des Target-ISG nach lateral, bis die echoarme Spalte zwischen dem lateralen Sakrumrand und der Spina iliaca posterior superior als Ziel der Injektion einwandfrei identifiziert ist. (a): Schematische Darstellung der Schallkopfposition. (b): Ultraschalldarstellung (DF: Dornfortsatz, ML: Massa lateralis, SIPS: Spina iliaca posterior superior). (c): Axiale CT-Schicht zum Vergleich.

15.1.3 Evidenz

In einer Studie [2] zeigten Pekkafahli et al. die Effektivität der Ultraschallinjektionen intraartikulär an 34 Patienten mit Sakroiliitis. Dabei erfolgten insgesamt 60 Injektionen mit einer Trefferquote von 76 %. Ähnliche Ergebnisse wurden durch die Forschungsgruppe um Migliore et al. [3] an 20 Patienten mit einem positiven Follow-up über 6 Monate präsentiert. Klauser et al. [1] konnten in ihrer Kadaverstudie eine hohe Trefferquote von 100 % durch Ultraschallin-jektionen am oberen und unteren ISG-Gelenkspalt belegen. Allerdings können Varianten der sonoanatomischen Landmarks insbesondere die Punktion am kaudalen Gelenkspalt erschweren [4,5]. Ebenfalls bestätigt wurden hohe Trefferquoten des ISG von 85 % unter Sonographiesteuerung kontrolliert in der Fluoroskopie durch Fouad et al. [6]. Allerdings zeigte auch die positive Wirkung der restlichen 15 % im periartikulären Raum keinen signifikanten Unterschied im Hinblick auf die klinische Besserung.

15.2 Injektion des Neuroforamens S1 transforaminal

Bei einem klinischen V. a. ein S1-Nervenwurzelkompressionssyndrom kann die transforaminale Injektion des Neuroforamens S1 aus diagnostischen oder therapeutischen Gründen indiziert sein. Die einzelnen Schritte dieser Technik sind den Schritten der ISG-Injektion sehr ähnlich (s. Kapitel 15.1).

15.2.1 Sonoanatomie

Zu vermeiden ist dabei ein extendiertes Vorschieben der Punktionskanüle nach ventral ins kleine Becken, um dort keine Hohlorgane iatrogen zu verletzten. Die Ultraschallsteuerung zeigt sich hier der Fluoroskopiesteuerung klinisch ebenbürtig. Während bei beiden Injektionstechniken ein früher knöcherner Kontakt zur lateralen knöchernen Begrenzung im Neuroforamen anzustreben ist, ist der Eingang des Neuroforamens S1 in der Ultraschalldarstellung besonders gut zu visualisieren. Auch die Gefahr der erhöhten intravasalen Nadellage [7] ist durch die Farbdopplerdarstellung und der Echtzeitinjektion unter Flow-Darstellung in der Sonographiesteuerung effektiv entgegenzutreten.

15.2.2 Intervention

An Materialien wird empfohlen:
- Nadel 22 G, ≥ 80 mm Länge, bei adipösen Patienten ≥ 120 mm Länge
- 10 ml Spritze
- Doppelverbindungsstück (Y-Stück) oder 3-Wege-Hahn zur getrennten Applikation der Medikamente
- sterile Handschuhe, sterile Kompressen, Desinfektionsmittel, sterile Abdeckung, Wundpflaster

Medikation pro Seite:
- diagnostisch (Gesamtvolumen 0,5–1 ml): Lokalanästhetikum nach Wahl, z. B. Lidocain 1 % oder Bupivacain 0,5 %
- therapeutisch (Gesamtvolumen 3 ml): Lokalanästhetikum nach Wahl, z. B. Bupivacain 0,5 % (1 ml), Kortisonpräparat, z. B. Dexamethason 4 mg (1 ml)

1. Lagerung des Patienten liegend oder sitzend.

2. Manual-medizinische Untersuchung mit Markierung der anatomischen Landmarken.

3. Nicht-sterile Darstellung der sonographischen Anatomie des Patienten.

4. Desinfektion des Patienten und ggf. sterile Abdeckung. Sterile Abdeckung des Schallkopfes.

5. Es erfolgt die Darstellung Hiatus sacralis und der sakralen Cornua in der Transversalebene. Durch eine sehr geringe Weichteildeckung sind diese charakteristischen Kennstrukturen auch beim adipösen Patienten sehr gut darstellbar (Abb. 15.4)

6. Der Transducer wird nun in der Transversalebene nach kranial bewegt, bis der Dornfortsatz von Sw1 („Batmans Head") sicher identifiziert werden kann (s. Empfehlung in der Sonoanatomie Kap. 15.1.1) (Abb. 15.5).

7. Der Dornfortsatz von Sw1 wird ins Zentrum des Bildes fokussiert und in der Transversalebene wird nun der Schallkopf in Richtung des Target-Neuroforamens nach lateral für ca. 1–2 cm bewegt. Zwischen dem Dornfortsatz Sw1 und dem ISG sollte sich nun eine lückenhafte Unterbrechung der sakralen Kortikalis zeigen, welche das Neuroforamen S1 als anatomisches Target präsentiert. Teilweise ist es in der Transversalebene dezent ein wenig kaudal des Dornfortsatzes Sw1 zu lokalisieren und die Transducer-Position entsprechend zu modifizieren.

8. Punktion und Vorschieben der Kanüle bis zum frühen knöchernen Kontakt der lateralen Wand im Neuroforamen in einem Winkel von ca. 45° von medial nach lateral in In-Plane-Technik unter dauerhafter Nadelspitzenvisualisierung. Bei einer hohen Durchsetzung mit Blutgefäßen in diesem anatomischen Areal, ist hier die Bedeutung einer Testaspiration besonders hervorzuheben. Die additive Anwendung des Farbdopplermodus ist anzuraten.

9. Sollten beide dieser technischen Zwischenschritte ohne pathologischen Befund sein, erfolgt die Injektion unter Sicht. Ein echoarmer Flow ist zu sehen (Abb. 15.6).

10. Entfernung der Nadel, Abschlussdesinfektion, Auflage Wundpflaster

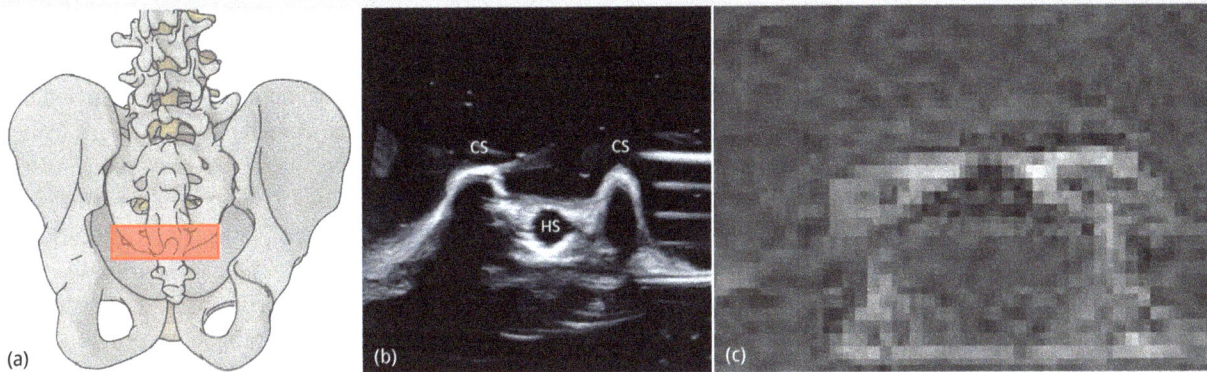

Abb. 15.4: Darstellung Hiatus sacralis und der sakralen Cornua in der Transversalebene. (a): Schematische Darstellung der Schallkopfposition. (b): Ultraschalldarstellung (CS: Cornua sacralia, HS: Hiatus sacralis). (c): Axiale CT-Schicht zum Vergleich.

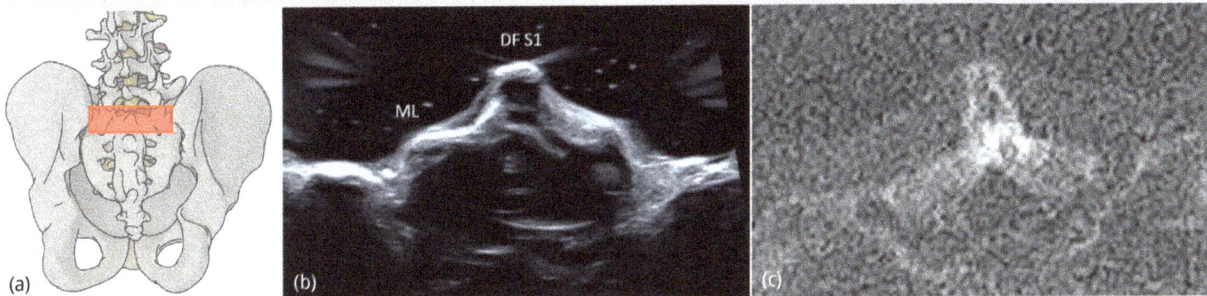

Abb. 15.5: Bewegen des Transducers in der Transversalebene nach kranial, bis der Dornfortsatz von Sw1 („Batmans Head") sicher identifiziert werden kann. (a): Schematische Darstellung der Schallkopfposition. (b): Ultraschalldarstellung (DF: Dornfortsatz, ML: Massa lateralis). (c): Axiale CT-Schicht zum Vergleich.

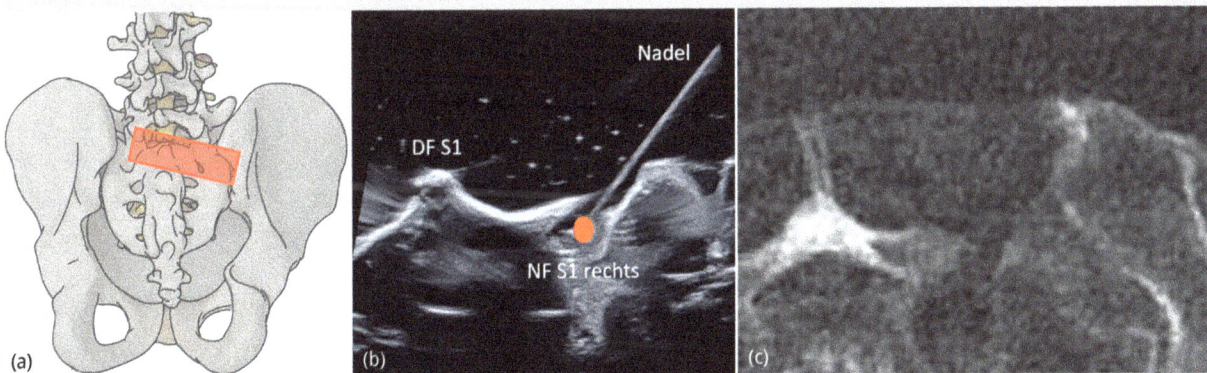

Abb. 15.6: Fokussieren des Dornfortsatzes von Sw1 im Zentrum des Bildes. In der Transversalebene wird nun der Schallkopf in Richtung des Target-Neuroforamens für ca. 1–2 cm nach lateral bewegt. (a): Schematische Darstellung der Schallkopfposition. (b): Ultraschalldarstellung (DF: Dornfortsatz, NF: Neuroforamen). (c): Axiale CT-Schicht zum Vergleich.

15.2.3 Evidenz

Die Evidenz der Ultraschallsteuerung in der transforaminalen S1-Blockierung ist begrenzt. Allerdings konnten Kim et al. [8] eine solide Darstellung des Neuroforamens S1 in der Sonographie belegen. Eigentliches Ziel war es, die Gewebetiefe und anguläre Ausrichtung des Neuroforamens zu bestimmen. Dies erfolgte unter Ultraschallsteuerung und im Vergleich in der CT. Bei sämtlichen 632 Patienten konnte das Neuroforamen S1 einwandfrei im Ultraschall visualisiert werden. Park [9] konnte den Vorteil der sonographie-gesteuerten transforaminalen epiduralen S1-Injektion in In-Plane-Technik gegenüber der Out-of-Plane-Technik aufzeigen. Gleichzeitig beschreibt er den Vorteil des Farbdopplermodus, um eine akzidentelle intravasale Nadellage zu vermeiden. Durch die Forschungsgruppe um Plaikner et al. [10] konnte die Gleichwertigkeit des therapeutischen Effekts der transforaminalen S1-Blockierung in Ultraschallsteuerung im Vergleich zur CT-Steuerung bei verkürzter Interventionszeit und vollständiger Einsparung der Röntgenstrahlung bewiesen werden. Größere Studien sind auch hier im Sinne der Evidenz zukünftig einzufordern.

15.3 Epidurale Injektion über den sakralen Zugang

Diese Form der Intervention findet in der interventionellen Schmerztherapie Anwendung bei einer Vielzahl von Indikationen zur Therapie von spezifischen Schmerzen der unteren LWS, des Sakrums und der ISG. Eine begleitende radikuläre Symptomatik ist dabei lediglich als fakultativ zu sehen [11]. Erstmalig beschrieben wurde diese Technik zu Beginn des letzten Jahrhunderts. Damalig erfolgte die Injektion erfolgreich anhand von einer Landmarkenorientierung. Während zwischenzeitlich die Bildwandler-gestützten epiduralen Injektionen unter Verwendung von Kontrastmittel als „Goldstandard" gelten, gewinnt die Sonographiesteuerung dieser Technik zunehmende Bedeutung. Dies ist sicherlich bedingt in der sehr geringen Weichteilauflage in dieser anatomischen Region und der somit brillanten Darstellungsmöglichkeit im Ultraschall. Die wissenschaftliche Erstbeschreibung dieser sonographiegesteuerten Technik ist der Forschungsgruppe Klocke et al. [12] zuzuschreiben. Während ansonsten die meisten anderen Injektionen an LWS, ISG und Sakrum unter Verwendung eines konvexen Schallkopfs mit einer Frequenz von 2–6 MHz empfohlen werden und auch in sitzender Position möglich sind, ist bei dieser Technik die liegende Position des Patienten obligat und es wird die Nutzung des linearen Schallkopfs mit einer Frequenz von 8–16 MHz angeraten.

15.3.1 Sonoanatomie

Als Residuen der Gelenke des fünften Sakralwirbels zeigen sich die sakralen Cornua als knöcherne Hügel am kaudalen Rand des Kreuzbeins. Der Hiatus sacralis im Zentrum wird bilateral durch die Cornua begrenzt. Erst ab einer Prominenz von > 3 mm sind sie einwandfrei durch den Untersucher zu palpieren [13]. Der dorsale Ausgang des Hiatus sacralis ist durch das sacrococcygeale Ligament begrenzt. In einem Großteil der Fälle (65 %) findet sich der Scheitelpunkt des Hiatus in Höhe von Sw4 bei ansonsten 35 % Variation [14]. Im Vergleich dazu endet der kaudale Duralsack in 95 % in Höhe von Sw2 und eine intradurale Punktion über den sakralen Zugang ist somit eher unwahrscheinlich. Empfohlen wird präinterventionell bei dieser Form der Intervention immer die Kenntnis einer individuellen Schnittbildgebung in Form einer CT- oder MRT-Untersuchung, um die Ausbildung von sakralen Tarlov-Zysten ausschließen zu können und so additiv das Risiko einer intraduralen Nadellage zu minimieren [15].

15.3.2 Intervention

An Materialien wird empfohlen:
- Nadel 22 G, ≥ 80 mm Länge
- 10 ml Spritze
- Doppelverbindungsstück (Y-Stück) oder 3-Wege-Hahn zur getrennten Applikation der Medikamente
- sterile Handschuhe, sterile Kompressen, Desinfektionsmittel, sterile Abdeckung, Wundpflaster

Medikation pro Seite:
- Lokalanästhetikum nach Wahl, z. B. Bupivacain 0,5 % (5–10 ml). Kortisonpräparat, z. B. Dexamethason 4 mg (1 ml), ggf. zur Verdünnung NaCl 0,9 % 5 ml.

1. Lagerung des Patienten liegend!

2. Manualmedizinische Untersuchung mit Markierung der anatomischen Landmarken.

3. Nicht-sterile Darstellung der sonographischen Anatomie des Patienten.

4. Desinfektion des Patienten und ggf. sterile Abdeckung. Hier gilt besondere Vorsicht in Anbetracht der unmittelbaren Nähe zur Analregion. Sterile Abdeckung des Schallkopfes.

5. Es erfolgt die Darstellung des Hiatus sacralis und der sakralen Cornua in der Transversalebene. Durch eine sehr geringe Weichteildeckung sind diese charakteristischen Kennstrukturen auch beim adipösen Patienten sehr gut darstellbar. Fokussierung des Hiatus sacralis im Bildzentrum (Abb. 15.7)

6. Rotation des Schallkopfs um 90° in die Longitudinalebene. Darstellung der Achse des Sakralkanals und des Hiatus sacralis als lückenhafte kaudale Unterbrechung der dorsalseitigen Kortikalis. Nun Einbringen der Nadel von kaudal nach kranial in In-Plane-Technik und unter dauerhafter Visualisierung der Nadelspitze in einem flachen Winkel. Das Durchstoßen der Membran (sacrococcygeales Ligament) bedingt in der Regel einen reproduzierbaren Widerstandsverlust und ist durch ein charakteristisches „Knacken" zu palpieren. Die Nadelspitze ist ab diesem Zeitpunkt bereits im Epiduralraum als Target positioniert und sollte allenfalls wenige Millimeter weiter vorgeschoben werden (Abb. 15.8).

7. Es folgt nun lediglich die additive Lagekontrolle in Out-of-Plane-Technik. Dazu wird der Transducer um 90° zurück in die Longitudinalebene rotiert. Die Nadel sollte nun lediglich punktförmig im Hiatus sacralis zu visualisieren sein. Bei der folgenden langsamen Injektion ist in der Regel kein Flow zu sehen. Alternativ dazu werden die Fingerbeeren der freien Hand des Behandlers in der longitudinalen Mittellinie leicht kranial zum Hiatus gelegt, um eine eventuelle Nadelfehllage durch die Palpation einer Gewebeausdehnung dorsal des Sakrums ausschließen zu können. Ist dies nicht der Fall ist die korrekte Nadellage hochwahrscheinlich (Abb. 15.9).

8. Entfernung der Nadel, Abschlussdesinfektion. Die besondere Anatomie dieser Intervention macht in der Regel die Auflage eines Wundpflasters nicht möglich. Stattdessen ist die Applikation einer eingerollten Kompresse anzuraten.

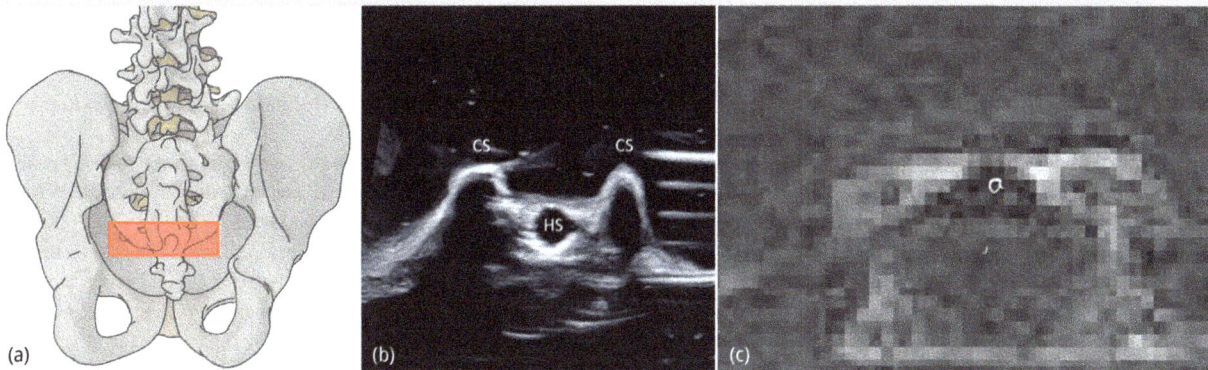

Abb. 15.7: Rotation des Schallkopfs um 90° in die Longitudinalebene. Darstellung der Achse des Sakralkanals und des Hiatus sacralis als lückenhafte kaudale Unterbrechung der dorsalseitigen Kortikalis. (a): Schematische Darstellung der Schallkopfposition. (b): Ultraschalldarstellung (CS: Cornua sacralia, HS: Hiatus sacralis). (c): Sagittale CT-Schicht zum Vergleich.

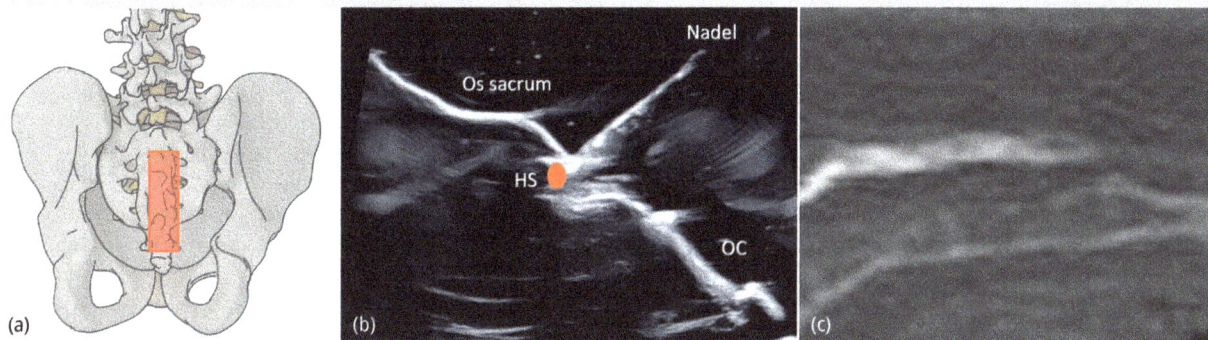

Abb. 15.8: Additive Lagekontrolle in Out-of-Plane-Technik. Dazu wird der Transducer um 90° zurück in die Longitudinalebene rotiert. Die Nadel stellt sich punktförmig im Hiatus dar. (a): Schematische Darstellung der Schallkopfposition. (b): Ultraschalldarstellung (HS: Hiatus sacralis, OC: Os coccygis). (c): Sagittale CT-Schicht zum Vergleich.

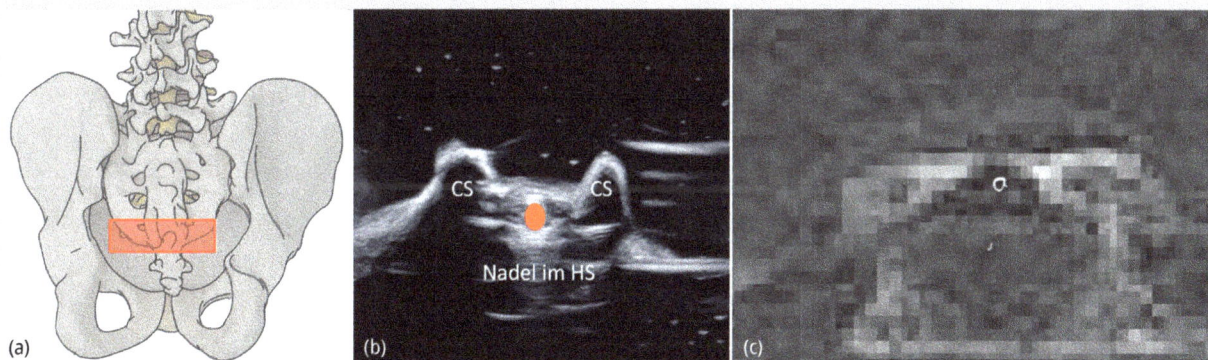

Abb. 15.9: Additive Lagekontrolle in Out-of-Plane-Technik. Dazu wird der Transducer um 90° zurück in die Longitudinalebene rotiert. Die Nadel stellt sich punktförmig im Hiatus dar. (a): Schematische Darstellung der Schallkopfposition. (b): Ultraschalldarstellung (CS: Cornua sacralia, HS: Hiatus sacralis). (c): Sagittale CT-Schicht zum Vergleich.

15.3.3 Evidenz

Die Evidenz der ultraschall-gesteuerten epiduralen Injektionen über den sakralen Zugang im Vergleich zur Fluoroskopiesteuerung ist begrenzt. So konnten Park et al. [16] in einer randomisierten Studie nachweisen, dass die beiden Techniken im Hinblick auf den klinischen Behandlungseffekt gemessen am Schmerz, der Komplikationsrate und den funktionellen Outcome-Scores gleichwertig sind. In einer Studie von Hazra et al. [17] wird zudem eine signifikante Zeitersparnis im Vergleich zur Fluoroskopie bei der Anwendung der Sonographiesteuerung beschrieben.

Literatur

[1] Klauser A, De Zordo T, et al. Feasibility of Ultrasound-Guided Sacroiliac Joint Injection Considering Sonoanatomic Landmarks at Two Different Levels in Cadavers and Patients. Arthritis Rheum. 2008;59(11):1618–1624.

[2] Pekkafahli MZ, Kiralp MZ, Basekim CC, et al. Sacroiliac Joint Injections Performed With Sonographic Guidance. J Ultrasound Med. 2003;22:553–559.

[3] Migliore A, Bizzi E, et al. A new technical contribution for ultrasound-guided injections of sacro-iliac joints. European Review for Medical and Pharmacological Sciences. 2009;14:465–469.

[4] Harmon D, O'Sullivan M. Ultrasound-Guided Sacroiliac Joint Injection Technique. Pain Physician. 2008;11:4:543–547.

[5] Roberts SL, Burnham RS, Agur AM, Loh EY. A Cadaveric Study Evaluating the Feasibility of an Ultrasound-Guided Diagnostic Block and Radiofrequency Ablation Technique for Sacroiliac Joint Pain. Reg Anesth Pain Med. 2017;42(1):69–74.

[6] Fouad AZ, Ayad AE, Tawfik KAW, Mohamed EA, Mansour MA. The Success Rate of Ultrasound-Guided Sacroiliac Joint Steroid Injections in Sacroiliitis: Are We Getting Better? Pain Pract. 2021;21(4):404–410.

[7] Furman MB, O'Brien EM, Zgleszewski TM. Incidence of intravascular penetration in transforaminal lumbosacral epidural steroid injections. Spine (Phila Pa 1976). 2000;25(20):2628–32.

[8] Kim YS, Park S, Lee C, et al. Measurement of S1 foramen depth for ultrasound-guided S1 transforaminal epidural injection. Korean J Pain. 2023;36(1):98–105.

[9] Park D. Ultrasound-Guided S1 Transforaminal Epidural Injection Using the In-Plane Approach and Color Doppler Imaging. Am J Phys Med Rehabil. 2018;97(3):e14–e16.

[10] Plaikner M, Kögl N, Gruber H, et al. Ultrasound-guided versus computed tomography-controlled periradicular injections of the first sacral nerve: a prospective randomized clinical trial. Med Ultrason. 2023;25(1):35–41.

[11] Kao SC, Lin CS. Caudal Epidural Block: An Updated Review of Anatomy and Techniques. Biomed Res Int. 2017:9217145.

[12] Klocke R, Jenkinson T, Glew D. Sonographically guided caudal epidural steroid injections. J Ultrasound Med. 2003;22(11):1229–32.

[13] Barham G, Hilton A. Caudal epidurals: the accuracy of blind needle placement and the value of a confirmatory epidurogram. Eur Spine J. 2010;19(9):1479–83.

[14] Aggarwal A, Kaur H, Batra YK, et al. Anatomic consideration of caudal epidural space: a cadaver study. Clin Anat. 2009;22(6):730–7.

[15] Joo J, Kim J, Lee J. The prevalence of anatomical variations that can cause inadvertent dural puncture when performing caudal block in Koreans: a study using magnetic resonance imaging. Anaesthesia. 2010;65(1):23–6.

[16] Park Y, Lee JH, Park KD, et al. Ultrasound-guided vs. fluoroscopy-guided caudal epidural steroid injection for the treatment of unilateral lower lumbar radicular pain: a prospective, randomized, single-blind clinical study. Am J Phys Med Rehabil. 2013;92(7):575–86.

[17] Hazra AK, Bhattacharya D, Mukherjee S, et al. Ultrasound versus fluoroscopy-guided caudal epidural steroid injection for the treatment of chronic low back pain with radiculopathy: A randomised, controlled clinical trial. Indian J Anaesth. 2016;60(6):388–92.

Danksagung

Ganz herzlich möchten wir uns bei unseren Mitautoren für die gute Zusammenarbeit bedanken. Ein großer Dank geht an den Verlag, der die Neuauflage dieses Buches angeregt hat und dieses Projekt erneut auf hervorragende Weise unterstützt hat und unsere Wünsche bezüglich der Gestaltung umgesetzt hat.

Zudem danken wir unseren Familien, die sich verständnisvoll gezeigt haben, dafür, dass viel Arbeitszeit in dieses Buch geflossen ist. Zuletzt danken wir Ihnen, den Lesern dieses Buches. Für Rückmeldungen, Kritik, Anregungen und Verbesserungsvorschläge sind wir dankbar. Wir hoffen, dass das Buch dazu beitragen kann, dass Interventionen an der Wirbelsäule mit hoher Qualität und dadurch auch mit großer Erfolgsrate durchgeführt werden.

Biberach, Zofingen (CH) und Bamberg im Dezember 2023

Stichwortverzeichnis

9 783111 168609